Homens Maus Fazem o que Homens Bons Sonham

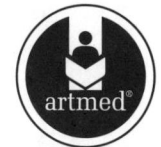 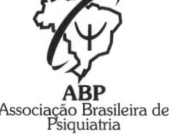

A Artmed é a editora oficial da ABP

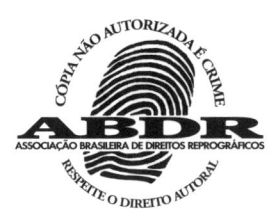

S596h Simon, Robert I.
Homens maus fazem o que homens bons sonham: um psiquiatra forense ilumina o lado obscuro do comportamento humano / Robert I. Simon ; tradução Laís Andrade e Rafael Rodrigues Torres. – Porto Alegre : Artmed, 2009.
340 p. ; 23 cm.

ISBN 978-85-363-2094-6

1. Psiquiatria. 2. Psiquiatria forense. I. Título.

CDU 616.89

Catalogação na publicação: Renata de Souza Borges CRB-10/1922

Robert I. Simon, M.D.
Professor de Psiquiatria Clínica
Diretor do Programa de Lei e Psiquiatria, Georgetown
University School Medicine, Washington DC

Homens Maus Fazem o que Homens Bons Sonham

*Um Psiquiatra Forense Ilumina o
Lado Obscuro do Comportamento Humano*

Tradução:
Laís Andrade
Rafael Rodrigues Torres

Consultoria, supervisão e revisão técnica desta edição:
José Geraldo Vernet Taborda, MD, PhD
Psiquiatra Forense. Professor Adjunto, Departamento de Clínica Médica,
Universidade Federal de Ciências da Saúde de Porto Alegre. Presidente,
Section of Forensic Psychiatry, World Psychiatric Association.
Membro Fundador e Ex-Coordenador, Departamento de Ética
e Psiquiatria Legal, Associação Brasileira de Psiquiatria.

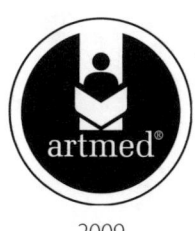

2009

Obra originalmente publicada sob o título
Bad Men Do What Good Men Dream: A Forensic Psychiatrist Illuminates the Darker Side of Human Behavior

ISBN 978-1-58562-294-8

First published in the United States by American Psychiatric Publishing Inc., Washington D.C. and London, UK.
Originalmente publicado nos Estados Unidos pela American Psychiatric Publishing Inc., Washington D.C. e Londres, RU.

© Copyright 2008. All rights reserved. Todos os direitos reservados.

Capa: *Mário Röhnelt*

Preparação de original: *Carolina Reolon Jardim*

Leitura final: *Antônio Augusto da Roza*

Supervisão editorial: *Cláudia Bittencourt*

Editoração eletrônica: *Techbooks*

Reservados todos os direitos de publicação, em língua portuguesa, à
ARTMED® EDITORA S.A.
Av. Jerônimo de Ornelas, 670 – Santana
90040-340 – Porto Alegre – RS
Fone: (51) 3027-7000   Fax: (51) 3027-7070

É proibida a duplicação ou reprodução deste volume, no todo ou em parte, sob quaisquer formas ou por quaisquer meios (eletrônico, mecânico, gravação, fotocópia, distribuição na Web e outros), sem permissão expressa da Editora.

SÃO PAULO
Av. Angélica, 1.091 – Higienópolis
01227-100 – São Paulo – SP
Fone: (11) 3665-1100   Fax: (11) 3667-1333

SAC 0800 703-3444

IMPRESSO NO BRASIL
PRINTED IN BRAZIL

Para Ann

Sua bondade tornou muitas coisas possíveis e fez tudo valer a pena.

Agradecimentos

Um dos prazeres de escrever um livro é poder agradecer às pessoas que ajudaram a criá-lo. Robert K. Ressler, ex-agente especial do FBI e especialista renomado em assassinos em série, contribuiu com noções críticas para os capítulos sobre violência no ambiente de trabalho e assassinos em série. Sua ajuda foi muito valiosa para mim. Também consultei o Dr. Albert M. Druktennis, psiquiatra forense, acerca do tema essencial do livro, o lado mais obscuro do ser humano. Creio que seus esclarecimentos sobre esse tópico foram precisos e pertinentes. Meu consultor editorial, Tom Shachtman, ajudou muito com seu conhecimento enciclopédico e com sua experiência de escritor.

Sou grato à American Psychiatric Publishing Inc., ao Dr. Robert E. Hales, editor-chefe, e a John McDuffiee, diretor editorial, pela atitude visionária e pela disposição de se lançarem à empreitada pioneira de publicar e atualizar um livro sobre a ciência forense para leigos interessados pelo tema e profissionais da área da saúde mental. Quero agradecer especialmente ao editor, cuja revisão minuciosa contribuiu para melhorar muito a qualidade final do livro. Quando embarquei neste projeto, seu resultado era tudo, menos certo. Foi-me dada liberdade para persistir explorando e aprimorando meu tema.

Finalmente, quero expressar minha gratidão à minha ex-secretária, Susan Breglio, por sua ajuda leal e competente. Ela foi uma das pessoas mais íntegras que já conheci, e, por isso, seu fascínio por assassinos em série me surpreendeu. À minha esposa, cuja paciência e cujo apoio tornaram este livro e tantas outras coisas possíveis, não tenho palavras para expressar minha gratidão e meu afeto.

O coração tem razões que a própria
razão desconhece.

Blaise Pascal, Pensées

Prefácio

Compreender é perdoar.

Madame de Stael

O protagonista do filme *Instinto Secreto* (*Mr. Brooks*, no original) é um assassino em série cruel, com uma longa história de crimes contra estranhos. Paradoxalmente, o filme começa com o protagonista recebendo o título honorífico de "Cidadão do Ano". Esse paradoxo é a essência deste livro, no qual o experiente e excelente clínico e psiquiatra forense Robert I. Simon descreve, às vezes com detalhes assustadores, os "lobos em pele de cordeiro". Entretanto, sua análise vai além: alcança o lobo que há em cada um de nós.

Os sociólogos dizem que a psique humana sofreu, no decorrer da história, três grandes golpes contra o seu narcisismo. O primeiro foi desferido por Nicolau Copérnico, que sugeriu que a Terra, o berço da humanidade, não era o centro do universo. O segundo, desferido por Charles Darwin, foi o conceito de que a humanidade nem mesmo é uma espécie única, tendo evoluído de seus precursores. O golpe final partiu de Sigmund Freud, que sugeriu que os humanos não têm sequer domínio consciente de suas próprias mentes, de seus impulsos e de suas decisões, sendo influenciados, se não totalmente controlados, por forças inconscientes.

Este último ponto nos traz ao assunto deste livro. Demonstrando o paralelismo entre as ações dos "homens maus" e os sonhos não censurados das demais pessoas, ou seja, todos nós, Simon apresenta uma proposta de tolerância e compreensão, na forma de uma revisão, baseada em conceitos forenses, de casos que estudou cuidadosa e meticulosamente. O autor recomenda e, mais do que isso, demonstra o valor de entendermos com empatia o "mau" a fim de que possamos perceber e aceitar nosso próprio lado obscuro. Eu e ele temos uma opinião semelhante a respeito desta questão, e ele gentilmente me cita ao ensinar a máxima "Lá eu estaria, não fosse pela graça da melhor defesa" – em referência ao paciente mais abjeto, psicótico ou perverso que meus estudantes estejam se esforçando em tratar.

Parece haver duas dimensões principais na tese de Simon. A primeira é que pessoas inequivocamente "más" podem se parecer muito com o restante de nós.

O médico Leston Havens observa que o diagnóstico diferencial de uma pessoa rotulada como "psicopata" inclui o rótulo "normal". Esses indivíduos têm grande habilidade para o mimetismo social, misturando-se à multidão e só revelando sua verdadeira natureza quando apanhados e expostos; a versão extrema é o psicopata impostor, que pode forjar, de modo convincente, uma identidade falsa e viver uma segunda vida sem ser detectado. As versões literárias modernas dessa história repetem o clássico de Thomas Mann, *Confissões do impostor Felix Krull*.

Esse mimetismo se reflete no fato de haver psicopatas em todos os níveis da sociedade e não apenas entre a população carcerária. Nas faculdades – de Direito, Administração, Medicina e Teologia, por exemplo – não se consegue identificar e impedir o acesso de psicopatas, isso porque essas instituições não selecionam seus candidatos pelo caráter (o que seria, de qualquer forma, impossível), mas sim pela competência, e muitos psicopatas são, ao mesmo tempo, extremamente competentes e altamente manipuladores quando em busca de seus propósitos.

A segunda dimensão da tese de Simon são os elementos comuns entre "o restante de nós" e os vários criminosos que ele descreve. Ao incentivar o reconhecimento e a aceitação de nosso próprio lado obscuro, Simon procura não apenas estimular a empatia, mas também colocar um fim à polarização "nós somos bons, eles são maus". Essa polarização, como o autor esclarece, leva a uma série de problemas, que vão desde o egocentrismo intolerante até o genocídio. Muitas pessoas mentalmente doentes veem o mundo sob um contraste preto-branco, tudo ou nada; Simon propõe um ponto de vista mais maduro, que reconhece os tons de cinza.

Talvez o comentário que mais se aproxime da intenção de Simon com este livro seja o do psiquiatra Harry Stack Sullivan, para quem a esquizofrenia está mais próxima da condição humana que o contrário. Mesmo no caso dessa doença mental tão grave, capaz de alterar profundamente a mente, as emoções e o comportamento do indivíduo, Sullivan nos incentiva a olhar além da sintomatologia, buscando a humanidade essencial que se esconde sob a superfície. Simon tem o mesmo objetivo: revelar o núcleo de humanidade que todos temos em comum, mesmo aqueles que se distinguem por um comportamento aparentemente inumano.

Expandindo esse conceito, ele aponta o mal perpetrado por homens "bons", que não são escravizados pela doença mental: os chamados *"petit fonctionnaires"*, em francês, ou "raia miúda" – os burocratas, por exemplo, que faziam o registro meticuloso das vítimas enviadas às câmaras de gás nazistas, personificando a banalidade do mal de Arendt. É triste constatar que não precisamos voltar tanto no tempo, até a Segunda Guerra Mundial, para ver pessoas comuns dispensarem a supostos terroristas presos um tratamento desumano, provavelmente ilegal, com base na mesma racionalização psicológica descrita por Simon: "Eles são o inimigo, não merecem nada melhor que isso".

Às pessoas que, mesmo após a leitura deste livro, continuarem resistentes à ideia de que pessoas comuns têm um "lado obscuro", eu gostaria de lembrar a fascinação do público pelas narrativas sobre assassinos em série, por procedimentos policiais e periciais, e por outros temas semelhantes, em filmes, livros e seriados de televisão. Essas diversas formas de expressão artística provavelmente fornecem uma satisfação alternativa para os impulsos e as fantasias que Simon descreve com detalhes tão vívidos.

Finalmente, este livro deve ser lido não apenas em função de seus relatos perturbadores, polêmicos e fascinantes, mas também por sua humanidade essencial ao incentivar a compreensão dos comportamentos humanos mais aberrantes e ao aceitar o mal onipresente, sobre o qual, felizmente, a maioria de nós só tem sonhos.

Dr. Thomas G. Gutheil

Sumário

Introdução 17

1 **Iluminando o Lado mais Obscuro do Comportamento Humano** 19

2 **Nós e as Máquinas Humanas de Matar**
A Psicologia do Mal 37

3 **Psicopatas**
Predadores entre Nós 47

4 **Por que Eles Estupram?**
A Vida Interior dos Estupradores 73

5 **Perseguidores**
Para Sempre Seu 95

6 **A Violência no Ambiente de Trabalho**
O seu Emprego é um Beco sem Saída? 115

7 **A Múltipla Personalidade e o Crime**
Um Verdadeiro Mistério 153

8 **O Cúmulo da Traição**
A Transgressão Sexual nas Profissões de Apoio 181

9 **Só se Morre Uma Vez – Mas Era Isso o que Você Queria?**
O Psiquiatra Forense no Papel de Detetive 211

10 **A Loucura Messiânica**
Cultos Assassinos para Guerreiros Sagrados 233

11 **Assassinos Sexuais em Série**.............................265
　　Vidas em Troca de Orgasmos...........................265

12 **Caráter e Destino**
　　Como se Fazem Mulheres e Homens Bons................299

　　Referências 315

　　Índice 331

Introdução

Muitas pessoas têm dificuldade para aceitar a proposição de que não há muito o que separe os indivíduos "bons" e os "maus". Para algumas pessoas que se consideram boas, a simples ideia parece abominável. Entretanto, penso que é ficção a crença de que somos bons e de que a maldade só existe fora de nós; para mim, essa ficção move as engrenagens do preconceito e da discriminação e, em maior escala, do terrorismo, das guerras e dos genocídios. Ela destrói o potencial de cura da empatia, não apenas pelos outros mas por nós mesmos. Negar o lado obscuro do ser humano e projetá-lo fora de nós permite a demonização e o extermínio de outras pessoas e até de nações inteiras. Os assassinos em série, os indivíduos que cometem atrocidades, os psicopatas descritos neste livro justificam seus atos criminosos rotulando suas vítimas de "lixo", como declarou o assassino de Green River. A verdade é que as pessoas "boas" não são sempre boas e que as pessoas "más" não são sempre más. Não existem santos entre nós.

Neste livro, procuro responder, de várias maneiras, a esta difícil, se não impossível, questão: "Por que os homens maus fazem o que os homens bons apenas sonham?". Dostoievski, ao dizer que "embora nada seja mais fácil que denunciar um criminoso, nada é mais difícil que compreendê-lo", reconheceu que essa questão era uma espécie de quebra-cabeças. Em minha análise dos homens maus deste livro, a resposta, em alguns casos, é evidente, ao menos em parte, mas, na maioria dos casos, continuamos sem uma resposta precisa.

O objetivo do livro, no entanto, vai além dessa análise. Ele foi fundado na noção de que, ao conseguirmos reconhecer que não há um abismo separando os homens "bons" dos homens "maus", podemos olhar para dentro de nós em vez de para fora. Grande parte da humanidade vive uma vida inquestionada de "desespero silencioso", nas palavras de Thoreau. Porém, os demônios que existem dentro de nós se comprazem na escuridão. Iluminá-los é uma tarefa árdua. O que nos faz essencialmente humanos é nossa capacidade de voltar nossa mente para nós mesmos, iluminando nossos demônios e, assim, dominando-os e fazendo com que trabalhem em nosso favor. Os homens "maus" não conseguem fazer isso. Seu fracasso em termos de autorreflexão e autocontrole é bombástico. Nós, que nos consideramos "bons", temos escolhas. Podemos continuar maldizendo a escuridão ou podemos celebrar o espírito humano nos esforçando por engajar nosso lado obscuro na busca de um destino esclarecido, não apenas para nós mesmos, mas também para a humanidade como um todo.

Dr. Robert I. Simon

1

Iluminando o Lado mais Obscuro do Comportamento Humano

Conhece-te, deixa a Deus os mistérios que Lhe apetecem;
o homem é o único estudo de que os homens carecem.

Alexander Pope

A humanidade tem um lado obscuro, e essa constatação não deveria causar surpresa às pessoas que se consideram boas. Quase todas as religiões concebem a humanidade como sendo má, incorrigível e carente de redenção. A história de Adão e Eva mostra como o homem foi privado de seu estado de graça e decaiu para uma condição de desespero. Daquele dia em diante, a história do mundo passou a ser marcada pela violência.

Atualmente, os jornais, a televisão e a Internet apregoam seus estoques de tragédias humanas. A violência pessoal é a matéria-prima dos noticiários de televisão – "Assassinato Medonho às 11". Nos últimos 30 anos, dezenas de milhões de pessoas nos Estados Unidos foram feridas por criminosos: a cada 22 segundos alguém é espancado, esfaqueado, ferido a bala, assaltado, estuprado ou morto. Na era da violência imotivada, ninguém se sente seguro. Há países onde a terrível "limpeza étnica" – outro nome para genocídio – continua mais intensa do que nunca. Na Somália, dezenas de milhares de pessoas morriam de fome enquanto verdadeiros senhores feudais guerreavam entre si, para depois direcionar sua violência contra as pessoas que estavam lá para salvar os somalis da inanição. Em Darfur, desde 2003, milhares foram estuprados, torturados e deixados morrer de fome enquanto o governo e os rebeldes lutavam uns contra os outros.

Lampejos dos demônios que espreitam, escondidos nos recessos escuros da nossa mente, chegam até nós pela palavra de alguns dos maiores escritores, como Goethe, Dostoievski, Poe, Stevenson e Shakespeare, com suas histórias clássicas sobre os impulsos mais sombrios do ser humano. La Rochefoucauld dizia: "Muitas vezes, teríamos vergonha de nossas melhores ações se o mundo conhecesse o que as motivou". Joseph Conrad escreveu, em *Coração das trevas*, "Mesmo as atitudes mais sinceras do ser humano têm seu lado secreto". Os exemplos na vida real são inúmeros: um garotinho sádico pode acabar se tornando um renomado cirurgião. Meninos sádicos, aliás, são o tema do romance *O senhor das moscas*, de William Golding, que explora a besta que existe em nós: meninos ingleses abandonados em uma ilha tropical degeneram e se transformam em selvagens malévolos; procurando demonstrar a tese de que a violência frequentemente é desencadeada pela ausência de elementos civilizadores, restritivos. Sigmund Freud mergulhou profundamente nessa noção em várias de suas obras. Em *Das Unbehagen in der Kultur* ele mostra o ser humano como uma criatura comandada por poderosos instintos de agressão e paixões primitivas que levam a estupro, incesto e assassinato, contidos, ainda que de modo imperfeito, pelas instituições sociais e pela culpa.

Ficamos aterrorizados e, ao mesmo tempo, fascinados pelo lado obscuro do ser humano. Milhares de cidadãos respeitosos são ávidos consumidores de filmes, programas de televisão, vídeos, livros e artigos que falam de assassinato, estupro e outras formas de violência. A Internet também se tornou um meio pelo qual tarados, maníacos sexuais e outros delinquentes podem perseguir suas vítimas. Os *video games* são uma indústria multimilionária. Um desses jogos, particularmente violento, chamado *Halo*, já vendeu dezenas de milhões de cópias em três edições. O lema do jogo é "Matarás", e os jogadores devem abater os outros a tiros para conquistar espaço. Muitos *video games* são voltados para aventuras violentas que recompensam a habilidade do jogador de matar, e matar rapidamente. De cada oito filmes produzidos em Hollywood, um tem como tema o estupro. Quando o norte-americano médio chega aos 18 anos de idade, já assistiu a 250 mil atos de violência, incluindo 40 mil assassinatos, na televisão. Autores de livros de mistério podem contar com boas vendas se explorarem a tese de que quase todas as pessoas podem ser levadas a matar. O alcance dessas imagens violentas se expandiu muito em razão da proliferação dos meios de comunicação eletrônicos – Internet, DVDs e até mesmo telefones celulares, que parecem um verdadeiro vício dos jovens.

E quanto às boas pessoas entre nós? A maioria dos seres humanos segue sua rotina de vida sem roubar, estuprar ou cometer assassinato. Depois de 40 anos de trabalho como psiquiatra clínico e forense, estou convencido de que não há um abismo entre a vida mental do criminoso comum e a do cidadão respeitoso que leva sua vida de maneira regrada. O lado obscuro está presente em todos nós. Não existe a dicotomia "nós-eles" entre os bons cidadãos, "nós", e os criminosos, "eles". Quem de nós já não teve o desejo ou o impulso de fazer algo ilícito? Se pudéssemos apertar um botão e eliminar nossos rivais ou inimigos impunemente, quantos de nós resistiriam à tentação? Na verdade, se isso fosse possível, provavelmente restariam poucas pessoas vivas no mundo. É impossível passar tantos anos ouvindo pacientes e réus revelarem sua vida interior sem chegar à conclusão de que as pessoas más fazem aquilo que as pessoas boas apenas sonham fazer.

No entanto, as pessoas boas estão longe da perfeição em termos de comportamento. Não somos nem totalmente bons nem totalmente maus. Em diferentes graus, somos uma combinação de ambos. Uma situação inesperada pode se transformar em oportunidade para um dos lados sobressair. Combates, por exemplo, podem incitar uma mesma pessoa a atos de heroísmo ou de covardia, dependendo das circunstâncias. Em tempos de paz, um ex-guarda de campo de concentração, sádico, pode se transformar no policial respeitado, porém temido em sua área de patrulhamento.

A diferença básica entre o que a sociedade considera como boas ou más pessoas não é uma questão de tipo, mas sim de grau, e envolve a habilidade do mau para traduzir impulsos obscuros em ações obscuras. Pessoas más, como assassinos sexuais em série, por exemplo, têm fantasias sádicas complexas, compulsivas e intensas que poucas pessoas boas têm, mas todos nós abrigamos em nosso íntimo algum grau de hostilidade, agressividade e sadismo. Qualquer pessoa pode se tornar violenta, ou mesmo assassina, em determinadas circunstâncias. Os terapeutas que fizeram sua própria psicanálise ou psicoterapia interior alcançaram um reconhecimento humanístico da universalidade da experiência intrapsíquica humana. Esses terapeutas conseguem reconhecer, em si mesmos, muitos dos conflitos psicológicos manifestados por seus pacientes e por outros indivíduos. Espera-se que os terapeutas saibam lidar com seus problemas pessoais de um modo melhor, na maior parte do tempo, mas nem sempre esse é o caso. O Dr. Thomas G. Gutheil, professor de Psiquiatria na Universidade de Harvard e famoso psiquiatra forense, admite com sinceridade o que a maioria dos terapeutas sabe sobre si mesmos: "Lá eu estaria, não fosse pela graça da melhor defesa".

Muitas pessoas têm dificuldade para aceitar essa ideia. Talvez nosso lado obscuro venha da nossa herança evolutiva, na qual a agressão garantia a sobrevivência. Talvez seja resultado de alguma falha em nossas conexões cerebrais. A depleção de certos neurotransmissores cerebrais, como a serotonina, parece ocorrer em paralelo com um comportamento agressivo. Nosso cérebro tem conexões que permitem a agressão, e um curto-circuito pode se transformar em violência. Todos nós temos impulsos agressivos. Sua Santidade Tenzin Gyatso, 14º Dalai Lama do Tibete, ganhador do Prêmio Nobel da Paz em 1989, falou, em entrevista, sobre o lado obscuro dos seus sonhos:

> Em meus sonhos, às vezes, mulheres vêm ao meu encontro, e imediatamente me dou conta: "Sou *bhiksbu*, sou um monge". Você entende, isso é uma espécie de impulso sexual... Da mesma forma, às vezes sonho que alguém está me batendo, e quero revidar. Então, imediatamente, eu lembro: "Sou um monge, não devo matar".

É muito difícil subestimar a fidelidade da maioria das pessoas à crença de que os homens bons e os maus são fundamentalmente diferentes ou de que os homens maus são "loucos". Você, ao ler este livro, pode pensar: "Eu não. Eu nunca faria essas coisas". Talvez você nunca tenha pensado em perpetrar os atos cometidos pelas pessoas descritas nestas páginas ou, se chegou a pensar, rapidamente rejeitou a ideia como sendo algo "doentio". No entanto, os psiquiatras sabem que, quando as pessoas são retiradas de seu ambiente normal e perdem seus controles e seus referenciais externos, elas podem tomar liberdades que anteriormente só poderiam ter imaginado. Por exemplo, depois de uma grande catástrofe, sempre ocorrem saques. Muitos saqueadores são pessoas que nunca haviam pensado em roubar. Em geral, há tantos saqueadores que as autoridades precisam instituir a lei marcial para retomar o controle da situação. Quando em grupos, as pessoas fazem coisas que, individualmente, jamais fariam. Fazer parte de uma multidão não elimina a capacidade de raciocínio ou de controle da pessoa, mas pode anular sua consciência. Quem pode esquecer as cenas de saque mostradas na televisão depois do desastre causado pelo furacão Katrina, em Nova Orleans, nos Estados Unidos?

Os impulsos antissociais das pessoas são oportunistas. Nos Estados Unidos, depois de grandes catástrofes, fichas de sinistro falsas ou infladas custam dezenas de bilhões de dólares às seguradoras. Da mesma forma, milhares e milhares de pessoas comuns mentem em suas declarações de imposto de renda ou simplesmente não apresentam a declaração. Os técnicos em exame poligráfico, que aplicam testes em candidatos a empregos – pessoas "normais" –, logo se deparam com um número inacreditável de atos ilegais, desvios sexuais, vícios e todo tipo de atividade bizarra e inimaginável admitidas por esses candidatos. Durante a recepção aos calouros nas universidades ou nos trotes aos cadetes nas academias militares, acontecem desvios extremos de comportamento. Constantemente são relatadas atrocidades, algumas fatais. Essas torturas não são atos perpetrados por pessoas demoníacas, mas sim por nossos jovens "normais" e privilegiados – os mesmos em que depositamos nossas esperanças para o futuro.

Menciono essas contradições aparentes porque acredito que você, leitor, poderá extrair o máximo de benefício deste livro se não se deixar levar pela ilusão maniqueísta do bem e do mal – pela crença de que pessoas boas não têm um lado obscuro. Nada poderia estar mais distante da verdade. É provável que, em meio aos desvios de comportamento descritos aqui, você reconheça, de má vontade, é claro, alguns traços da sua própria condição humana. Para algumas pessoas, essa constatação pode ser ameaçadora – poderão até mesmo querer abandonar a leitura deste livro. Espero que isso não aconteça com você. Espero, também, que os conhecimentos reunidos nesta obra produzam uma mudança em você, aumentando seu grau de aceitação da condição humana – sua e dos outros. Porém, se depois de ler este livro você ainda acreditar que as pessoas boas e as pessoas más vivem em mundos ou mesmo em universos diferentes, será que continuará maldizendo a escuridão e, portanto, negando sua própria condição humana? Ou perderá, pura e simplesmente, a oportunidade de aprender a reconhecer, dominar e canalizar produtivamente esse lado obscuro que todos temos em comum? Este livro lhe oferece uma oportunidade. Se eu puder ajudá-lo a reconhecer que essa oportunidade deve ser aproveitada e não recusada, então terei tido sucesso em uma importante missão e, espero, enriquecido sua vida.

Duas perspectivas

No tribunal, invariavelmente sou questionado a respeito de meu *bona fides* – a razão pela qual sou qualificado para opinar – e quero responder a essa mesma pergunta aqui, dizendo que, como psiquiatra forense e clínico, estou capacitado para apresentar duas diferentes perspectivas sobre o lado mais obscuro da humanidade. Em minha prática forense, sou chamado, com frequência, para avaliar homens acusados de exibicionismo ou atentado ao pudor. A maioria dos exibicionistas são homens passivos, que se sentem inadequados, particularmente em seu relacionamento com mulheres. Externamente, eles são tudo, menos "machões", como o Rambo, embora ainda possam ser perigosos e evoluir, algumas vezes, para um comportamento sexual mais agressivo. Basicamente, o que o exibicionista tenta, ao se expor para uma mulher, é provar que não é inadequado. O choque que espera causar, manifestado pela expressão de surpresa ou susto da mulher, serve para reverter seus próprios medos e sentimentos de inadequação. Ao se expor, o exibicionista conquista uma posição dominante fantasiada que reduz sua ansiedade.

Em minha prática clínica, atendo um grande número de pacientes do sexo masculino que lutam com o mesmo problema de base do exibicionista, ou seja, o sentimento de inadequação, mas que manifestam esses sentimentos por meio de sintomas como impotência, ejaculação precoce ou tardia. O exibicionista vive suas fantasias, já o paciente trava um combate com os mesmos demônios, mas desenvolve sintomas de disfunção sexual e inibições. O homem "bom" procura tratamento, enquanto o homem "mau" agride e traumatiza psicologicamente mulheres. A razão pela qual o exibicionista transforma seu problema em ação e o paciente só desenvolve sintomas é um enigma clínico e teórico que os psiquiatras tentam há muito tempo resolver. Não há resposta fácil para essa pergunta, a análise precisa ser feita caso a caso.

Os psiquiatras forenses costumam examinar réus que cometeram todo tipo de atos antissociais, pessoas que eles, geralmente, não encontram na clínica. É preciso avaliar a competência do réu para ir a julgamento. Uma das obrigações do psiquiatra forense é ajudar o sistema judicial a definir a sanidade mental do réu no momento do crime. A psiquiatria forense se envolve com todos os níveis do processo criminal, desde a avaliação da competência do indivíduo para confessar um crime até a questão controversa da competência para ser executado. Os psiquiatras fazem avaliações pré-sentenciais, emitem recomendações para destinação e tratamento, e prestam consultoria a juízes, juntas de condicional e outras instâncias legais.

Os psiquiatras forenses também atuam na vertente civil do sistema, prestando consultoria a advogados em casos de erro profissional, disputas pela custódia de crianças; litígios de danos pessoais, como no caso de acidentes automobilísticos, e em casos que envolvam indenização a trabalhadores; seguros (morte acidental *versus* suicídio), contestação de testamentos, e uma série de outras matérias jurídicas na fascinante zona de intersecção entre psiquiatria e lei. Em questões administrativas, os psiquiatras forenses são solicitados a testemunhar em audiências do legislativo – por exemplo, antes da promulgação de leis sobre má conduta sexual de profissionais e direitos do indivíduo de recusar tratamento.

Como psiquiatra clínico, atendo pacientes que buscam o bem-estar, e não ganhar uma causa. Os pacientes procuram os psiquiatras porque estão sofrendo mentalmente. Estão deprimidos ou ansiosos; sofrem de pânico e têm pensamentos e comportamentos descontrolados, bem como problemas de personalidade que interferem em sua rotina diária e em sua qualidade de vida. Embora alguns pacientes possam, por vezes, transformar seus problemas em ação, geralmente suas dificuldades pessoais ficam contidas e se manifestam apenas por sintomas e inibições dolorosos e desagradáveis, que costumam afetar seus relacionamentos pessoais. Porém, segundo minha experiência como psiquiatra forense, os sonhos desses pacientes podem ter uma temática semelhante à dos réus em julgamento.

O psiquiatra clínico se vê confrontado, repetidas vezes, pela conexão íntima e recíproca entre os sintomas e o comportamento destrutivo. Por exemplo, um paciente que vem externalizando seus conflitos pessoais de modo nocivo começa um tratamento e esses comportamentos desaparecem mas, em seu lugar, ele começa a apresentar ansiedade e depressão. Esses "novos" sintomas e suas causas subjacentes se tornam, então, o foco do tratamento. Sigmund Freud insistia em que o objetivo da psicanálise era substituir o desespero da neurose pela infelicidade comum do ser humano. Esse objetivo faz sentido. Afinal, a psicoterapia não promete a utopia. O que ela faz, na realidade, é incentivar o paciente, por meio do apoio confiável do psiquiatra, a enfrentar e vencer seus dragões, e dar um sentido a suas dificuldades mentais.

Sejamos claros: mais dia, menos dia, a maioria de nós terá de lutar contra seus demônios pessoais. Ninguém pode fugir deles por muito tempo. Não podemos enfiar a cabeça na terra nem nos refugiar em vícios, porque essas atitudes serão tão, ou mais, dolorosas e incapacitantes que o problema original. Já tratei pacientes que buscaram curas geográficas para seus problemas, mudando-se de um lugar para outro, apenas para verem seus problemas ressurgirem ou se repetirem no novo local. O objetivo do psiquiatra é dar poder ao paciente, ajudando-o a descobrir técnicas alternativas e mais adaptativas para resolver seus problemas. Para que os pacientes possam se livrar da prisão dos pensamentos, sentimentos e comportamentos automatizados, eles precisam aprender rotas mentais alternativas e novas maneiras de lidar com seus problemas. Quando o tratamento tem sucesso, a autonomia e a responsabilidade por suas próprias vidas substituem o desespero e os comportamentos destrutivos repetitivos.

Louco ou mau?

A sociedade, a religião e a lei, todas assumem posições morais acerca do certo e do errado, acerca dos atos das pessoas "más", frequentemente rotulando a elas e a seu comportamento como a representação do "mal". Por terem recebido treinamento médico e estarem comprometidos com a metodologia científica, os psiquiatras geralmente não usam o termo "mal", mesmo diante de certos atos destrutivos aberrantes que são chamados a entender e explicar. Os psiquiatras tendem a olhar para as causas e os efeitos do comportamento humano, procurando não fazer julgamentos de ordem moral. O que a sociedade rotula como um comportamento ligado ao "mal", o psiquiatra procura entender dentro do contexto da psicopatologia ou mesmo da vida diária. Embora a lei diga que cada um de nós tem livre arbítrio para escolher entre o certo e o errado, o psiquiatra costuma ver o ser humano como uma criatura sujeita a poderosas forças internas e nem sempre livre para tomar decisões racionais.

Para muitos, Jeffrey Dahmer parece ser a personificação do mal. Os detalhes dos 17 assassinatos em série atribuídos a ele e divulgados na imprensa deixaram muitas pessoas chocadas e revoltadas em todo o mundo. Em seu apartamento, foram encontrados pedaços de corpos. Troncos humanos decompostos flutuavam em tanques de ácido. Dentro de uma geladeira, havia cabeças humanas; o congelador continha um coração e órgãos genitais masculinos. Dahmer confessou ter drogado e estrangulado suas vítimas e, depois de fazer sexo com os cadáveres, tê-los esquartejados e despedaçado os ossos com uma marreta. Ele fervia as cabeças para remover a pele e poder pintar o crânio de branco, e preparava refeições com várias partes dos corpos. Dahmer chegou a comentar que um bíceps tinha gosto de bife.

Será que ele era intrinsecamente mau ou era louco? A lei permite uma exceção à regra de responsabilidade do réu pelo ato criminoso se, em consequência de doença mental, ele não tinha noção do que estava fazendo ou de que o ato era errado, ou se ele não era capaz de controlar seu comportamento, mesmo sabendo que era errado. No julgamento, a defesa de Dahmer alegou que ele não podia parar de matar porque era doente mental. Devido a uma "doença que ele revelou ter, mas não escolheu... precisava fazer tudo aquilo, porque não conseguia parar". Seu próprio advogado o descreveu como uma "máquina de matar" em uma trajetória de loucura desenfreada. Todos os psiquiatras forenses presentes no julgamento acharam que Dahmer tinha alguma forma e grau de doença mental – como alguém poderia apresentar um comportamento tão ultrajante, sexualmente violento, e não ser anormal? Mas discordaram quanto à capacidade de Dahmer para controlar seus impulsos.

O júri de Milwaukee rejeitou os argumentos de que Dahmer era doente mental e de que lhe faltava substancialmente a capacidade de controlar seu comportamento assassino, e o condenou por 15 assassinatos. Em essência, o júri decidiu que Dahmer era mau e que, qualquer que fosse o grau de sua loucura, seu comportamento vil não poderia ser perdoado pela sociedade. A mensagem implícita no veredicto foi de que ele deveria ser punido, não tratado. O juiz sentenciou

Dahmer a 15 penas de prisão perpétua, aproximadamente 950 anos de prisão, sem direito a liberdade condicional. Dahmer foi assassinado na prisão.

A "normalidade" do mal

Jeffrey Dahmer realmente parece ser a personificação do mal e, portanto, parece fornecer claras evidências contrárias à tese deste livro, que afirma que as pessoas más fazem o que as pessoas boas sonham fazer. No entanto, os traços de sadismo encontrados em assassinos em série como Jeffrey Dahmer têm seus correspondentes mais controlados em pacientes que nunca cometerão um crime sexual sádico de qualquer tipo, que são pessoas respeitáveis, boas mães, bons pais, profissionais de sucesso.

Já tratei vários cidadãos de boa reputação que torturavam mentalmente seus cônjuges, filhos, pais idosos e a si mesmos, mas não sonhariam sequer erguer um dedo para infligir um dano físico a alguém. O sadismo, a dominação e a submissão sexuais sempre fizeram parte do espectro do comportamento humano. O poder e a agressão podem ser identificados como fatores presentes em todas as instâncias da conquista amorosa e da união sexual entre os seres humanos, seja nas culturas primitivas ou nas sociedades modernas, supostamente civilizadas. Tais comportamentos ocorrem ao longo de um espectro que começa com fantasias intensas, passando por atitudes sexuais íntimas não criminosas e consensuais entre parceiros; chegando até os comportamentos mais deploráveis e condenados pela sociedade, como o estupro, e as fantasias sexuais bizarras e sombrias que resultam em assassinatos sexuais em série de acordo com rituais sádicos.

Os Dahmers deste nosso mundo são raros, mas o sadismo e as motivações ligadas ao poder são comuns a todos os seres humanos. Os pacientes capazes de ser totalmente sinceros sobre suas fantasias frequentemente revelam uma rica variedade de fantasias sexuais sádicas subjacentes a sintomas e comportamentos disfuncionais. Mesmo aqueles que não são tão sinceros conseguem canalizar impulsos sádicos para atividades menos destrutivas do ponto de vista pessoal. Você tem assistido a jogos de futebol ultimamente? E a lutas de boxe ou a espetáculos de luta livre? Os filmes de terror, os episódios médicos dramáticos com cenas chocantes e as sequências ininterruptas de crimes violentos atraem muita audiência para os canais de televisão.

Neste livro, procuro derrubar uma noção falaciosa básica – a de que a destruição e a violência residem apenas nos atos das pessoas más e não nos pensamentos das pessoas boas. Todos precisamos lutar contra forças obscuras. Na Idade Média, a corrente eclesiástica defendia o conceito de que a agressão e a violência eram causadas por espíritos maus, estranhos à pessoa, que se apoderavam do indivíduo. No século XXI, aqueles que atribuem a agressão e a violência exclusivamente à doença mental caem na mesma armadilha da percepção tendenciosa dos clérigos da Idade Média. Embora seja indiscutível que parte da violência dramática descrita neste livro possa ser atribuída a personalidades psicopatológicas e indivíduos psicóticos, boa parte não se enquadra nesse caso. A maior parte da violência e da desordem que vemos no mundo não é obra de doentes mentais, mas de pessoas e sociedades que não são consideradas doentes – ao menos com base nos padrões conhecidos de doença mental. A resposta à pergunta sobre por que tal violência ocorre está além da psicopatologia do mal. Nenhum psiquiatra competente é tão arrogante a ponto de crer que a motivação e o comportamento humanos podem ser totalmente explicados pelas atuais teorias médico-psicológicas. Somente Deus conhece a mente e o coração do homem.

Nunca esquecerei o exame forense de uma mulher que estava terrivelmente traumatizada por ter testemunhado uma execução. Durante um assalto a uma lanchonete, ela estava em uma sala nos fundos e viu quando uma colega foi morta a tiros enquanto implorava, de joelhos, pela própria vida. O assassino era um garoto de 13 anos. À medida que ela relatava a cena de horror e seu próprio terror diante daquilo, comecei a ter consciência do meu próprio desconforto. Comentei, sem muito tato, que era provável que o garoto também fosse uma vítima. Fui de imediato chamado à atenção pela resposta da mulher: "Doutor, o senhor precisa entender que o mal existe no mundo". Infelizmente, a história da humanidade está repleta de atrocidades típicas do "verdadeiro mal", as guerras, os assassinatos em massa e os genocídios. Estima-se que Adolf Hitler e os nazistas tenham exterminado até 10 milhões de pessoas, e que Joseph Stalin e seus asseclas tenham deportado e assassinado 20 milhões de concidadãos. Além disso, no século XX, assistimos ao genocídio de armênios por turcos, estimado em 1 milhão de pessoas, e à matança de 2 milhões de cambojanos pelo Khmer Vermelho. Em 1994, mais de 500 mil pessoas foram massacradas no genocídio de Ruanda. Enquanto este livro é impresso, centenas de milhares de pessoas são mortas em Darfur.

Mas Stalin não puxou o gatilho de cada arma, nem foi Hitler quem abriu a torneira de gás das câmaras de extermínio. Será que todos os que participaram e viabilizaram esses assassinatos eram doentes mentais? Vejamos o caso de Adolf Eichmann, o burocrata nazista que ordenou a deportação de milhões de pessoas para os campos de extermínio e de concentração. Embora ele tenha perpetrado crimes imperdoáveis, alguns psiquiatras atestaram sua normalidade.

O termo "banalização do mal", usado por Hannah Arendt para descrever as atrocidades nazistas, se refere, em parte, à infraestrutura subserviente ao genocídio. Para cada funcionário sádico que tortura suas vítimas, há, pelo menos, 50 "administradores" trabalhando na retaguarda, atendendo telefones, dirigindo carros, mantendo registros e desempenhando outras funções regulares do dia a dia. Para esses "administradores", é simplesmente mais um dia de trabalho no escritório. Não há melhor exemplo de como o mal pode ser perpetrado por pessoas comuns, em suas tarefas comuns, levando vidas comuns. Outra noção assustadora é a de que, ao contrário da tortura em massa cometida pelo Estado, indivíduos comuns praticam, de modo refinado e diabólico, torturas que são idealizadas para atingir os pontos íntimos e vulneráveis, que elas conhecem bem, de suas vítimas, por trás das portas fechadas de milhões de escritórios e lares em todo o mundo.

Muitos carrascos nazistas, após terem passado o dia exterminando mulheres, crianças e idosos, voltavam para casa e retomavam sua rotina confortável e normal no seio da família. Comiam bem, ouviam música erudita, liam bons livros, faziam amor com suas mulheres, abraçavam e brincavam com seus filhos. Como era possível que a mente desses carrascos conseguisse justapor, às atrocidades cometidas durante o dia, esse final de noite de paz no ambiente doméstico? Seria uma doença mental o que possibilitava essa dualidade?

Muitos assassinos e torturadores tiveram respaldo em uma infraestrutura composta de cúmplices; provavelmente pessoas acima de qualquer suspeita, normais. Quero enfatizar que, em todos os casos de assassinatos em massa e atos sádicos, como os dos nazistas, certamente houve uma grande falta de empatia e uma dose excessiva de projeção de seus próprios pensamentos e sentimentos inconfessáveis para que esses criminosos tenham chegado a conceber suas vítimas como objetos inumanos e detestáveis.

Os estados mentais que permitem crueldades desse nível surgem a partir de processos psicológicos comuns. Por exemplo, uma atitude de defesa psicológica comumente observada no consultório do psiquiatra e no dia a dia pode acarretar nos atos mais desumanos. A crítica exacerbada contra outras pessoas, examinada de perto, frequentemente se revela como uma incômoda autocrítica. É mais fácil enxergar os nossos problemas nos outros do que reconhecê-los em nós mesmos. Olhar para dentro de si e descobrir impulsos inaceitáveis é uma experiência muito perturbadora. Para algumas pessoas, chega a ser insuportável. Esses indivíduos, e, às vezes, comunidades inteiras, precisam atribuir seu lado obscuro aos outros, desumanizando-os como prelúdio para transformá-los em vítimas.

No entanto, essas enormes crueldades e atos monstruosos – e o fato de haver pessoas "normais" implicadas neles – nos forçam a pensar. Precisamos considerar as várias possibilidades. Será que as maldades perpetradas neste mundo por seres humanos são o resultado de algum egocentrismo natural inato? Seria esse egocentrismo a contrapartida psicológica do instinto de sobrevivência? Será que o egocentrismo nos leva a dar mais importância a nós mesmos e interfere com nossa capacidade de considerar que as outras pessoas também são seres humanos? Será que algumas formas virulentas de egocentrismo e prepotência poderiam responder pela supervalorização do criminoso, causando desdém e desvalorização dos demais, o que constituiria a base para o futuro mecanismo psicológico de atrocidades e assassinatos em massa? Se esse for o caso, como será que as pessoas atingem o ponto no qual um egocentrismo letal domina qualquer tendência de ser decente com os outros? Infelizmente, os conceitos psiquiátricos não nos ajudam nessa questão.

Em uma escala mais individual, será que é possível perceber quando, por que e como esse elemento de egocentrismo destrutivo entra em nossas relações sociais habituais, causando sofrimento, incompreensão e dano psicológico aos outros? A regra de ouro é o reconhecimento intuitivo da conexão entre egocentrismo e maldade. Ao sermos solicitados a fazer aos outros o que gostaríamos que eles fizessem a nós, ela nos exorta a sublimar nosso egoísmo natural, transformando-o em empatia pelo próximo.

Os Hitlers, Stalins e outros assassinos e torturadores em massa estão no extremo de um espectro de violência e sadismo que é um traço comum a toda a humanidade. Eles sabem o que estão fazendo. Entretanto, seus correspondentes, os criminosos mais perturbados e violentamente doentes do ponto de vista mental, não concebem e não cometem crimes horríveis levando vidas normais. Muitos desses criminosos estão presos em manicômios judiciais. Mais de um milhão de outros criminosos lotam as prisões dos Estados Unidos. A maioria não é considerada mentalmente doente, segundo os padrões atuais de diagnóstico, embora muitos tenham cometido atos violentos. Há, no entanto, um excesso de violência em nossa sociedade; talvez esses atos não ocupem as páginas da história, como as atrocidades de Hitler, mas crimes terríveis acontecem todos os dias, como, por exemplo, os abusos psicológicos e físicos, e o assassinato de crianças.

Pensar que tais ocorrências nada têm a ver com as pessoas consideradas normais é o mesmo que se recusar a encarar as evidências que dão apoio à tese fundamental deste livro: somos todos humanos e capazes de um amplo espectro de comportamentos, alguns considerados bons e outros que, sabemos perfeitamente, são maus. Embora a maior parte das pessoas seja capaz de dominar seu lado obscuro, sádico e destrutivo, ele continua presente e funciona, em graus variados, durante o dia e à noite. O homem primitivo acreditava que, quando a Lua minguava, parte dela havia deixado de existir. Hoje, sabemos que o lado escuro da Lua, embora invisível, ainda está lá. É preciso encarar o fato de que todos somos feitos de coisas boas e ruins. Na verdade, um dos objetivos deste livro é nos ajudar a lidar com isso.

Ao relembrar minha experiência com o tratamento e a avaliação de milhares – literalmente milhares – de pessoas, vejo que não posso generalizar a respeito delas. Em vez de conter dois lados, um bom e outro mau, cada pessoa é como uma corda, com filamentos psicológicos altamente complexos, entrelaçados. No caso dos pacientes, a psicoterapia, um trabalho difícil mas quase sempre recompensador, ajuda a revelar alguns dos filamentos mais perturbadores. É muito melhor a pessoa agarrar sua corda do que ser enforcada por ela. A tentativa de afastar a violência atribuindo-a a outras pessoas e não a nós só servirá para nos aprisionar em um mito de segurança ainda maior e psicologicamente mais nocivo. É preciso que as pessoas encarem de frente seus demônios e aprendam a controlá-los, para que seus sonhos mais obscuros nunca se traduzam em atos terríveis.

O Dalai Lama expressa com admirável simplicidade o tema central deste livro:

> Hoje, muitas pessoas concordam que precisamos reduzir a violência em nossa sociedade. Se realmente estivermos falando sério a esse respeito, precisamos lidar com as raízes da violência, particularmente aquelas que existem dentro de cada um de nós. Precisamos abraçar a causa do "desarmamento interior", reduzindo nossos próprios sentimentos de suspeita, ódio e hostilidade em relação a nossos irmãos e irmãs.

O fato de todos termos de combater o nosso lado obscuro não é motivo para desespero. O amor e a bondade também são partes fundamentais do ser humano e se expressam a cada segundo, por toda a parte ao redor do mundo. As grandes catástrofes da humanidade, como o Holocausto, e as maldades que se sucedem todos os dias, revelam que o maior perigo é negar a existência da parte cruel de nossa condição humana. Se pudermos reconhecer e tentar controlar a fera que existe em nós, será menos provável que ela venha à tona quando menos se espera.

"Uma luz no meu caminho"

Há alguns anos, uma jovem psiquiatra me pediu que supervisionasse seu trabalho com uma paciente difícil. Durante o período de supervisão, ela me relatou um incidente com essa paciente que a estava perturbando profundamente. As sessões de terapia com a paciente, uma mulher solteira, de meia-idade, com depressão crônica, haviam começado há oito meses e eram caracterizadas por raiva e queixas da paciente em relação a sua vida. A paciente parecia achar que qualquer problema, por mínimo que fosse, era muito grave. Minha colega atribuía essas reações ao sentimento de autoimportância e prepotência da paciente. Ao final de uma sessão de terapia particularmente difícil, cheia de queixas e de recriminações amargas e chorosas, a paciente foi ao banheiro da sala de espera. Poucos minutos depois, minha colega abriu a porta do consultório que dava para a sala de espera para receber o próximo paciente, mas ele ainda não havia chegado. A paciente anterior, ainda no banheiro, havia deixado sua bolsa na cadeira da sala de espera. Minha colega foi acometida de um impulso de tirar algo da bolsa. Apavorada e envergonhada por ter tido esse impulso, ela fechou a porta e se trancou no consultório para contemplar essa urgência de roubar algo da paciente.

Mais tarde, no mesmo dia, tivemos nossa sessão de supervisão previamente agendada. Ela me contou o incidente e se sentia suficientemente confortável para examinar esse impulso incontrolado de roubar. Ela havia repassado o episódio em sua mente, tentando entender o que ele poderia significar. Não era dinheiro ou qualquer objeto específico que queria tirar da bolsa, segundo me disse. Ela apenas queria receber algo de volta da paciente. Essa paciente, profundamente egocêntrica, só queria receber e nada oferecia em troca em nenhum de seus relacionamentos. Depois de algum tempo, as pessoas tendiam a abandoná-la, deixando-a com uma sensação paralisante de rejeição, isolamento e depressão crônica. Depois de oito meses tratando essa paciente, a psiquiatra começou a experimentar sentimentos de depleção emocional e reagiu contra o fato de ser tratada como um objeto. Naturalmente, a paciente despertava o mesmo tipo de sentimento em quase todas as pessoas com quem mantinha contato. A psiquiatra sabia que a paciente havia sofrido com esses mesmos sentimentos nas mãos de uma mãe distante, depressiva e rejeitadora e de um pai indiferente.

Mas por que queria roubar ou possuir algo dessa paciente agora? Depois de examinar seus próprios sentimentos, a psiquiatra reconheceu a extensão dos sentimentos de vazio e desolação decorrentes do recente fracasso de seu casamento. Esse casamento malsucedido também havia desencadeado sentimentos mal resolvidos de perda e solidão, oriundos de sua infância, após a morte súbita de sua mãe. Minha colega percebeu que, subconscientemente, havia buscado nessa paciente motivação e apoio durante sua própria crise. Nesse paradigma, a paciente assumiu, ao mesmo tempo, o papel da mãe da psiquiatra, falecida, e do esposo, perdido mais recentemente, e personificou seu sofrimento em relação a ambos.

Com essa percepção de sua própria situação mental e emocional, alcançada por meio da análise desse impulso singular para roubar, a psiquiatra pôde, então, dedicar atenção à paciente. Pela primeira vez, sentiu empatia pela paciente e lhe explicou que tipo de sentimentos ela despertava nos outros, o que permitiu que a paciente enxergasse que estava revertendo e revivendo a relação fria e distante que tivera com sua mãe. Essa abordagem provou ser muito benéfica para o tratamento.

A mudança da situação entre minha colega e sua paciente só foi possível porque ela se dispôs a encarar de frente a profunda dor de suas próprias perdas e insistiu em compreender por que esses sentimentos haviam irrompido sob a forma de um desejo de roubar, nesse caso específico. Essa capacidade de enfrentar, suportar e examinar nossos pensamentos e sentimentos antissociais não é apenas um requisito para psiquiatras e seus pacientes, é necessária para todos nós. Entretanto, eu não sou tão ingênuo a ponto de pensar que a grande maioria das pessoas poderá ou irá examinar seus impulsos secretos, controlar conscientemente essas forças que rondam nossa existência ou fazer uso delas para fins positivos. A história nos mostra que existe uma grande probabilidade de que a maioria de nós nunca venha a se dedicar a essa tarefa. Este livro se destina aos poucos capazes de olhar para dentro de si mesmos.

O bloqueio de impulsos antissociais se aprende desde o berço, com a família e por meio do contato com várias outras estruturas sociais. Pais e cuidadores ajudam as crianças a internalizar os valores éticos, filosóficos, culturais e religiosos que também refreiam os impulsos antissociais. Mais tarde, o sistema político da sociedade procura garantir, por meio da lei e dos costumes, que as tendências destrutivas continuem dominadas – e, de preferência, nem sejam levadas em consideração. Porém, mesmo os genes mais saudáveis, os pais e a família mais carinhosos, a comunidade mais intacável do ponto de vista moral, a melhor educação e a sociedade mais humana não conseguem erradicar as forças obscuras e destrutivas presentes em nossa personalidade. Nem deveriam, porque nosso lado obscuro faz parte de nossa humanidade. Quando o negamos ou fugimos dele, sempre há um preço a ser pago. Além disso, o lado mais obscuro das pessoas não pode ser apagado construindo-se mais prisões e executando-se mais criminosos. Esse não é o objetivo da sociedade; em vez disso, a meta é afastar, punir, restringir e reformar.

Assim como postula a primeira lei da termodinâmica, que explica o princípio de conservação da energia, nosso lado obscuro não se cria nem se destrói; ele só muda de forma. Ele pode ser conservado em pensamentos e sentimentos, pode ser canalizado para atividades produtivas, ou pode ser expresso por ações destrutivas. Em meu trabalho com pacientes, aprendi que temos, essencialmente, dois caminhos a escolher: lutar para reconhecer, para controlar e para canalizar nossos conflitos e nossos impulsos básicos, ou permitir que eles se divirtam às nossas custas e acabem por nos dominar. Infelizmente, muitas pessoas escolhem esse segundo caminho, repleto de problemas e sofrimentos.

É bem melhor escolher, como fez minha colega, o caminho que leva à luz, confrontar nosso lado obscuro e resolvê-lo. Nesse caso particular, a luz se revelou de modo relativamente rápido; mas, como nós psiquiatras bem sabemos, com base em nosso trabalho com pacientes, a autodescoberta por meio da percepção e da intuição não está acessível a todas as pessoas, e quando está não é um bem que se possa possuir por inteiro. Para alguns, a percepção psicológica pode ser uma experiência única e transformadora. Quando nossos impulsos antissociais são enterrados vivos, como vampiros, eles podem emergir e nos causar mal. Expor nosso lado obscuro à luz não faz com que nossos vampiros pessoais desapareçam, como nos romances, mas nos oferece a possibilidade de elaborar alternativas construtivas, a partir do momento em que conseguimos enxergar com clareza os habitantes do nosso lado mais sombrio. Essa ideia poderosa está expressa em João 7:28: "Pois saberás a verdade e a verdade o libertará".

Em um certo sentido, os pacientes jamais são os mesmos depois de alcançarem essa percepção – espera-se que mudem para melhor. Para alguns, a percepção pode ser indesejável. Para outros, ela é ineficaz no que diz respeito a minimizar certos comportamentos. Alguns pacientes pioram quando se adiciona ao dano já presente essa percepção do problema. O poeta norte-americano Robinson Jeffers observou, com ironia, que a maioria das pessoas prefere enfrentar um tigre no meio do caminho a enfrentar a verdade. Devemos lembrar que a maioria das pessoas consegue controlar seus impulsos mais perigosos e antissociais por meio de mecanismos internos relativamente eficazes e métodos pragmáticos – como a presença do policial na esquina.

No entanto, quando caminhamos pela estrada da luz, é possível ver aonde estamos indo. Reconhecemos a paisagem real à nossa volta, seja ela bela ou ameaçadora. Minha colega, ao se esforçar para iluminar um canto escuro do caminho, canalizou um impulso destrutivo para uma experiência construtiva de crescimento que ajudou ambas, psiquiatra e paciente. O caminho que leva à luz está aberto a todos que têm a capacidade inata da percepção, da intuição e uma curiosidade natural sobre o próprio comportamento. Ao longo desse caminho, iluminamos nossos demônios e descobrimos nossa condição humana. Conseguimos compreender que os impulsos escusos podem ser canalizados e utilizados para enriquecer nossa vida e nos tornar mais poderosos por meio da arte, da literatura, do humor, dos esportes ou, simplesmente, pelo mero prazer e fruição de uma vida agitada, resultado da canalização de nossa agressividade. Na verdade, boa parte do nosso trabalho e da nossa diversão envolve o controle e o redirecionamento de impulsos agressivos. Esse caminho nos permite assumir responsabilidade por nossos atos, ao encararmos e reconhecermos nossos sentimentos. No momento em que descartamos mitos e ilusões que nos tornam incapazes, esse caminho nos permite fazer escolhas mais livres. É um caminho que, assim como este livro, nos conduz por áreas de escuridão para que possamos entender e apreciar a luz. Uma das características mais nobres e importantes do ser humano é a capacidade de voltar sua mente para dentro de si mesmo em uma significativa atitude de descoberta pessoal. Acompanhando o salmo de gratidão, podemos celebrar o autoconhecimento como "uma luz em meu caminho".

2

Nós e as Máquinas Humanas de Matar

A Psicologia do Mal

> Não existe pecado nem crime do qual eu não possa ser culpado.
>
> — *Johann Wolfgang von Goethe*

O *serial killer* que mora ao lado

Por que as pessoas são fascinadas pelos assassinos em série? Os incontáveis livros, filmes e documentários de televisão sobre esses criminosos atestam a obsessão do público em relação a essas máquinas humanas de matar. Ainda assim, comparado ao número de cônjuges que matam seus parceiros ou ao número de motoristas alcoolizados que cometem homicídios com seus automóveis, existem relativamente poucos assassinos em série. O FBI estima que, em qualquer momento, entre 200 e 500 assassinos em série estão à solta e que eles matam 3.500 pessoas por ano. (Ver Capítulo 11 para uma discussão aprofundada sobre assassinos em série.)

O meu palpite é que as pessoas são fascinadas pelos assassinos em série devido à sua semelhança com a dupla Dr. Jekyll e Mr. Hyde. Assim como o Dr. Jekyll, a maioria dos assassinos em série se mostra como pessoas comuns – como o seu vizinho ou o meu –, vivendo um cotidiano normal no qual, assim como nós, enchem o tanque do carro, têm um emprego e pagam impostos. Então, por trás dessa fachada de pessoa comum, surge sua personalidade de Mr. Hyde, que representa o aspecto mais obscuro da humanidade, para matar suas vítimas – e nos chocar.

Os principais exemplos representam o estereótipo. Todos eles vivem camuflados bem na nossa frente. Dennis Rader trabalhou durante 14 anos como empregado de uma empresa de seguros, mais tarde como funcionário do censo e, por mais 14 anos, como empregado do controle e zoneamento de animais no subúrbio de sua cidade, Wichita, no Kansas, Estados Unidos. Ele era casado há várias décadas, tinha dois filhos, era membro de longa data de uma igreja luterana e havia sido presidente do conselho da congregação, membro da junta de apelação do zoneamento e líder dos escoteiros mirins. Por parecer inofensivo, os vizinhos estranharam quando ele foi detido, em 2005, como o assassino "BTK"; mas logo ele confessou ter assassinado 10 pessoas desde a década de 1970. BTK, que ele havia sugerido como um dos nomes pelos quais poderia ser chamado, era uma sigla usada em cartas e bilhetes ofensivos para a polícia e para a imprensa; significava Amarrar, Torturar e Matar (do inglês *bind, torture and kill*). Os pacotes enviados por Dennis continham bonecas amarradas com plástico, além de evidências gráficas dos assassinatos.

Alexander Pichuskin, chamado "o Assassino do Tabuleiro de Xadrez", trabalhou como caixa de uma mercearia em Moscou por 12 anos antes de ser preso e acusado de 49 assassinatos em 2007. Segundo o que disse ao júri, ele havia planejado cometer um total de 64 assassinatos, um para cada casa de um tabuleiro de xadrez.

John Wayne Gacy era um empreiteiro de obras, casado duas vezes, ativo em projetos da comunidade e membro de organizações cívicas. Em 1967, foi eleito membro de destaque da organização Jaycees.[*] Juntando-se ao clube de humor Jolly Joker, criou o personagem Pogo, o Palhaço; e, fantasiado de Pogo, ia aos hospitais para animar as crianças doentes. Em 1978, Gacy era diretor da Parada do Dia da Constituição Polonesa em Chicago e, durante as festividades, foi fotografado com a primeira dama Rosalynn Carter. Mas como Gacy disse certa vez, "Um palhaço consegue se safar das consequências de assassinar", e ele se safou – estuprando, sodomizando, torturando e estrangulando até a morte 33 rapazes ao longo de mais de uma década.

A mãe de Theodore Robert Bundy, o "Ted", o considerava um filho ideal. Seus amigos da política estavam convencidos de que ele ascendia, de forma rápida, na profissão da lei e de que, um dia, seria governador ou senador. Bonito, inteligente e espirituoso, Bundy era, para muitas mulheres, a personificação do príncipe encantado. Algumas o descreviam como um amante atencioso e carinhoso, que

---

[*] N. de T.: United States Junior Chamber (JC's ou Jaycees) – organização sem fins lucrativos fundada em 1920, nos Estados Unidos, para dar apoio a jovens por meio de treinamento em liderança e vocação profissional. Inclui entre seus membros vários ex-presidentes dos Estados Unidos e executivos de grandes empresas.

mandava flores e rascunhava poemas de amor. Uma foto mostra Bundy imerso em uma cena doméstica feliz, abrindo uma garrafa de vinho, junto a uma namorada. Quando essa foto foi tirada, Bundy já havia raptado e assassinado 24 mulheres e praticado necrofilia com seus corpos.

Como é possível que alguém que se parece com o nosso vizinho cometa assassinatos tão horríveis? E por que somos tão fascinados em relação aos indivíduos que cometem esses crimes? As pessoas sempre tiveram interesse pelo lado negro do comportamento humano. Nossas mentes seguem um inevitável silogismo: "Sou um ser humano. Assassinos em série são seres humanos. Será que, como eles, sou capaz de atos monstruosos?". A maioria das pessoas, ao se perguntar sobre isso, conclui que a resposta é "Não, eu não sou capaz nem mesmo de pensar em algo tão ruim".

A corda do mal

Assim como com a pornografia, a maioria das pessoas reconhece o mal quando o vê. Entretanto, é impossível encontrar uma definição universal para ele. O mal é um conceito complexo, que se compara a uma corda grossa, composta de muitas linhas nas quais se emaranham filósofos e teólogos. O mal está nos olhos de quem contempla os fatos, influenciado por questões sociais, políticas, religiosas, filosóficas, psicológicas e outras. Por exemplo, muitas vezes, combatentes se referem aos seus inimigos como maus, mesmo quando cada um dos opositores tem a certeza de que Deus está do seu lado. Os terroristas do 11 de setembro, nos Estados Unidos, acreditavam que assassinar milhares de pessoas inocentes garantiria sua entrada no Paraíso. Indivíduos contra o aborto que matam médicos ou outros funcionários das clínicas de aborto afirmam que estão matando assassinos. Como psiquiatra e psiquiatra forense, puxarei apenas uma linha da corda do mal, a linha da psicologia.

Nesse caso, em termos psicológicos, eis uma definição profissional e assumidamente imperfeita: o mal é o ato de infligir dano intencional, gratuito ou, ocasionalmente, não intencional perpetrado por alguns indivíduos contra outros indivíduos, grupos ou sociedades. Incluo os atos não intencionais na definição, pois a combinação da autoindulgência com a negligência pode produzir um dano não intencional, como no caso de motoristas alcoolizados que causam acidentes fatais. Excluo as guerras, nas quais milhões de pessoas são mortas e são declaradas "justas" ou "injustas" pelos participantes de um ou de outro lado; ambos rezando pela vitória e convencidos de que Deus está com eles e não com seus inimigos. Meu propósito é isolar e me concentrar nos mecanismos psicológicos internos que desempenham um papel essencial quando seres humanos causam mal uns aos outros.

O mal é interpessoal. Se você duvida disso, leia os Dez Mandamentos – suas censuras e restrições se aplicam ao mal que ameaça nossas relações com os demais seres humanos e com Deus, mas, em sua maioria, com os seres humanos. O mal é um território exclusivo da humanidade; ele não existe entre os animais. O dano contra objetos inanimados não é considerado mal, a menos que exista um elemento de sofrimento humano coexistente. Pensamentos considerados maus, invariavelmente, se relacionam a causar danos a outros seres humanos.

Os psiquiatras são clinicamente treinados e comprometidos com o uso do método científico, portanto evitam aplicar o termo *mau* aos atos aberrantes ou horríveis que às vezes são solicitados a entender e explicar. Esses profissionais observam as causas e os efeitos do comportamento humano e tentam não julgá-lo. Determinar se um comportamento em particular representa ou não o mal é um julgamento moral, e, aquilo que a sociedade pode rotular como comportamento malévolo, o psiquiatra tenta entender dentro do contexto das doenças mentais e da psicologia da vida cotidiana.

No entanto, a percepção de que o mal envolve atos que causam danos interpessoais abre caminho para a análise da interação psicológica entre o executor e a vítima. Essa análise depende do conceito de empatia. A presença ou ausência de empatia é a chave para determinar a capacidade do indivíduo de manter relações construtivas e colaborativas com as outras pessoas; a empatia é a capacidade de se colocar na situação psicológica do próximo, de perceber aquilo que o próximo possa estar pensando e sentindo. Mas a empatia sem a preocupação é vazia. Os psicopatas (predadores sem remorso) são muito bons em adivinhar aquilo que outras pessoas sentem e pensam, mas fazem isso para manipulá-las. Não se importam nem um pouco com as outras pessoas, que, para eles, são como presas a serem consumidas, cujos restos devem ser jogados fora, como lixo. Vários assassinos sexuais tiram vidas, sem hesitar, para terem um orgasmo.

Edmund Edward Kemper III era um assassino em série necrófilo que tratava suas vítimas como objetos totalmente descartáveis. Depois de ser preso, deixou claras suas intenções em relação a elas: "Sinto muito parecer tão frio quanto a isso, mas o que eu tinha de vivenciar era uma experiência particular com uma pessoa e, para possuí-la do jeito que eu precisava, tinha de retirá-la de seu corpo".

A suspensão da empatia é necessária para que alguém possa prejudicar intencionalmente outras pessoas e, na maioria das vezes, isso é acompanhado de mecanismos psicológicos de desvalorização e projeção de imagens. Os indivíduos que têm a intenção de cometer o mal, em primeiro lugar, desumanizam suas vítimas e, em seguida, projetam nelas seus próprios traços rejeitados e inaceitáveis e seus conflitos internos. Esses mesmos mecanismos estão envolvidos no preconceito e no uso do chamado bode expiatório.

Os assassinos sexuais em série demonstram uma impressionante falta de empatia e um uso horrendo da desvalorização e da projeção de imagens quando planejam seus crimes. Em entrevistas com John Wayne Gacy, descobriu-se que, durante sua infância, seu pai expressava desprezo pela doença de Gacy (epilepsia psicomotora) e pelo zelo que sua mãe tinha por ele. Também alertava a mãe de Gacy de que o menino "se tornaria um maricas" e despejava suas ofensas sobre John, chamando-o de "mulherzinha". Anos mais tarde, depois da onda de matança de Gacy, este se referiu às suas vítimas como "mariquinhas e pervertidos sem valor". Não é difícil perceber nessa atitude em relação às suas vítimas um eco do desprezo e do abuso verbal que seu pai costumava dirigir a ele.

Ted Bundy expressava desprezo em relação às suas vítimas. Ele se mostrava surpreso em relação à comoção da sociedade por "essas garotas" que havia assassinado e ao fato de suas famílias lamentarem tanto sua perda. "O que é uma pessoa a menos na face da Terra?", perguntava, e se referia a elas como "fardos" e "objetos danificados". Gary Ridgway, o Assassino do Green River, se referia às suas vítimas como "lixo".

Rader, Ridgway, Gacy, Bundy e Kemper são todos assassinos sexuais em série, uma subcategoria distinta de assassinos em série. Nem todos os assassinos em série são assassinos sexuais. Alguns matam por outras razões, que não o sexo, como dinheiro, ciúme, vingança, poder ou dominação. Os assassinos em série sexuais sentem prazer ao torturar suas vítimas (sadismo) apenas por uma razão: obter um orgasmo máximo que são incapazes de alcançar de qualquer outra forma. A maioria dos assassinos em série, independentemente do tipo, não são psicóticos; ou seja, não perderam a conexão com a realidade.

Quando sociedades inteiras se comportam como assassinos em série, consideramos que elas representam o mal. Mas será que todos os membros do partido nazista durante a Segunda Guerra Mundial eram psicopatas? – sim e não. Alguns líderes e chefes sádicos sem dúvida o eram, mas a maioria dos membros participantes das matanças eram cidadãos comuns, não psicopatas, que racionalizavam as atrocidades que cometiam por meio de mecanismos de falta de empatia, desvalorização e projeção de imagens. Adolf Eichmann, o burocrata nazista que comandou a deportação e o extermínio de milhões de judeus e de outras pessoas, também fazia uso desses mecanismos. Curiosamente, Eichmann foi considerado normal por alguns psiquiatras, mesmo tendo perpetrado um mal de dimensões monstruosas e inimagináveis. O diagnóstico dos psiquiatras foi reforçado por um estranho incidente que ocorreu em seu julgamento. Um antigo interno de um campo de concentração, que havia esperado anos para testemunhar contra o burocrata nazista, inesperadamente desmaiou quando ficou diante de Eichmann no tribunal. Ao ser despertado, a *quase* testemunha explicou seu desmaio em um momento tão crucial dizendo: "Eichmann parecia tão normal".

O primeiro genocídio deliberado e sistemático do século XX ocorreu no extermínio de uma população estimada de 1,5 milhão de homens, mulheres e crianças armênios pelos turcos otomanos. Nos "campos de extermínio" do Khmer Vermelho, no Camboja, entre 1,7 e 2,3 milhões de pessoas morreram em apenas alguns anos. Em 1994, em Ruanda, 800 mil pessoas foram assassinadas em três meses. Mais recentemente, dezenas de milhares de pessoas foram assassinadas em Darfur.

Será que os perpetradores de atos tão terríveis são psicopatas sádicos? Com certeza, alguns o são, mas também é certo que seus atos foram facilitados e tiveram respaldo em uma infraestrutura de cúmplices colaboradores, cuja avaliação psiquiátrica, provavelmente, seria normal. Para cada homicida ou torturador que participava desses assassinatos em massa, havia "administradores" que participavam atendendo ao telefone, cuidando dos registros, dirigindo os carros e realizando outras tarefas diárias, de modo que o "negócio" da tortura e do assassinato pudesse seguir seu caminho – apenas um trabalho de rotina para um administrador em um escritório.

A questão é que, em todos os casos de extermínio em massa e atos sádicos, deve haver falhas dramáticas de empatia e cuidado para com outros; e um grande excesso de projeção de pensamentos e de sentimentos inaceitáveis deve ocorrer para permitir que os executores enxerguem suas vítimas como um "lixo humano detestável".

Mais ou menos nós

E quanto a nós, os mais ou menos obedientes à lei, responsáveis e respeitáveis? A qualificação é necessária porque somos seres humanos; a natureza nos embutiu o instinto de sobrevivência, e, para sobreviver, somos (e precisamos ser) egocêntricos de forma adaptativa. O excesso de empatia com os demais nos faria desviar a atenção em relação às nossas necessidades básicas e nos colocaria em risco. Arthur Schopenhauer, filósofo do século XIX, dizia que "se não fôssemos tão excessivamente interessados em nós mesmos, a vida seria tão desinteressante que nenhum de nós seria capaz de suportá-la". A empatia perfeita é a atitude dos santos e, como George Orwell observou, "santos deveriam ser sempre considerados culpados até que se prove o contrário". Para o restante de nós, a bondade humana mais ou menos comum é o suficiente.

Todos nós somos autorreferenciais. Mas existe uma diferença fundamental entre a autorreferência adaptada e a mal-adaptada. A autoestima saudável é o alicerce da preocupação positiva e da empatia que somos capazes de sentir pelos outros. Muitas vezes, as pessoas que não gostam de si mesmas são críticas em relação aos outros e os rejeitam. Como psiquiatra, percebi que os indivíduos incapazes de se aceitar são os que fazem as críticas mais veementes aos demais; sendo que essas são, muitas vezes, autocríticas. Os assassinos sexuais em série possuem uma autoestima extremamente baixa, a qual projetam em suas vítimas. O assassino em série, em sua empatia perversa, corrompida pelo desgosto em relação a si mesmo e pela crueldade, projeta seu "eu" odiado em sua vítima, então a tortura e mata.

A maioria de nós vive entre os extremos assassino em série e santo. Todos participamos daquilo que chamo de *as maldades do dia a dia*, considerando que nossas vidas e que nossas necessidades são mais importantes que tudo. Em nossos desejos e lutas para conquistar objetivos pessoais, inevitavelmente nos chocamos com outros que, da mesma forma, estão lutando e, de maneira intencional ou não, podemos prejudicá-los.

Na base de algumas dessas maldades triviais do dia a dia estão a falta de empatia, a desvalorização do outro e a projeção do nosso lado negro nos demais; fatores que podem ser observados em sua expressão máxima nos assassinos em série. Esquecer o aniversário do cônjuge ou uma data especial para ele é algo que causa mágoa e reflete uma falha de empatia e, talvez, até mesmo um pouco de desvalorização e projeção.

O que podemos fazer para contornar esse nosso egocentrismo natural? Para derrotar a inveja, por exemplo, podemos tentar identificar e ter empatia em relação à boa sorte dos outros. Geralmente, o contexto em que surge a inveja é o seguinte: você tem algo que eu quero mas não tenho. Magoado, eu me sinto carente e irado. Preciso destruir aquilo que você tem (ou você). Mas a identificação empática com a boa sorte dos outros permite nos colocarmos em seu lugar, de modo que compartilhemos sua felicidade. Isso é o egocentrismo saudável. Nós, pessoas mais ou menos saudáveis, podemos fazer isso; os assassinos sexuais em série não podem.

Nossa capacidade de empatia, embora possa alcançar a glória sob a forma da compaixão, é limitada. Nós só podemos absorver tamanha dor da vida de outros, e isso, com certeza, não engloba a monstruosidade de um genocídio. Somos incapazes de nos colocar mentalmente no lugar de centenas, milhares ou milhões de pessoas que foram torturadas e assassinadas. Joseph Stalin, um dos piores genocidas do século XX, sabia disso; há registros de que ele teria dito que "uma morte é uma tragédia; 20 milhões de mortes são uma estatística".

A depravação extrema dos assassinos sexuais em série também está além da capacidade de compreensão da maioria das pessoas. Não consigo explicar, totalmente, por que os "homens maus" expressam seus impulsos antissociais enquanto os "homens bons" canalizam suas forças psíquicas potencialmente destrutivas para ações construtivas. Mas posso e devo perguntar: Você já torturou alguém mentalmente, talvez de modo sutil – quem sabe até você mesmo? Manipula os outros para obter vantagens pessoais? Quando você reduziu a velocidade e esticou o pescoço para olhar um acidente, o que estava tentando ver? Será que era o seu lado negro procurando por sangue e morte?

Não devemos mais nos permitir duvidar de que os "homens maus" fazem aquilo com que os "homens bons" sonham. Todos os homens e todas as mulheres lutam contra seu lado obscuro, mas isso não é razão para desespero. Uma das maiores conquistas da humanidade é a capacidade de introspecção para alcançar o autoconhecimento e crescer. Se pudermos reconhecer e controlar nossos demônios, seremos capazes de canalizar uma força poderosa.

Sindy Felin, aclamada por seu primeiro romance, *Touching Snow*, observou: "Sempre achei que estava destinada a ser uma assassina em série ou uma escritora de livros de mistério". No entanto, o assassino em série é incapaz de transformar os impulsos básicos, que todos temos, em atitudes e comportamentos superiores, em favor da vida. Suas falhas estão na sublimação. O egocentrismo patológico do assassino é, em grande parte, consequência de impulsos sexuais e agressivos não socializados e não canalizados. A consciência do assassino em série não é páreo para os impulsos primitivos que, constantemente, exigem autorrecompensa. Impulsionado a gratificar seus desejos letais, o assassino sexual em série não sente prazer em sua vida, apenas uma liberação sexual transitória com a morte de uma vítima, uma liberação que logo exige a tortura e a morte de uma nova vítima. Em vez de envolver-se em relacionamentos amorosos e interesses de trabalho, como as pessoas saudáveis, o assassino busca a dominação e a submissão de outros. Em vez de assumir o compromisso de objetivos de vida e de progresso que caracterizam as pessoas mentalmente saudáveis, o assassino em série está condenado a repetir um ciclo infinito de compulsão, morte e mais compulsão. A imaginação do assassino em série não consegue enxergar além dos limites do assassinato e da gratificação sádica.

A capacidade de examinar pensamentos e sentimentos antissociais sem traduzi-los em ação não é um requisito apenas para psiquiatras ou seus pacientes. A maioria das pessoas é capaz de restringir ou modificar seus instintos bestiais, muitas vezes com a ajuda da consciência de que há um policial logo ali na esquina. Existe uma enorme diferença entre pensar no mal e fazer o mal e, embora algumas religiões não aceitem essa distinção, a lei aceita. E se não aceitasse, todos nós que, às vezes, temos pensamentos antissociais estaríamos na cadeia, possivelmente condenados à pena de morte. Como o psicanalista pioneiro Theodore Reich observou, "Se os desejos fossem cavalos, eles puxariam os caixões de nossos mais queridos amigos e de nossos parentes mais próximos. Todos os homens são, no fundo do coração, assassinos".

Jeffrey Dahmer assassinou e canibalizou 17 rapazes. Seu pai, Lionel Dahmer, escreveu em seu livro que, quando jovem, ele mesmo algumas vezes acordou com a sensação de que havia cometido um assassinato. A diferença era que Jeffrey havia realmente feito aquilo que Lionel apenas temia ter feito: "Eu acordava sentindo um pânico que a consciência logo abolia. Jeff acordou em um pesadelo que jamais terminaria". Lionel Dahmer temia ter transmitido a seu filho um gene assassino que tivesse feito com que seus sonhos assassinos se expressassem violentamente na mente e nas ações de Jeffrey. Várias teorias enfatizam diferentes combinações de fatores ambientais, biológicos e genéticos nos assassinos em série, mas nenhuma explica por que os sonhos de Lionel permaneceram como sonhos e os de Jeffrey se manifestaram como assassinatos. Só podemos repetir as palavras do profeta Jeremias (17:9), que concluiu: "Enganoso é o coração, mais que qualquer outra coisa, e desesperadamente vil; quem pode conhecê-lo?".

Talvez não sejamos capazes de conhecer o coração, mas podemos reconhecer que males de diferentes proporções ocorrem quando atribuímos nossos pensamentos e nossos sentimentos inaceitáveis aos outros através do processo de desumanização e de projeção de imagens. Quanto mais reconhecermos os nossos próprios defeitos, menor será a probabilidade de estigmatizarmos os defeitos dos outros. Assumir, aceitar e reconhecer a universalidade do lado mais obscuro que cada um de nós tem dentro de si pode ser a chave para melhorar nossa capacidade de compartilhar nossa condição humana, em vez de embarcarmos no impulso de perseguir os outros por nossas fraquezas. Um elemento importante daquilo que o mundo chama de *mal* é nossa incapacidade de ver uma parte de nós mesmos no comportamento dos outros, especialmente no mau comportamento. O defeito do próximo é o meu defeito, e reconhecer isso é essencial para alcançar a bondade comum do ser humano.

A compreensão dos nossos mecanismos psicológicos, como a projeção, a desumanização e a capacidade (ou incapacidade) de empatia nos permite ter opções, em vez de estarmos confinados em pensamentos reflexivos. Temos a capacidade de aprender sobre nós mesmos a partir de várias fontes, pelas experiências do dia a dia, especialmente as trágicas; pela educação; pelas artes e pela literatura; pelos nossos relacionamentos, sejam eles construtivos ou destrutivos; pela terapia pessoal; e pelas inúmeras outras formas por meio das quais a vida pode nos ensinar. Mas o autoconhecimento e a compreensão não são suficientes. Algumas pessoas nesse mundo se compreendem muito bem, mas não têm o desejo, a capacidade ou o caráter para coibir seus impulsos antissociais.

"O homem nasce para a tribulação, como as faíscas voam para cima", lamenta Jó, entretanto, devemos lembrar que existem muitas pessoas "boas" no mundo, capazes de se elevar acima dos impulsos destrutivos que todos possuímos.

É da condição humana possuir demônios obscuros e lutar contra eles. Quando reconhecemos o lado negro de nossa humanidade, quando localizamos a possibilidade do mal dentro de nós, quando tentamos domesticar nossos demônios canalizando-os em fantasias, em sonhos e em conquistas criativas, estamos fazendo aquilo que a humanidade como um todo fez ao dominar o fogo – ainda que, inevitavelmente, as faíscas voem e sejam perigosas. Ao lutarmos para dominar nossos demônios, expressamos o aspecto destemido do espírito humano, o instinto de buscar e preencher o nosso destino como pessoas.

3

Psicopatas

Predadores entre Nós

Eles são, sem dúvida alguma, os melhores mentirosos, manipuladores e fabricantes de verdades do mundo. E fazem tudo isso de modo convincente porque acreditam em suas próprias mentiras. Afinal, suas vidas não são nada além de uma mentira, uma fraude, então como podemos imaginar que eles conheçam qualquer outra coisa além da mentira?

Hervey Cleckley, M.D.

Em fevereiro de 2001, quando Robert Philip Hanssen, na época supervisor do FBI, foi preso, acusado de vender segredos do governo para a União Soviética e depois para a Rússia durante 15 anos, por 1,4 milhão de dólares em dinheiro e diamantes, suas atividades de espionagem foram definidas como "possivelmente, o pior desastre na história dos serviços de inteligência dos Estados Unidos". Filho de um policial de Chicago, Hanssen, segundo consta, sofrera abuso emocional na infância. Disse ter tomado a decisão de trair o país aos 14 anos de idade. Ele estudou odontologia e russo e concluiu um mestrado em administração de empresas, mas acabou indo trabalhar no departamento de polícia de Chicago como investigador de assuntos internos. Ingressou no FBI aos 35 anos e rapidamente foi promovido a supervisor na central de contrainteligência em Washington, D.C. Começou a fazer espionagem para os soviéticos em meados dos anos de 1980, denunciando agentes norte-americanos e agentes duplos. Suas atividades de espionagem foram atribuídas, em parte, à sua crença de que seus colegas do FBI não reconheciam seu brilhantismo e se recusavam a aceitá-lo como companheiro de trabalho e como amigo. Hanssen se recusou a entrar na lista de candidatos para uma promoção, no FBI, porque teria de passar pelo detector de mentiras, e suspeitava de que não conseguiria passar no teste. Tendo-se convertido ao catolicismo, ele assistia à missa quase diariamente, era membro da seita secreta *Opus Dei* e parecia ser muito dedicado à esposa e aos seis filhos. Em um dado momento, sua esposa o interpelou e exigiu que confessasse seu crime a um padre. O padre determinou, como forma de penitência, que ele doasse parte do dinheiro que havia recebido pela espionagem a instituições de caridade.

A compreensão da complexa constituição psicológica de Hanssen e de suas razões para se tornar um espião foi dificultada por sua prisão e por uma ordem judicial que o proibiu de falar em público. No entanto, existem registros mais detalhados sobre a personalidade e a infância de um outro grupo de espiões, a família Walker, que causou muitos danos.

Durante 17 anos, John Anthony Walker Jr. se aproveitou de sua posição e de seus conhecimentos como oficial de carreira da Marinha para obter acesso a comunicados navais ultrassecretos que envolviam os submarinos nucleares norte-americanos e para vender esses segredos militares críticos à União Soviética. Para ajudá-lo, recrutou seu filho, seu irmão e seu melhor amigo, Jerry Whitworth, todos da Marinha. Também tentou aliciar sua filha, que estava no Exército, mas ela se recusou. Segundo consta, Walker usou a própria mãe, que não sabia de nada, para trazer, da Europa, o dinheiro de pagamento pela espionagem escondido em um cinto. O círculo de espionagem dos Walker colocou em risco a vida de todos os norte-americanos e, possivelmente, de todas as pessoas que viviam no mundo livre. Causou enormes danos à segurança militar dos Estados Unidos e custou ao país, segundo se estima, muitos milhões ou talvez bilhões de dólares. John A. Walker recebeu cerca de 1 milhão de dólares da União Soviética por sua traição aos Estados Unidos. Desse total, pagou apenas mil dólares ao filho.

Em minha opinião, John A. Walker Jr. apresentava muitos dos comportamentos antissociais típicos dos psicopatas. Como nunca o examinei pessoalmente, não posso fazer o diagnóstico de transtorno da personalidade antissocial. Mas existem muitas informações detalhadas sobre a infância e a família de Walker no livro de Pete Earley *Family of Spies* (Família de Espiões, em português), de onde foi extraído o relato a seguir.* John Anthony Walker Jr. nasceu no dia 28 de julho de 1937, sendo o segundo dos três filhos da família. Jack, como era conhecido, passou a ser o favorito da mãe. Havia uma ligação especial entre ambos, que se forta-

---

* EARLEY, P. *Family of Spies*, Copyright © 1988 Pete Earley. Usado com permissão de Bantam Books, divisão da Bantam Doubleday Dell Publishing Groupo, Inc.

leceu ao longo dos anos. Seu pai era um alcoólatra, cuja vida foi uma sucessão de empregos e demissões, e a família ficava muitas vezes em situação de pobreza. Os pais brigavam constantemente. Quando estava embriagado, o pai costumava bater na esposa e, às vezes, maltratava os filhos.

Por volta dos 10 anos de idade, Jack nutria um intenso ódio por seu pai e estava determinado a matá-lo. Seu plano era empurrar escada abaixo uma cama de ferro quando seu pai viesse subindo, embriagado e trôpego. Se esse método falhasse, Jack pretendia liquidar o assunto com a ajuda de um bastão de beisebol. O plano fracassou porque, embora o pai tenha voltado para casa como se esperava, desmaiou de embriaguez antes de começar a subir as escadas. Jack pegou no sono enquanto o aguardava. O lado antissocial da personalidade de Walker se tornou mais evidente durante a adolescência. Seu melhor amigo de infância comentou que "no caso de Jack, o que se vê na superfície não é exatamente a realidade. Acredite. Eu o conheci como se fosse meu irmão, eu o conheci melhor do que ninguém. Jack é dissimulado, inteligente, capaz, bem apessoado e intrinsecamente mau".

Na adolescência, Jack e os amigos roubavam ovos e os atiravam contra os bondes, ou rolavam pneus velhos ladeira abaixo de encontro aos carros que passavam. Jogavam pedras nas janelas da igreja católica do bairro. Roubavam moedas dos santuários onde os membros da paróquia deixavam esmolas para os pobres. Em festas da escola, eles roubavam dinheiro de bolsas e de casacos. Jack moldou um soco inglês de latão e provocou uma briga apenas para testá-lo. Ele e seus amigos causavam incêndios. Uma noite, o grupo conseguiu um rifle emprestado para atirar em latas e garrafas de cerveja; Jack ficou entediado com esses alvos e resolveu se sentar na encosta de uma colina para atirar nos faróis dos carros que passavam abaixo, na estrada. Depois que o bando foi preso por uma série de assaltos, Walker, que havia abandonado a escola, se alistou na Marinha para escapar à punição. Ele logo subiu de posto porque era inteligente e passava facilmente em todos os exames.

Durante seus 21 anos de carreira na Marinha, Jack Walker teve muitas experiências sexuais com prostitutas. Ele parecia ser atraído por "hotéis baratos do cais do porto, bares suspeitos e prostitutas do mais baixo nível". Um de seus superiores na Marinha disse a Earley: "Os problemas de John Walker tinham a ver com sua depravação moral. Ele simplesmente não tinha qualquer padrão moral, até onde eu sei. Estava sempre se gabando de seus feitos com mulheres e, se uma mulher olhasse para ele duas vezes, bem... ele já começava a abrir as calças". Um colega de trabalho de Walker o descreveu, anos mais tarde, como alguém que gostava de se envolver em intrigas.

Walker se casou, mas o casamento foi conturbado. Sua esposa, Barbara, descobriu que ele tinha vários casos com outras mulheres. Ela descreveu o marido como um homem temperamental, sempre oscilando entre deboches e raiva, ou violência. Alegou que Walker a intimidava fisicamente e cometia abusos contra ela. Quando ele se endividou após o fracasso de vários negócios, tentou obrigá-la a se prostituir para conseguir dinheiro.

Barbara Walker começou a suspeitar das atividades de espionagem do marido em 1967. Ela encontrou provas incriminadoras que ele havia deixado, de maneira descuidada, em um estojo de lata na gaveta da escrivaninha, onde, também, estavam guardadas as certidões do casal e outros itens pessoais. Ela encontrou mapas, fotografias de pontos de encontro (locais secretos para troca de informações) e, até, uma carta do contato de Walker na KGB. Apesar das ameaças da esposa de denunciar a espionagem, ele nada fez para impedi-la. Barbara Walker silenciou a respeito do assunto por algum tempo. Tempos depois, explicou que sempre guardara segredo sobre o marido para proteger os filhos. Entretanto, chegou um momento em que todos os filhos, além de um genro, pareciam saber sobre a espionagem. Walker, supostamente, tentou persuadir sua filha a fazer um aborto quando a gravidez dela ameaçou interferir com suas atividades de espião. Durante um processo de custódia entre sua filha e o genro, este teria ameaçado denunciar a espionagem se perdesse a custódia do filho. Um dos amigos de infância de Jack tentou explicar o poder que ele tinha sobre a família e os amigos dizendo: "Era quase hipnótico... Não sei explicar bem, mas ele era meu Svengali. Simplesmente havia algo intrigante nele que me atraía. Ele possuía um certo poder de manipulação".

Walker adorava uma vida agitada; em bares, nos portos ao redor do mundo, ele gostava de gritar: "Garçom! Quero uma dose daquele uísque, aquele que recebeu o meu nome – Johnny Walker". Era exuberante. Walker se definia um fervoroso patriota, expressava ideias conservadoras e tinha na parede uma foto colorida do então presidente Ronald Reagan. Ele fazia bravatas extravagantes sobre suas altas relações nas forças armadas, e, uma vez, chegou a dizer que tinha as chaves da Sala de Guerra.

Em junho de 1976, após 19 anos de casamento, Barbara Walker se divorciou do marido e se mudou para o Maine a fim de ficar o mais longe possível dele. Pouco depois, Walker se aposentou da Marinha. Ao longo de sua carreira na ativa, ele recebeu duas medalhas de mérito naval, uma medalha por boa conduta, a medalha de serviço no Vietnã, e a medalha do Serviço de Defesa Nacional.

Após a aposentadoria, Walker se tornou detetive particular e costumava usar armas como uma bengala com um canivete embutido. Ele conseguiu comprar escritórios para suas três agências privadas de investigação, além de uma casa barco, um *trailer*, dois carros e um avião monomotor que adorava pilotar. Walker mantinha, em um cofre no banco, dez barras de prata pesando, aproximadamente, 3 quilos cada uma. Disse a um dos detetives contratados por ele que o segredo do seu método de operação era "tentar" as pessoas tirando proveito da cobiça alheia. Esse detetive relatou que o próprio Walker "era essencialmente cobiçoso" e que ele acreditava que era possível conseguir qualquer coisa das pessoas "por meio da cobiça". Quando o oficial correspondente de Walker na KGB lhe contou que havia recebido a patente de almirante da Marinha soviética por sua excepcional contribuição para a paz mundial por meio da espionagem, Walker replicou: "Diga muito obrigado a eles". Sua motivação para espionar era o dinheiro e o que ele podia comprar.

Walker parecia não se importar que seus familiares soubessem da espionagem. Ele se sentia imune a ser descoberto. Na verdade, o próprio círculo familiar de espiões era uma operação mambembe e desorganizada, mas, apesar disso, passou quase duas décadas sem ser detectada. Barbara Walker havia prevenido o marido de que pretendia denunciá-lo, mas tinha esperança que ele levasse em conta o seu aviso e fugisse do país. Isso não aconteceu. Finalmente, ela o denunciou no outono de 1984, e relatou a espionagem ao FBI. Em 19 de maio de 1985, Walker foi seguido pelo FBI até uma estrada deserta em um subúrbio de Washington, em Maryland. Fez a entrega de documentos secretos destinados ao seu contato na KGB e finalmente foi preso.

Após a prisão, Walker não parecia preocupado com o seu futuro e se gabava para quem quisesse ouvir: "Sou uma celebridade". Sabia o que tinha para vender, embora a moeda, dessa vez, fosse diferente. Ele concordou em contar tudo sobre suas atividades de espionagem ao governo e em testemunhar contra seu melhor amigo, Jerry Whitworth, em troca de um acordo que beneficiasse ele próprio e seu filho. O quarto membro do grupo, seu irmão Arthur, já havia sido declarado culpado e condenado a três penas de prisão perpétua e ao pagamento de uma multa de 250.000 dólares. Whitworth foi multado em 410.000 dólares e condenado a 365 anos de prisão. Em troca de sua cooperação, Jack Walker recebeu uma pena de prisão perpétua, assim como seu filho. Michael Walker conseguiu a liberdade condicional em 2000, aos 37 anos. Jack Walker deverá sair da cadeia em 2015, aos 77 anos de idade.

Os psicopatas que cometem o crime de espionagem frequentemente traem seu país por dinheiro, por sexo e pela excitação provocada pela prática de atos ilícitos, como enganar outras pessoas ou mesmo um país inteiro. Há um contraste marcante entre eles e as pessoas que praticam espionagem com base em crenças e princípios, ou seja, idealistas.

As pessoas que cometem atos antissociais não são, necessariamente, psicopatas. Também não é correta a noção, amplamente difundida, de que os psicopatas que existem entre nós são loucos assassinos. Os psicopatas são pessoas que têm graves impulsos antissociais e concretizam esses impulsos sem levar em conta as consequências desastrosas e inevitáveis de seus atos tanto para elas mesmas quanto para os demais. Muitos psicopatas não são criminosos, mas são predadores, parasitas crônicos e exploradores das pessoas ao seu redor. Usam truques psicológicos e recursos emocionais para manipular, em seu próprio benefício, as pessoas vulneráveis. Eles são incapazes de se colocar no lugar dos outros, assim como uma cobra não sente qualquer empatia por sua presa.

Diga-me como ages e eu te direi quem és

Todas as pessoas têm impulsos antissociais. A imensa maioria dos indivíduos, ao fazer testes de personalidade que medem o grau de psicopatia, recebem uma nota acima de zero. Pessoas saudáveis do ponto de vista psiquiátrico marcam pontos dentro de uma certa faixa bem acima de zero, mas não chegam ao nível de uma personalidade psicopática. Em outras palavras, as pessoas normais possuem alguns traços antissociais.

Quem nunca desejou algo que pertencia a outra pessoa, ou nunca quis tirar vantagem de alguém em seu próprio benefício? As pessoas boas também têm esses impulsos, mas conseguem dominá-los, ao passo que as pessoas más agem segundo eles. O caos e o sofrimento pessoal que os psicopatas infligem à sociedade são enormes. Além disso, ao longo de sua existência, ocupam muito tempo e exigem muitos recursos financeiros, particularmente dos profissionais da área da saúde. Quando crianças, os psicopatas geralmente são delinquentes e difíceis de controlar. À medida que crescem, seu comportamento predatório geralmente custa dinheiro e causa sofrimento à sociedade. Se eles se tornam criminosos, os custos associados à sua reclusão são elevados, o mesmo ocorrendo com os custos impostos à sociedade para cuidar de suas famílias traumatizadas e abandonadas.

Nem todo criminoso é um psicopata; na verdade, muitos não o são. E nem todos os psicopatas são criminosos; na verdade, novamente, muitos não o são. Os psicopatas existem em todos os níveis da sociedade, a qualquer tempo e em todo lugar. Nenhuma profissão, por mais nobre que seja, está livre deles. Nós os conhecemos – se é que conhecemos – por seus atos.

Originalmente, o termo *psicopata* era usado em psiquiatria para se referir a todos os transtornos da personalidade. Mais tarde, quando se começou a compreender o espectro desses transtornos, essa definição se restringiu. Em 1941, em seu livro clássico *The Mask of Sanity*, o Dr. Hervey Cleckley apresentou uma definição clínica da personalidade psicopática. Ele descreveu o psicopata como alguém que mostra sinais de ausência de sentimento de culpa, charme superficial, egocentrismo (egoísmo extremo), incapacidade para amar, ausência de vergonha ou remorso, falta de percepção psicológica e incapacidade para aprender com as experiências passadas. *Transtorno da personalidade antissocial*, que é, atualmente, o termo oficial para designar a psicopatia, foi o primeiro transtorno da personalidade a ser reconhecido oficialmente na psiquiatria e a ser incluído na primeira versão do *Manual diagnóstico e estatístico de transtornos mentais*, da American Psychiatric Association, conhecido entre os profissionais da área como DSM. O DSM-II, publicado em 1968, mudou o termo *psicopata* para *sociopata* e o definiu mais claramente:

> O termo deve ser reservado para indivíduos que sejam, basicamente, não socializáveis e cujo padrão de comportamento os coloque, repetidas vezes, em situação de conflito com a sociedade. Esses indivíduos são incapazes de demonstrar lealdade significativa por indivíduos, por grupos ou por valores sociais. São acentuadamente egoístas, insensíveis, irresponsáveis, impulsivos e incapazes de sentir culpa ou aprender pela experiência ou pela punição. Sua tolerância à frustração é baixa. Eles tendem a culpar os outros ou apresentar razões plausíveis para o seu comportamento. O simples fato de ter um histórico de ofensas sociais ou legais repetitivas não é suficiente para justificar esse diagnóstico.

A versão atual, publicada em 1994, com revisões do texto feitas em 2000 (DSM-IV-TR), enfatiza o comportamento antissocial, e não os traços de personalidade e sua motivação, na definição de transtorno da personalidade antissocial. Os critérios para diagnóstico da personalidade antissocial se baseiam, em grande parte, nas pesquisas do Dr. Eli Robbins, que demonstrou, em sua obra, que esse transtorno é estável e contínuo, durante desde a infância até a idade adulta. A versão mais recente do DSM enfatiza os fatores predisponentes da infância, como o transtorno de déficit de atenção/hiperatividade e o transtorno da conduta. Essa versão também enfatiza o comportamento criminoso como um traço mais importante que as características narcisistas essenciais do transtorno. Embora a última edição do DSM ainda considere em um único grupo todos os delinquentes, ela não deixa de considerar os determinantes sociais, econômicos e culturais da delinquência.

Os leigos e alguns profissionais usam o termo *psicopata* para rotular, de maneira pejorativa, as pessoas que se envolvem em atividades antissociais, ou, simplesmente, aquelas de quem não gostam. A pesquisa original do Dr. Cleckley demonstrou, há muito tempo, que o comportamento antissocial dos criminosos comuns e o dos psicopatas são diferentes. Os criminosos muitas vezes têm limites aos quais não ultrapassam ou famílias às quais nunca serão desleais. Embora pareça contraditório, alguns criminosos não psicopatas têm princípios e consciência. Um exemplo dessa distinção é o caso de um criminoso profissional que, surpreendido em meio a um assalto, mata dois policiais para escapar à captura e à prisão. Ele encara a opção entre matar ou ser morto, o que não gostaria, como um risco ocupacional inevitável, tanto para ele quanto para a polícia. O criminoso psicopata que mata faz isso de modo casual, ou mesmo sem razão aparente. Não sente nenhum remorso, nem pensa duas vezes no ato criminoso, exceto por algum tipo de manobra para evitar consequências.

Os psicopatas podem ser passivos ou agressivos. Os psicopatas passivos tendem a parasitar e explorar as outras pessoas, enquanto os agressivos são os que cometem crimes chocantes. Os psicopatas passivos (também chamados passivos-parasitários, exploradores ou predadores) costumam se ver às voltas com a lei repetidas vezes, mas geralmente conseguem se livrar de problemas mais sérios ou de punições. Os psicopatas passivos cometem principalmente os chamados crimes de colarinho branco. Os mais agressivos, em particular os que apresentam um comportamento sexual sádico, podem cometer assassinatos sexuais em série. A necessidade de estimulação constante através da excitação sexual parece ser um fator de motivação para seus crimes.

Entretanto, na maioria das vezes, o psicopata comum, que vive entre nós (e dentro de nós), se apresenta para o mundo como um modelo de normalidade. Segundo Cleckley:

> Não há nada estranho ou bizarro nele, e, em todos os aspectos, tende a encarnar o conceito de uma pessoa feliz, bem ajustada... Ele parece uma pessoa como qualquer outra... E até, em comparação com o ser humano médio, provavelmente parecerá isento de pequenas distorções, de peculiaridades e de desajustes, tão comuns mesmo nas pessoas bem-sucedidas... Tudo, nesse indivíduo, parece indicar que ele tem qualidades humanas superiores e desejáveis, e uma ótima saúde mental.

Atualmente, os psiquiatras clínicos questionam alguns dos atributos que Cleckley definiu para o psicopata. Por exemplo, já não concordamos que o psicopata seja um indivíduo charmoso. Alguns deles, particularmente os agressivos, têm tanto charme quanto uma cobra cascavel. O Dr. Otto F. Kernberg, psiquiatra e psicanalista muito respeitado, acredita que pessoas com transtorno da personalidade antissocial apresentem, basicamente, um tipo grave de transtorno da personalidade narcisista. Seus relacionamentos são sempre baseados na exploração do outro, e elas são desprovidas de princípios morais. Em termos gerais, o conceito psiquiátrico de narcisismo se refere a pessoas que se consideram excessivamente importantes e especiais. O narcisismo pode ser saudável ou patológico. No psicopata, ele é patológico ao extremo e malignamente transformado na personificação do mal.

As relações patológicas e o vazio interior

Como já foi mencionado, o psicopata manifesta, tipicamente, um excesso patológico de autovalorização, ou narcisismo, que se traduz em egocentrismo excessivo. Outros traços característicos são a megalomania (que se manifesta por exibicionismo não sexual), a falta de responsabilidade, o excesso de ambição, uma atitude de superioridade, uma dependência exagerada de admiração e, alternando com esses traços, surtos de insegurança e superficialidade emocional. A megalomania irresponsável dos psicopatas geralmente os leva ao fracasso em tudo o que empreendem, muitas vezes um fracasso retumbante. Os médicos costumam observar, com propriedade, que os psicopatas "arrancam a derrota das garras da vitória", ou que, para eles, "nada tem mais sucesso que o fracasso". As duas características fundamentais que distinguem os psicopatas são sua incapacidade, pura e simples, de sentir empatia e afeição por outras pessoas e a prática repetida de atos antissociais.

Por que algumas pessoas cometem atos terríveis? Hoje sabemos que a empatia tem algo a ver com uma estrutura anatômica – os chamados neurônios espelho – encontrada nos cérebros humano e símio. Essas células localizam-se no córtex motor do cérebro, onde os movimentos e o controle dos músculos se iniciam. Os circuitos de neurônios espelho permitem que nós nos coloquemos "na pele dos outros", ou seja, fazem com que sejamos capazes de sentir o sofrimento alheio. Quanto mais uma pessoa sente empatia, mais acentuada é a resposta dos seus neurônios espelho. E quanto mais fraca é a resposta dos neurônios espelho, menos empatia a pessoa manifesta. Personalidades psicopáticas têm escassez de neurônios espelho.

Grande parte do que o mundo classifica como sendo "o mal" se origina do egocentrismo patológico de indivíduos que buscam autossatisfação imediata e usam outras pessoas em benefício de sua autovalorização. Entendendo o conceito de mal dessa maneira, podemos constatar que as maiores atrocidades perpetradas por pessoas comuns ocorreram quando elas exibiam características de personalidade comuns aos psicopatas, ou seja, essas maldades foram cometidas sempre às custas de outras pessoas. Por exemplo, psicopatas podem ter experiências sexuais intensas, mas tais experiências são desprovidas de qualquer intimidade ou compromisso; o parceiro é, essencialmente, um instrumento de masturbação. Um vibrador, ou qualquer outro objeto inanimado, poderá ter a mesma utilidade para o psicopata. Eles são incapazes de se apaixonar por alguém. As pessoas são, para eles, como lenços descartáveis, usados na maioria das vezes para fins desagradáveis e, depois, jogados fora. A raiz do mal não é exatamente esse egoísmo declarado que destrói a capacidade de empatia por outros seres humanos?

Para os psicopatas, o mundo é uma imensa máquina automática da qual obtêm a guloseima sem colocar nenhuma moeda. Em seus relacionamentos, menosprezam a outra pessoa, são cobiçosos, apropriam-se de seus bens ou suas ideias e acham que têm esse direito. Os psicopatas não acreditam em ninguém e são incapazes de confiar nos demais, o que representa outro aspecto de sua impressionante incapacidade de sentir empatia ou assumir compromissos com outras pessoas. Uma paciente, vítima de um psicopata, certa vez me descreveu essa falta de empatia de um modo que nunca esqueci. Seu pai, um cientista frio e distante, era capaz de dizer quantos centímetros cúbicos de lágrimas ela havia chorado, mas nunca entendera por que ela chorava.

Lembro de um paciente que me procurou para tratar sua depressão. Logo ficou claro que essa depressão era secundária aos problemas resultantes de seus traços de personalidade claramente antissociais. Desde a primeira sessão, ele se dirigia a mim me chamando de "Bob", adotando uma atitude de familiaridade, embora eu tivesse me apresentado a ele como "Dr. Simon". O "sintoma Bob", como eu já sabia com base em outros pacientes que haviam tomado esse tipo de liberdade comigo, era um indicador absolutamente infalível de uma terapia fadada ao insucesso ou a uma curta duração. Essas pessoas não estão dispostas a aceitar sua condição de pacientes, que significa, entre outras coisas, que têm uma profunda ferida pessoal. Em geral, abandonam o tratamento após apenas algumas sessões.

Esse paciente chegava atrasado ou faltava às sessões. Ele inventava inúmeras desculpas para não pagar meus honorários. Costumava, também, se referir a outras pessoas como "inúteis" e "lixo", projetando nelas um desprezo pelos atos antissociais que ele próprio, certamente, cometia. Sua opinião definitiva a meu respeito era que eu existia apenas para atender às suas necessidades, que não era uma pessoa com necessidades próprias e que, independentemente do que ele fizesse, estaria sempre lá para lhe dar um tapinha amigável nas costas.

Pouco tempo depois, comecei a sentir um intenso desagrado em relação a esse paciente, outro sinal inequívoco de que o tratamento não chegaria a lugar nenhum. Ao ver que minhas tentativas de interpretar seu comportamento em relação a mim se deparavam com uma atitude de desprezo e incompreensão, perguntei diretamente a ele o que esperava ganhar com o tratamento. Depois disso, nunca mais o vi. Embora eu deva confessar que fiquei aliviado, ainda me restou um sentimento permanente de ter sido usado e depreciado. Eu me transformara em mais um relacionamento fracassado que ele poderia acrescentar à pilha de seus outros relacionamentos desastrosos, convencido de que todas as pessoas não passavam de um "lixo" sem valor. O mais trágico é que ele estava destinado a repetir esse padrão de comportamento de modo destrutivo e interminável, sem qualquer percepção da necessidade de se corrigir. Devido ao seu acentuado egocentrismo e à sua autoimagem hipertrofiada, era incapaz de tolerar qualquer tentativa de autocompreensão sem se sentir ameaçado de desintegração psicológica. Seus atos antissociais eram determinados por sua necessidade de explorar e depreciar as outras pessoas, a fim de manter sua autoimagem grandiosa e poderosa.

O autor Pete Early assim descreveu a exploração de outras pessoas pelo mestre dos espiões Jack Walker:

> John A. Walker Jr. tinha a estranha capacidade de enxergar a fragilidade das pessoas à sua volta. Ele conseguia perceber seus desvios de personalidade e, como um camaleão, se transformava no que fosse necessário, o que elas desejassem dele, a fim de tirar vantagem delas, manipulando-as e se aproveitando de suas fraquezas. Ele não fazia isso por acaso, mas sim de forma precisa, calculada.

Embora os psicopatas sejam capazes de detectar prontamente as imperfeições dos outros e explorá-las, não têm qualquer capacidade psicológica de percepção de suas próprias vulnerabilidades. Por exemplo, o fato de desvalorizarem todas as outras pessoas como forma de defesa contra a enorme inveja que sentem cria um ponto cego em suas interações com o mundo. Frequentemente, no mesmo momento em que o psicopata está ocupado enganando suas vítimas, ele é facilmente atacado por outro predador.

Os psicopatas experimentam sentimentos crônicos de vazio interior e de isolamento. Eles têm *fome de estímulos*, uma necessidade de estimulação permanente, talvez para aliviar a sensação difusa de falta de sentido da vida. Alguns terminam por não suportar essa situação e cometem suicídio. Mas o que impede que a maioria dos psicopatas tenha esse destino? O Dr. Kemberg descreve a motivação do tipo mais comum de psicopata, o passivo-parasita:

> [Ele se sente] satisfeito em suas necessidades receptivo-dependentes – alimentação, objetos, dinheiro, sexo, privilégios – e quanto ao poder simbólico que exerce sobre as outras pessoas, extraindo delas essa satisfação. Satisfazer suas

necessidades ignorando os outros e protegendo-se da punição vingativa é o que empresta significado à vida. Comer, defecar, dormir, fazer sexo, sentir-se seguro, poderoso, excitado, tudo isso sem ser descoberto pelo mundo à sua volta, anônimo mas ainda assim perigoso, é algo que representa uma espécie de adaptação à vida, mesmo que seja a adaptação de um lobo disfarçado para viver entre os cordeiros; o perigo real vem dos outros lobos, também disfarçados, contra os quais foi vestida a "pele de cordeiro" protetora.

O conflito que aflige os psicopatas não é o conflito da pessoa normal, entre a pressão dos impulsos internos e a voz de advertência da consciência, mas sim um conflito entre os seus próprios impulsos e o resto da sociedade. Incapazes de autorreflexão, incapazes de sentir tristeza pelas oportunidades ou pelos relacionamentos perdidos, presos em um círculo vicioso de profundas variações de humor, os psicopatas apresentam uma escala de valores que se parece mais com a de uma criança do que com a de um adulto. O que eles admiram são qualidades exteriores – beleza, riqueza, poder, adoração pelos outros – e o que desvalorizam, e desprezam, são as habilidades aprendidas com esforço, as conquistas, a aceitação da responsabilidade e a lealdade a ideais. O psicopata é um estudo do triunfo do estilo sobre a substância. Como dizia Jack Walker, "Todo mundo é corrupto... todo mundo tem um truque". Assim, os psicopatas não têm uma consciência para perturbá-los ou impedi-los de realizar suas atividades doentias habituais, como mentir, enganar, roubar, forjar, tapear e prostituir (entre outros crimes cometidos pelo psicopata do tipo passivo-explorador, ou parasita), ou cometer roubos, assaltos à mão armada e assassinato (crimes do psicopata agressivo). Earley resumiu suas impressões sobre Walker da seguinte maneira:

> A maioria dos criminosos que conheci, em minha função de jornalista, parecia ter algum código moral de conduta, embora tênue e distorcido, que não descumpriam sem apresentar traços de culpa e, às vezes, de remorso. Não era o caso de John. Ele era totalmente destituído de princípios. Para John, não havia certo ou errado, moralidade ou imoralidade. Tudo que existia eram suas próprias vontades, suas próprias necessidades, quaisquer que elas fossem em qualquer momento. No mundo de John, somente tolos acreditavam que deveriam cuidar uns dos outros... Ele teve a coragem de me dizer, com toda seriedade, durante uma das nossas últimas entrevistas: "Vivi todas as minhas fantasias. Fiz tudo o que queria fazer. O único erro que cometi na vida foi me deixar cercar por pessoas fracas".

Em grande parte pelo fato de não terem qualquer centro moral, e também por projetarem seus próprios desejos nos demais, os psicopatas são incapazes de enxergar qualidades éticas e morais nas outras pessoas. Na audiência de sentença de Walker, o juiz Harvey disse ao réu: "Somos tomados por um sentimento avassalador de repulsa ao pensarmos que um ser humano possa ter tão poucos princípios como você". Naquele momento, Walker nada respondeu, porém, mais tarde, disse a Earley: "Eu sabia que Harvey ia querer aparecer para a imprensa. Fodam-se todos".

Aí está, novamente, a diferença fundamental entre as pessoas normais e os psicopatas. Nas palavras de Kemberg: "A realidade da personalidade antissocial é o pesadelo da pessoa normal; a realidade da pessoa normal é o pesadelo do psicopata". Por exemplo, a maioria das pessoas consideraria servir de espião contra seu próprio país algo totalmente repugnante e não conseguiria sequer se imaginar fazendo isso. Ao contrário, o psicopata que atua como espião acha que a dedicação ao próximo, a uma família e a um país é algo ridículo, e não consegue se imaginar assumindo ou mantendo esse tipo de compromisso.

Após ser condenado, em 1995, Aldrich Ames, o agente da CIA que se tornou espião da KGB, foi questionado por um jornalista da CNN, em entrevista, sobre o porquê de ter cometido seus crimes. Ele respondeu: "Você também poderia perguntar por que um homem de meia-idade sem passagem pela polícia colocaria uma meia na cabeça e roubaria um banco". E acrescentou:

> Na época em que entreguei os nomes e comprometi tantos agentes da CIA que operavam na União Soviética... havia chegado à conclusão de que a perda dessas fontes, para o governo dos Estados Unidos e para o mundo ocidental, não comprometeria interesses nacionais diplomáticos, políticos ou de defesa significativos... Eu diria que essa crença no caráter não lesivo das minhas atividades... me permitiu fazer o que fiz mais por razões pessoais. As razões que me levaram a fazer o que fiz foram pessoais, banais e, em última análise, tinham relação com uma espécie de cobiça e loucura... Foi uma questão de tentar cumprir uma agenda fortemente pessoal, tentar ganhar algum dinheiro que eu acreditava ser muito necessário para mim, e, segundo o sentimento que eu tinha na época, uma questão de absoluto desespero.

Embora acreditasse que estava cumprindo seus compromissos com a esposa e a família, Robert Hanssen colecionava imagens pornográficas no computador e mantinha um caso com uma dançarina de *strip-tease* a quem dava presentes caros, inclusive um Mercedes, um computador e um colar de safiras. Ele manifestava desprezo não apenas por seus colegas do FBI, mas também por seus contatos da KGB, e acreditava ser inteligente e sofisticado demais para ser pego, exceto se fosse traído.

Os psicopatas entre nós

Houve um tempo em que as pessoas pensavam que havia poucos psicopatas entre nós, mas essa estimativa precisa ser reavaliada e elevada. Além disso, a sociedade começa a reconhecer que os psicopatas, mais do que as pessoas com qualquer outro transtorno mental, ameaçam a segurança, a integridade e a serenidade do mundo. A história da humanidade está repleta de casos de destruição inominável, infligida pelas nações umas às outras. O que não é tão imediatamente visível é o dano infligido aos indivíduos, às famílias e à sociedade pelo comportamento antissocial. Finalmente, é importante entender que as tendências antissociais que emergem nos psicopatas existem no íntimo de todo ser humano.

Uma pesquisa nacional de comorbidades revelou que 5,8% dos homens e 1,2% das mulheres mostram sinais indicativos de risco de psicopatia ao longo de toda a vida. O transtorno da personalidade antissocial é mais comumente diagnosticado na faixa etária dos 26 aos 40 anos; nas pessoas acima de 40 anos, a incidência diminui. Cerca de 20% dos presidiários são psicopatas, e eles são responsáveis por mais de 50% dos crimes violentos. Em prisões de segurança máxima, 75% ou mais da população carcerária podem apresentar esse tipo de transtorno.

A combinação entre disfunção cerebral mínima, déficit de atenção/hiperatividade e transtorno de conduta, que contribui para o transtorno da personalidade antissocial, é mais comum em meninos que em meninas. Outra parte da diferença pode ser atribuída às normas de socialização e aculturação: as meninas, mais que os meninos, são ensinadas a controlar a expressão evidente de raiva. O início dos sintomas antissociais nos meninos ocorre tipicamente aos 7 anos; já nas meninas, tais sintomas surgem (embora em forma menos grave) por volta dos 13 anos. A diferença de idade de início pode estar relacionada às diferenças biológicas entre os sexos.

Outros estudos mostram que os meninos antissociais têm maior probabilidade de ser oriundos de famílias grandes, nas quais sua interação com outros meninos agressivos e carentes favorece o desenvolvimento do comportamento antissocial. Quando, na família, predominam as meninas, o comportamento antissocial nos meninos é inibido. As meninas antissociais vêm de famílias que tendem a ser mais conturbadas que as dos meninos antissociais, mas os membros de famílias extremamente conturbadas, tanto meninos quanto meninas, correm grande risco de desenvolver transtorno da personalidade antissocial.

As causas desse transtorno antissocial não podem ser atribuídas a classe social, conflitos culturais, participação em grupos marginais (como gangues, por exemplo), más companhias, residência em bairros com alta taxa de criminalidade, ou algum tipo de lesão cerebral. Alguns fatores importantes no desenvolvimento do transtorno são a falta de cuidados maternos durante os primeiros cinco anos de vida da criança, o que leva a uma deficiência de desenvolvimento e de socialização; e o fato de ter um pai alcoólatra ou antissocial, mesmo que ele não viva na casa junto com a família. Outros estudos, no entanto, mostram que uma disciplina adequada pode diminuir o risco em crianças cujos pais são antissociais. Foram observadas correlações mais moderadas entre o comportamento antissocial do adulto e alguns outros fatores da infância. Esses fatores incluem transtorno de conduta precoce (que se manifesta antes dos 10 anos), acompanhado ou não de hiperatividade; o transtorno de déficit de atenção/hiperatividade; e os discretos sinais de déficit neurológico. Novas evidências indicam que o cérebro dos psicopatas não processa os sentimentos e as emoções adequadamente. Estudos que usam técnicas de neuroimagem mostram que os psicopatas usam áreas diferentes do cérebro para regular as emoções, em comparação aos indivíduos com funções normais. Estudos feitos com gêmeos e filhos adotivos também indicam um possível fator genético. O modelo mais plausível para explicar a causa envolve muitos fatores – uma combinação de fatores ambientais, evolutivos e genéticos – que interagem para produzir a personalidade antissocial.

No entanto, devo enfatizar, mais uma vez, que a tendência a um comportamento antissocial está presente em todas as pessoas, em maior ou menor grau, qualquer que seja sua vocação, inclusive em líderes mundiais. O Dr. Stanley Milgram realizou uma série de experimentos clássicos, por meio dos quais demonstrou, de forma dramática, esse conceito. No trabalho de Milgram, indivíduos eram colocados em um local semelhante a um laboratório de estudos. Em seguida, pedia-se que aplicassem em outros indivíduos choques elétricos leves, segundo lhes ordenavam, sempre que esses outros indivíduos (na verdade, colegas de Milgram) não respondessem corretamente às perguntas formuladas. À medida que o experimento progredia, era solicitado que os participantes administrassem punições cada vez mais fortes, apesar dos protestos e das queixas de dor das pessoas que recebiam os choques. Embora os indivíduos testados com frequência expressassem discordância em relação ao que eram solicitados a fazer, a maioria cumpria as ordens do pesquisador e continuava aplicando os choques, mesmo quando o botão de disparo dizia "Perigo: choque de alta voltagem".

Segundo o Dr. Milgram, esse estudo demonstrou como o "poder indiscutível das tendências à obediência se manifestou nessa situação". Os indivíduos testados seguiram as instruções do pesquisador, embora este não tivesse nenhuma autoridade para obrigá-los a aplicar choques nas vítimas. Eles poderiam sair do recinto a qualquer momento, mas a maioria não o fez. O estudo demonstrou que pessoas comuns, decentes, acabam se rendendo à autoridade e obedecendo, sem questionar, a ordens de ferir gravemente outra pessoa. Além disso, demonstrou que pessoas comuns, mediante a sanção da "autoridade", podem manifestar claramente um comportamento sádico que, em qualquer outro contexto, seria considerado antissocial.

O contexto social que permite ou suprime as tendências antissociais presentes em todos os seres humanos é um importante fator determinante do surgimento do comportamento antissocial propriamente dito. Em um estudo retrospectivo, foram investigados os antecedentes e o desenvolvimento da personalidade de um grupo de oficiais da SS alemã. Esses homens haviam participado dos assassinatos em massa nos campos de concentração nazistas. Os pesquisadores queriam saber como era o comportamento dessas pessoas antes e depois de elas começarem a fazer esse tipo de trabalho. Descobriram que os homens da SS haviam apresentado, invariavelmente, graves sintomas de transtornos da personalidade desde a infância. Os pesquisadores levantaram a hipótese de que tais transtornos teriam permitido que essas pessoas matassem os prisioneiros dos campos de concentração, uma vez que o treinamento recebido e a estrutura de comando dos campos sancionavam esse tipo de comportamento. Essa descoberta foi possível porque depois que os homens da SS foram capturados, eles voltaram a exibir sua personalidade prévia, não antissocial, tanto durante quanto depois do seu período na prisão. Entre os oficiais nazistas, a tendência a um comportamento antissocial estava presente em maior grau e veio à tona quando o contexto foi socialmente facilitador.

Médico, advogado, empresário

Há mais de 150 anos, Gogol descreveu o psicopata Nozdryov em seu livro *Almas mortas*. Sua previsão de que os Nozdryovs do mundo não iriam desaparecer estava muito correta. Os psicopatas, em particular os do tipo predador passivo, continuam existindo em todas as camadas socioeconômicas e culturais da sociedade. Os psicopatas "corporativos" periodicamente são personagens de escândalos bombásticos na Wall Street. Na verdade, quem quiser estudar os psicopatas deve ir a Wall Street. Às vezes, é difícil distinguir os bem-sucedidos dos psicopatas. Por exemplo, os chamados empreendedores estão sempre manipulando outras pessoas, mas essa manipulação tem por meta estabelecer um negócio lucrativo. A manipulação do psicopata é diferente. Ela se torna um meio para conseguir satisfação instantânea de suas necessidades, e não uma forma de lidar com a realidade que se apresenta. A manipulação, também, pode ser pelo mero prazer de aplicar um golpe, enganando as pessoas e fazendo com que elas pareçam tolas. A vida do empreendedor é produtiva; ao passo que a do psicopata pode parecer produtiva por algum tempo, mas logo se torna, inevitavelmente, autodestrutiva. Por exemplo, a necessidade que o psicopata tem de expressar um impulso hostil ou de se vingar, não importa qual seja o custo pessoal, frequentemente o afasta de qualquer tentativa de longo prazo de alcançar metas positivas.

A profissão médica, como qualquer outra, tem sua cota de psicopatas. Alguns entram em choque com os órgãos de regulamentação profissional e perdem suas licenças; outros conseguem se safar, sofrendo apenas medidas disciplinares recorrentes e multas. A maioria se envolve em problemas por explorar os pacientes, por dispensar cuidados de má qualidade e, muitas vezes, por cometer fraudes contra o sistema de saúde ou contra os convênios. O perfil descrito a seguir, de um psiquiatra psicopata, é fictício, mas se baseia em diversos casos reais, dos quais foram extraídas as características e os comportamentos antissociais:

> O Dr. Williams tem 42 anos de idade, está divorciado da terceira esposa e foi indiciado por fraude contra o sistema Medicare. Ele é um indivíduo brilhante e tem uma boa dose de encanto pessoal. Tem mais de 10 anos de experiência clínica em psiquiatria.
>
> À medida que o processo contra ele evolui nos tribunais, vai-se reunindo um dossiê a seu respeito, com base em diversas fontes – legais, profissionais e pessoais. Os casamentos do Dr. Williams nunca duraram mais do que dois anos. Ele foi proibido de ver os dois filhos do primeiro casamento porque a ex-mulher o acusou de cometer abusos sexuais e físicos contra as crianças. O segundo e o terceiro casamentos foram com ex-pacientes. Ambas atualmente querem distância dele e procuram a todo custo evitar qualquer contato.
>
> Como ele mesmo diz a qualquer um que pergunte, o Dr. Williams tornou-se médico para ganhar dinheiro. A faculdade foi relativamente fácil, embora faltasse aulas para sair e beber, pois ele fraudava a maioria das provas. Às vezes, invadia o gabinete do departamento na noite anterior à prova para roubar cópias do teste. Por três vezes, sofreu medidas disciplinares na faculdade por embriaguez, mas acabou se formando entre os últimos da classe. No momento de escolher uma especialidade, optou pela psiquiatria porque poderia ser exercida de modo solitário, fora das vistas de colegas. Em um momento de distração, disse a um colega que considerava a maioria dos pacientes psiquiátricos sanguessugas sem salvação que nunca cresciam. Ele conseguia pacientes facilmente, graças a seu charme, mas tinha pouco interesse neles a menos que fossem atraentes sexual ou financeiramente. Quando o paciente era rico, ele arrastava o processo de tratamento em sessões de 2 a 3 horas, enquanto os pacientes menos abastados eram deixados esperando. Às vezes, explorava sexualmente as pacientes mais atraentes. Segundo a imprensa local, o Dr. Williams se envolveu em uma série

impressionante de casos de exploração sexual de pacientes, que ocuparam as primeiras páginas dos jornais e acabaram sendo resolvidos por acordos extrajudiciais.

Os pacientes menos doentes percebiam a superficialidade do charme do Dr. Williams, porque, logo após o início do tratamento, sentiam a punhalada da atitude de superioridade que ele mal conseguia esconder em relação a eles. Pouco depois, abandonavam o tratamento. Aqueles que sofriam com baixa autoestima ficavam e toleravam seu comportamento (às vezes, ele bocejava ou cochilava enquanto um paciente relatava sua tragédia pessoal), culpando a si mesmos por serem pouco interessantes. Muitos desses pacientes acabavam sendo explorados pelo Dr. Williams por sexo, dinheiro ou ambos. Ele não seguia qualquer método racional de tratamento. Encarava os pacientes como seres inferiores que mereciam o que a vida lhes havia reservado. Seu desprezo serviu como facilitador para o suicídio de dois dos seus pacientes mais deprimidos, mas ele conseguiu se livrar de qualquer censura ou questionamento acerca de sua conduta.

Na verdade, o Dr. Williams era incapaz de entender a vida interior de seus pacientes. Não compreendia seus conflitos, suas defesas ou o significado psicológico da história de infância dessas pessoas. Ele não sentia nenhuma empatia pelas dificuldades pessoais de seus pacientes. Para o Dr. Williams, eles eram meras projeções de suas necessidades interiores – objetos a serem manipulados para sua própria satisfação. Quando não serviam para elogiá-lo, para admirá-lo, para oferecer-lhe sexo ou dinheiro, não serviam para nada.

Isso significa que não tinha nenhuma ideia dos limites do tratamento. Onde começava o médico e terminava o paciente era algo misterioso para ele. E por não ter noção desses limites, tocava seus pacientes como queria, mesmo quando alguns, indignados, se queixavam e pediam para que parasse. Sua agenda era um caos, frequentemente deixando os pacientes irados. Se não fosse sua secretária – uma ex-paciente a quem pagava um salário ridículo e que há anos sofria trabalhando para ele –, não poderia gerenciar seu consultório.

Quanto mais angustiada fosse a história do paciente, mais tediosa ele a achava. Seu olhar se perdia enquanto sua mente vagava por fantasias hedonistas. Era incapaz de ficar sentado quieto por muito tempo, ou de ouvir os pacientes sem se intrometer e impingir a eles histórias sobre sua própria vida, que apresentava como homilias de incentivo. Suas histórias tinham um caráter fantástico, megalômano, que enfatizava suas conquistas e as grandes dificuldades pessoais que tivera de vencer para realizá-las. Eram mentiras, nas quais o próprio médico acreditava em parte. Importante também era o fato de que essas histórias fascinavam alguns pacientes, que aproveitavam os relatos do Dr. Williams para fugir ao confronto com suas próprias dificuldades. Não demorava muito, esses pacientes precisavam dos cuidados de outros psiquiatras, porque haviam ficado tanto tempo sem tratamento que apresentavam uma séria regressão e, muitas vezes, entravam em crises agudas.

O Dr. Williams continuava recebendo os pacientes que lhe eram encaminhados graças a duas de suas características pessoais. Uma era seu raciocínio rápido, que era interpretado como uma inteligência superior, a outra era seu grande charme pessoal. Entretanto, os poucos colegas que o conheceram mais de perto descobriram que esse charme era apenas um fino verniz. Ele tinha dificuldade para disfarçar seu desdém quando sentia inveja de um colega. Contava-se que havia seduzido a esposa de um colega e a noiva de outro, ambos objetos de sua inveja. Os pacientes também eram encaminhados a ele por outros especialistas em saúde mental porque ele havia publicado alguns artigos sobre disfunção sexual que causaram uma breve onda de interesse. Mais tarde, no entanto, descobriu-se que esses artigos eram plágio do trabalho de outras pessoas e que diversos casos em que ele relatava ter tratado pacientes com disfunção sexual eram totalmente forjados.

O Dr. Williams não tinha amigos e se relacionava com poucas pessoas fora da profissão. Quando era forçado a passar algum tempo sozinho em seu apartamento, ficava inquieto e era tomado por um sentimento insidioso de vazio interior, uma sensação de nulidade que o consumia, uma impressão de estar morto por dentro. Para se livrar desses sentimentos, bebia ou tomava tranquilizantes até, intoxicado, pegar no sono. Raramente se sentia de fato deprimido ou ansioso, exceto nos momentos em que entrava em conflito com as regras da profissão. Uma dessas ocasiões foi quando sofreu um processo por exploração sexual de uma paciente hospitalar.

Embora o caso de desvio de conduta sexual tenha sido resolvido extrajudicialmente, ele foi apenas a ponta do *iceberg*. O Dr. Williams era um explorador em série de pacientes do sexo feminino, um predador que, de forma gradual, seduzia as pacientes que sofriam de baixa autoestima, aproveitando-se de sua posição e de seu poder profissional para manipulá-las. Segundo era dito a essas mulheres, fazer sexo com seu psiquiatra era um método aceito de tratamento. Para obter o controle de algumas dessas pacientes, ele lhes administrava uma dose excessiva de sedativos ou as tornava dependentes da medicação. Suas atividades sexuais com elas eram pervertidas, envolvendo práticas sadomasoquistas. Logo se cansava de uma mulher e, sem qualquer cerimônia, trocava-a por outra. Em certos casos, a paciente rejeitada tentava suicídio, algumas delas com sucesso. Outros psiquiatras eram chamados para resgatar os fragmentos emocionais das sobreviventes.

O Dr. Williams também explorava seus pacientes envolvendo-os em suas negociatas. Por vezes, quando percebia uma oportunidade de auferir lucros, ele se intrometia nos negócios do paciente; outras vezes, arrancava seu dinheiro envolvendo-os em seus próprios negócios mal planejados. Invariavelmente, os pacientes perdiam dinheiro, e quando isso ocorria, ele os dispensava, com desprezo, de seus "cuidados". Quanto aos pacientes menos abastados, eram manipulados e obrigados a desempenhar pequenas tarefas para ele, como limpar o consultório, buscar sua correspondência e trazer seu almoço.

Os processos, as queixas de natureza ética e as medidas disciplinares por órgãos de regulamentação profissional se avolumavam, mas o Dr. Williams nunca teve qualquer centelha de remorso ou de culpa pelos pacientes que prejudicou, e, particularmente, nunca demonstrou preocupação por aqueles que levou a uma morte prematura. Finalmente, para ganhar dinheiro fácil, ele se envolveu em uma fraude contra o sistema Medicare e foi indiciado depois que o esquema foi descoberto. Consciente de que seria condenado, abriu mão de sua licença de médico em troca de um acordo para ficar fora da cadeia e ser condenado a apenas seis meses, com direito a *sursis*. Pouco depois, ele se mudou para um estado que não exigia licença para a prática da psicoterapia e montou outro consultório.

Psicopatas criminosos

O comportamento criminoso, ou *comportamento antissocial do adulto*, como é chamado pelos psiquiatras, abrange um amplo espectro de condutas, que inclui pessoas normais, do ponto de vista funcional, que optam, talvez por necessidade, por meios desonestos de ganhar a vida; pessoas que adotam um comportamento criminoso por sentimento de culpa, para serem presas e punidas; e pessoas que têm danos cerebrais, causados por problemas na hora do parto ou por drogas. Narcóticos, álcool e outras drogas que afetam de modo significativo o cérebro vêm contribuindo, cada vez mais, para a onda crescente de pessoas com comportamento antissocial. A Dra. Dorothy Otnow Lewis, psiquiatra especializada em comportamento criminoso, enfatiza a necessidade de distinguirmos os criminosos com transtorno da personalidade antissocial – os psicopatas – dos indivíduos cujo comportamento criminoso resulta de uma psicose, de uma inteligência abaixo da média ou de uma lesão cerebral. Como um grande percentual da população de criminosos apresenta estes últimos distúrbios, conclui-se que os indivíduos com personalidade antissocial representam apenas um segmento da população criminosa.

No extremo do espectro criminoso estão aqueles indivíduos que chamamos assassinos sexuais em série. Muitos deles são psicopatas sexuais sádicos. Esses criminosos precisam ser distinguidos dos indivíduos com comportamento predatório, insensíveis, que praticam atos de perversão sexual e se veem às voltas com a lei, mas não são psicopatas. Uma mistura letal ocorre quando impulsos agressivos e sexuais poderosos se combinam com uma personalidade antissocial. Os assassinatos cometidos por Arthur J. Shawcross aterrorizaram a região ao norte de Nova York, onde ele matou 11 mulheres, a maioria prostitutas. No julgamento de Shawcross, o Dr. Park Elliot Dietz, psiquiatra forense, relatou tê-lo examinado e diagnosticado transtorno da personalidade antissocial. A Dra. Otnow Lewis, outra testemunha do julgamento, disse que Shawcross tinha transtorno de múltipla personalidade. Ela também diagnosticou lesão cerebral, distúrbio convulsivo e transtorno de estresse pós-traumático, secundário à experiência vivida pelo paciente na Guerra do Vietnã, além de situações de graves maus-tratos na primeira infância.

No livro *The Misbegotten Son: A Serial Killer and His Victims* (*O filho indesejado: um assassino em série e suas vítimas*), Jack Olsen faz um relato detalhado da evolução de Shawcross desde seu nascimento até se tornar um assassino em série. Na infância, ele era muito problemático; apresentava uma tríade comportamental que alguns psiquiatras acreditam preceder o comportamento homicida: ações incendiárias, crueldade com animais e enurese noturna. Shawcross intimidava seus colegas na escola, insultava os professores e vagava pelos bosques do norte de Nova York com amigos imaginários. Era ridicularizado pelas outras crianças, mesmo quando compartilhava os seus brinquedos e o seu dinheiro com elas. Na escola, tirava notas altas e se destacava nos esportes. Isso confundia os psiquiatras que começaram a examiná-lo periodicamente a partir do segundo grau.

Durante o período de serviço militar no Vietnã, Shawcross enviava cartas para casa contando suas experiências repulsivas no campo de batalha. Ao voltar para Watertown, em Nova York, cometeu uma série de furtos e incêndios criminosos. Foi preso e condenado, ficando dois anos na prisão, após os quais foi colocado em liberdade condicional, sob a responsabilidade dos pais. Em seguida, estrangulou um menino e uma menina. Foi apanhado, mas conseguiu um acordo para ser julgado apenas por homicídio culposo, sendo condenado à prisão.

Na cadeia, continuou sendo um mistério. Na penitenciária de segurança máxima de Greenhaven, em Stormville, Nova York, um psiquiatra o descreveu como um perigoso esquizofrênico pedófilo que também sofria de transtorno explosivo intermitente. Os diversos psiquiatras que examinaram o caso não chegaram a um consenso quanto à possibilidade de algum dia ele responder ao tratamento. Depois de cumprir 14 anos e 6 meses de sua pena de reclusão por tempo indeterminado, Shawcross conseguiu convencer uma junta de condicional de que deveria ser libertado. Olsen cita o laudo de um psiquiatra que examinou Shawcross antes da audiência da condicional; o laudo diz que o estrangulador estava "limpo, arrumado, quieto, cooperativo, alerta", em "atitude positiva", "sem sinais de qualquer distúrbio de percepção", "sem alucinações, sem pensamentos mórbidos e com a memória intacta", "bom nível de inteligência, bom contato com a realidade, negando ideação suicida ou homicida", "sem depressão ou euforia, com humor estável", e "sem distúrbio emocional no momento". Não é incomum que assassinos sádicos pareçam bastante normais ou mesmo prisioneiros-modelo enquanto estão confinados dentro da estrutura da instituição.

Shawcross tentou se estabelecer em várias comunidade, no norte de Nova York, mas sempre acabava sendo expulso. Desconhecido da polícia de Rochester, ele infiltrou-se nessa cidade grande e logo começou a perseguir prostitutas, mulheres problemáticas e desvalidas. Seus corpos nus, mutilados e seviciados eram encontrados em riachos gelados e charcos. Uma prostituta sobreviveu ao encontro com Shawcross fingindo estar morta, para que ele conseguisse ter um orgasmo pseudonecrofílico. De fato, ele realizava o ato sexual com algumas de suas vítimas depois de elas já estarem mortas. Durante seu julgamento, apesar de novamente os psiquiatras não conseguirem chegar a um consenso sobre seu diagnóstico, ele foi condenado e sentenciado à prisão perpétua sem direito a liberdade condicional.

Psicopatas sexuais necrofílicos só conseguem se satisfazer sexualmente quando têm total controle sobre o corpo da mulher, sem que ela esteja presente. O senso de poder total atua como afrodisíaco, e também afasta o temor da falta de habilidade com as mulheres. É comum os homens terem fantasias sexuais com mulheres adormecidas. Nos tempos medievais, acreditava-se que demônios ou espíritos chamados *íncubo* e *súcubo* mantinham relações sexuais com mulheres e homens adormecidos. O psicopata necrofílico busca realizar uma versão muito distorcida e degradante dessa fantasia popular.

A vizinha da casa ao lado

Shawcross foi muito vilipendiado por ser um assassino em série, tendo sido objeto de uma caçada humana implacável. Virginia McGinnis, ao contrário, operou praticamente sem interferências durante uma carreira criminosa na qual morreram pelo menos quatro pessoas próximas a ela. A trama começou a ser desvendada logo após a morte de Deana Hubbard Wild, uma jovem de 20 anos que havia ficado hospedada na casa do casal McGinnis. Eles a levaram até um penhasco de aproximadamente 120 metros de altura ao longo do cânion Big Sur, na Califórnia, para apreciar a vista e, segundo relataram, quando estavam de costas, Wild caiu no precipício "sem emitir um ruído sequer". Desesperada, a mãe de Wild, que vivia em Louisville, no Kentucky, pediu a um conhecido seu, advogado especialista em impostos, que examinasse o caso da morte de sua filha, porque precisava de ajuda para receber o auxílio funeral. O advogado, Steven Keeney, ficou surpreso ao descobrir que Virginia McGinnis havia adquirido, um dia antes do "acidente", uma apólice de seguro de vida para Wild cujo beneficiário era o filho de McGinnis, que estava na cadeia.

Suspeitando de fraude, Keeney continuou investigando, conforme conta em detalhes David Heilbroner, em seu livro *Death Benefit* (*O benefício da morte*). Keeney descobriu que os dois filhos do casal McGinnis já haviam sido acusados de assassinato, e que já haviam sido presos algumas vezes. Descobriu, também, que três dos parentes de McGinnis haviam sofrido sob os cuidados dessa mulher que se dizia enfermeira. Sua filha de 3 anos fora encontrada enforcada no celeiro, e McGinnis disse ter sido um acidente. O marido morreu subitamente em uma noite em que ela cuidava dele, o mesmo tendo ocorrido com a mãe de Virginia. Investigações mais aprofundadas revelaram uma série de roubos, incêndios e envenenamentos, nos quais ela havia recebido o dinheiro do seguro.

O padrão de comportamento antissocial de Virginia McGinnis tinha origem em sua infância. Keeney reuniu um dossiê de 600 páginas sobre a vida e os crimes de Virginia. Filha de um fazendeiro que odiava as pessoas, ela sofreu abusos desde seus primeiros anos. Mal alimentada, vivia na sujeira e cheirava a esterco e querosene. Não tinha amigos e acabou se tornando uma desordeira e delinquente juvenil. Ofuscava suas colegas de classe com diamantes polidos para depois roubar seus lanches. Assim como Arthur Shawcross, McGinnis apresentava a tríade de comportamento pré-homicida: incêndios criminosos, crueldade com animais e enurese noturna. Levada a julgamento pelo assassinato de Wild, Virginia foi descrita pela promotoria como uma assassina sem remorsos que desafiava repetidamente o sistema, recebendo o dinheiro do seguro de suas próprias vítimas. Foram apresentadas provas de seu gosto pelo *glamour*, seu comportamento traiçoeiro, sexualmente promíscuo e sua total ausência de remorsos. Depois de observá-la por dois meses, o júri a apelidou "a dama de gelo".

O júri assim procedeu, diz Heilbroner em seu livro, porque

> na aparência exterior, ela ainda parecia tão *normal*, parecia ser a vizinha ao lado, mas havia eficientemente se livrado de sua hóspede e deixado um rastro de incêndios e mortes bizarras. No caminho para Big Sur, durante as várias horas em que viajou com Deana, conversando sobre amenidades, sorrindo como uma boa amiga, ela teve inúmeras oportunidades de voltar atrás. Em vez disso, prosseguiu com a traição.

Esse relato evoca a descrição clássica, feita por Cleckley, da "máscara de sanidade" do psicopata. De fato, o especialista em psiquiatria forense consultado por Keeney sugeriu que Virginia McGinnis fosse considerada uma psicopata. Ela foi condenada a prisão perpétua sem direito a liberdade condicional. Heilbroner conclui dizendo:

> Keeney sabia que esse não era o tipo de mal abstrato que lhe haviam ensinado no seminário. Esse mal tinha uma face humana, um coração humano. Morava na casa ao lado, sorria ao cruzar com você na calçada e se dizia seu vizinho. Esse mal estava firmemente enraizado no tecido da mente humana. Aragon [o promotor] está certo, pensou Keeney, somos todos feitos do mesmo tecido básico.

A essa conclusão, só posso acrescentar que o fio e a trama desse tecido são diferentes nas pessoas más, que fazem o que as pessoas boas apenas sonham fazer. Em um dia quente de verão, o menino bom até gostaria de trocar seu irmão insuportável por um refrigerante, mas ele não o faz. A mulher má não hesita em "trocar" a vida de uma mulher inocente pelo dinheiro do seguro. Todo ser humano tem desejos de fazer o que é proibido. Felizmente, a maioria consegue resistir a esses impulsos antissociais. E infelizmente, como vimos pelos exemplos citados neste capítulo, os psicopatas estarão conosco para sempre. Não podemos evitar a possibilidade de, em algum ponto do futuro, um psicopata particularmente virulento se tornar a encarnação do próprio mal e exterminar toda a humanidade.

Os psicopatas são curáveis?

Apesar de muitos esforços valiosos, o tratamento da personalidade antissocial por profissionais da saúde mental tem sido um enorme fracasso. O capítulo mais curto dos livros de psiquiatria é, geralmente, aquele que fala sobre o tratamento de psicopatas. Eles temem a intimidade. Não conseguem aceitar críticas, mesmo que construtivas, ou figuras de autoridade. Ressentem-se quando uma pessoa tenta controlar seu comportamento, mesmo que esse controle seja em seu próprio benefício. Quase sempre vítima de pouca atenção dos pais e de um ambiente familiar caótico, a pessoa com personalidade psicopática não confia suficientemente no terapeuta para que uma aliança entre eles possa se estabelecer.

O Professor Dr. Robert E. Hare, eminente pesquisador especializado em psicopatas, não recomenda o tratamento. Ele aconselha: "Não perca seu tempo. Nada que você faça irá surtir efeito". Além disso, o Dr. Hare comenta que, no caso dos psicopatas, a psicoterapia é um oxímoro. "O que você está tratando? Eles não apresentam qualquer sofrimento subjetivo, não têm baixa autoestima, não estão insatisfeitos com seu comportamento. Como tratar traços de personalidade que eles não querem mudar?" Na verdade, diversos estudos mostraram que a psicoterapia pode piorar o quadro do psicopata.

Um dos importantes paradoxos psicológicos que os psiquiatras forenses encontram em alguns criminosos psicopatas é a presença de uma consciência punitiva e sádica. Pela falta de modelos apropriados de comportamento na infância, muitos nunca amadurecem além da consciência primitiva e rude, do tipo olho-por-olho, típica da criança. Se eles entrassem em choque com sua própria consciência, o castigo seria terrível. Para escapar a essa possibilidade, os psicopatas rejeitam qualquer padrão moral ou ideal. Por isso, é extremamente difícil, para eles, enfrentar a dor emocional de sua própria consciência punitiva.

Ao longo dos meus anos de prática forense, examinei, certa vez, um homem de 38 anos, preso por ter sido acusado de matar um amigo durante uma discussão. Fui chamado pelo advogado de defesa para determinar a capacidade do réu para ir a julgamento. Ele havia apresentado um breve episódio psicótico na prisão, por isso havia dúvidas quanto à sua capacidade. O homem tinha uma longa história de comportamento antissocial. Diversos psiquiatras, no passado, já haviam diagnosticado um transtorno da personalidade antissocial, e esse diagnóstico era claramente correto. Passei várias horas examinando esse indivíduo, que se expressava muito bem, e não encontrei sinais de psicose. Considerei que era perfeitamente capaz de entender as acusações que pesavam contra ele e de auxiliar o advogado em sua defesa.

No entanto, fiquei impressionado pela veia fortemente moralista que ele expressava. Era radical em condenar os outros prisioneiros, em particular os que haviam sido acusados de abuso contra crianças e de espancar a própria mulher. Quando jovem, havia pensado em ser pastor. Minha sensação a respeito desse prisioneiro é que ele vivia esmagado sob o peso de uma consciência rígida e punitiva, que o ameaçava constantemente de destruição. Era levado a cometer atos antissociais como um meio de expiar o peso de sua culpa. No subconsciente, buscava ser apanhado e castigado. Na verdade, passado algum tempo do meu parecer, foi liberado quando outra pessoa confessou o crime. Pouco tempo depois, ele se enforcou. Tive a nítida impressão de que sua consciência sádica se enraiveceu por ele ter tido a sorte "imerecida" de ser libertado e concluiu que, sendo assim, deveria morrer.

Os psiquiatras que atuam fora do contexto criminal normalmente não são procurados por psicopatas para conduzir um tratamento, a menos que o psicopata esteja em meio a uma situação de crise judicial ou outro tipo de problema equivalente. Nessas situações difíceis, o psicopata costuma pressionar o psiquiatra para que encontre um remédio para a situação, não para ele próprio. Os medicamentos têm pouca utilidade no caso do psicopata e, muito provavelmente, serão usados como drogas de abuso. Quando o psicopata fica deprimido ou ansioso, contudo, a medicação pode ajudar a controlar esses sintomas. Se ele estiver preso, por exemplo, impossibilitado de agir, os sintomas dolorosos de ansiedade, depressão ou mesmo psicose podem emergir e costumam responder razoavelmente ao tratamento.

Fazer parte de organizações altruístas como os "Anjos da Guarda" ou grupos de autoajuda, como os Alcoólicos Anônimos ou Narcóticos Anônimos, é algo que pode redirecionar os impulsos antissociais dos psicopatas para atividades produtivas. Em alguns casos, a psicopatia melhora com a idade. Embora os índices de reincidência sejam elevados em psicopatas, essas taxas realmente diminuem com a idade. Entretanto, os traços de personalidade psicopática e a propensão à violência não se alteram.

Essas constatações não comprovam a teoria de que o transtorno da personalidade antissocial resulte de um retardo no processo de amadurecimento. A noção de que psicopatas são apenas crianças cujo desenvolvimento parou é claramente tendenciosa. As crianças que passam pelos estágios normais do desenvolvimento têm uma experiência completamente diferente daquelas que se tornam psicopatas. Naquele dia escaldante de verão, aquela criança de 10 anos, com sede, que trocaria de bom grado seu irmãozinho por um refrigerante gelado está apenas expressando um impulso normal, em busca de satisfação imediata. Mas ela não faz essa troca. Sabe muito bem que não pode fazer tal coisa.

Quando uma criança cresce em um ambiente impregnado por abusos, separação ou perda dos pais, e muitas das demais privações mencionadas anteriormente, não se pode dizer que teve uma infância normal e que seu desenvolvimento simplesmente se interrompeu em consequência desses fatores. Essas são as crianças que evoluem para comportamentos delinquentes, como crueldade com animais, incêndios criminosos, cabular aulas, fugir de casa e obrigar outras pessoas a manter relações sexuais com elas. Em alguns desses casos, há quadros precursores do transtorno da personalidade antissocial, como o transtorno de déficit de atenção/hiperatividade associado a transtorno de conduta. Essas crianças problemáticas devem ser distinguidas de outras que apresentam transtorno de déficit de atenção/hiperatividade ou transtorno de conduta e que podem agir de modo impulsivo, mas apresentam empatia, capacidade de relacionamento e consciência apropriadas para sua idade.

4

Por que Eles Estupram?
A Vida Interior dos Estupradores

"Súbito golpe: as grandes asas a bater; sobre a
virgem que oscila..."*

William Butler Yeats

Os ataques hediondos a mulheres nas praias de San Diego começaram na primavera. Nas primeiras horas da manhã, quando um casal estava sentado na praia, um homem armado, usando uma meia de náilon na cabeça, assaltou-os e estuprou a mulher. No dia 4 de julho, um homem com descrição semelhante estuprou uma mulher em outra praia. Duas semanas depois, em uma terceira praia, o homem armado se aproximou de duas meninas de 13 e 14 anos e ordenou que elas amarrassem seu acompanhante, um menino um pouco mais velho. Depois disso, ele as estuprou repetidamente. Durante os ataques, o criminoso pediu a uma delas, que estava em prantos, para que se mostrasse mais envolvida sexualmente no ato. Perguntou à outra se era virgem e, quando ela disse que sim, afirmou que isso logo mudaria.

A polícia tinha muito poucas pistas e nenhuma delas cabal. Foram designadas equipes para servir de isca, mas o estuprador escapou delas. Oficiais da polícia que tentaram compreender o padrão de comportamento do criminoso observaram que, na maioria das vezes, ele forçava a mulher a amarrar seu acompanhante e criava a aparência de um assalto, como se o estupro fosse uma consequência deste. Na opinião desses profissionais, esse método tinha um propósito psicológico fundamental: obter prazer ao aterrorizar suas vítimas.

---

* N. do T. – No original: "A sudden blow: the great wings beating still Above the staggering girl…".

Nas primeiras horas de uma outra manhã de verão, dois homens e uma mulher, todos com cerca de 20 anos, foram nadar na praia de Torrey Pines State, perto de San Diego. Embora tivessem ouvido falar do estuprador, resolveram não deixar que as histórias atrapalhassem sua diversão. Quando saíam da água, foram abordados por um homem que usava uma meia de náilon para esconder o rosto e roupas escuras, e segurava uma pistola. Ele exigiu que a mulher amarrasse os homens. Quando ela hesitou, ele a golpeou na cabeça com a pistola. A mulher começou a chorar, e o criminoso lhe entregou a lanterna para que ele mesmo pudesse amarrar o outro homem. O homem que estava sendo amarrado se debateu e levou um tiro no peito. Durante a confusão que se formou, o segundo homem levou um tiro no abdome. O criminoso também teve um ferimento a bala e levou uma mordida antes de fugir. As três vítimas conseguiram chegar até uma loja de conveniência e pediram ajuda.

Poucas horas depois, um homem e sua esposa chegaram à emergência de um hospital universitário em San Diego, procurando ajuda. Ele disse aos médicos da emergência que sua mão havia sido ferida quando fora atacado por alguns homens depois de seu carro ter quebrado. O homem foi tratado, mas também foi investigado. Os investigadores suspeitaram ao encontrar areia em suas roupas. Em seguida, voltaram-se para as marcas de mordida em suas costas e em sua orelha, e observaram que essas marcas correspondiam aos dentes de um dos feridos da tentativa de estupro daquela manhã, que ainda estava sendo submetido a cirurgia em um hospital próximo. A peça final do quebra-cabeça de evidências foi a lanterna que a jovem havia trazido até a loja de conveniência. Nela estava gravado o nome do homem que tinha a mão machucada, Henry Hubbard. Ele era o último homem que a polícia suspeitaria ser o estuprador da madrugada: um oficial de polícia exemplar, de 30 anos de idade, com várias condecorações.

Quando o caso foi levado a julgamento, surgiram outros fatos a respeito de Hubbard. Alguns anos antes, ele havia aparecido em um documentário da televisão local, *A formação de um policial*. Hubbard havia até mesmo jogado beisebol no San Diego Padres, na liga de segunda divisão. Seus colegas oficiais de polícia que trabalharam com ele ficaram chocados ao saber que ele era o estuprador responsável pelos ataques hediondos, não apenas às três pessoas na praia de Torrey Pines, mas também às vítimas dos incidentes anteriores. Para esses oficiais, ele sempre parecera "normal".

Entretanto, uma avaliação psicológica revelou que o pai de Hubbard o havia humilhado e cometido repetidos abusos contra ele. Nos fins de semana, seu pai se descontrolava depois de beber e agredia o filho e a esposa, algumas vezes ameaçando-os com uma arma. Durante a semana o pai ficava sóbrio, e era um respeitado professor e administrador de uma escola. No entanto, quando a semana de trabalho terminava, ele se tornava um monstro. Hubbard também seguiu esse padrão de comportamento do tipo Jekyll e Hyde. Em seu lado de policial modelo, era muito gentil e carinhoso com as mulheres, mas no papel de estuprador, tornava-se cruel e hediondo, sem qualquer sentimento de compaixão ou empatia. Para seus amigos e colegas, o aspecto mais assustador de todo o caso era a capacidade que o criminoso tinha de agir de modo aparentemente normal na sociedade durante o dia e se tornar um estuprador violento à noite. Ele assumiu a culpa ou não contestou as inúmeras acusações de sequestro, assalto, estupro e tentativa de assassinato, recebendo uma sentença de 56 anos de prisão.

Estupro: novas definições, novo terror

Durante a última década, nos Estados Unidos, a incidência de estupros aumentou quatro vezes mais que a de crimes em geral. Em 2005, houve 191.670 relatos de vítimas de estupro, tentativas de estupro ou abuso sexual; esses dados não incluem vítimas com idade igual ou inferior a 12 anos. Também houve ataques a crianças e jovens do sexo masculino. A definição de estupro também muda e se expande à medida que aumenta a nossa compreensão desse crime. Basicamente, o estupro é considerado uma penetração sexual mediante violência. O FBI define *estupro* como "conjunção carnal com uma mulher, de forma forçada e contra a sua vontade". Essa é a definição que o FBI ainda usava em 2005, o ano mais recente para o qual há dados disponíveis, de acordo com os *Uniform Crime Reports*. Como foi observado, a definição é controversa porque a conjunção carnal se refere apenas ao intercurso pênis-vagina. Na definição do FBI, a única exceção é o estupro homossexual. No entanto, o estupro de homens nem sempre é perpetrado por homossexuais. Essa é apenas uma das razões pelas quais alguns estados estão revisando a antiga definição de estupro.

As leis mais recentes definem o estupro como penetração sexual não consensual de um adulto ou adolescente, obtida por força física, com ameaça de lesão corporal, ou quando a vítima é incapaz de prover consentimento em razão de doença mental, retardo mental ou intoxicação. Essas novas definições vão além do intercurso pênis-vagina e incluem sodomia oral e anal, além de penetração com os dedos ou com objetos que não o pênis. Elas extrapolam as definições anteriores, expandindo o nosso entendimento acerca dos métodos usados para conseguir a submissão da vítima. Além disso, o sexo do agressor não é especificado nessa definição. A ênfase está nos atos violentos do agressor e não nas experiências da vítima. Nesses estatutos reformulados, são reconhecidos os estupros de mulheres por mulheres, de mulheres por homens, pelo cônjuge e por pessoas conhecidas. Mesmo com essa definição extremamente revisada, ainda existem problemas em relação à forma como os estatutos determinam os conceitos de força e consentimento.

O *Manual de Classificação de Crimes* do FBI (1992) enumera 13 categorias diferentes de estupro, que incluem: estupro por estranho, por conhecido, pelo namorado, por grupo (ou estupro múltiplo) e estupro pelo cônjuge. Existem muitas categorias em que o agressor é conhecido da vítima; possivelmente um colega de trabalho, de escola, um parente, um vizinho ou um amigo da família. Quase dois terços de todas as vítimas de estupro conhecem seus agressores. Os dados relativos ao estupro por conhecidos têm grande probabilidade de serem incorretos, pois essa categoria de estupro é subdenunciada, ou seja, a vítima não registra queixa na polícia. A vergonha da vítima em relação ao crime é um fator significativo para que isso ocorra.

Estupradores em série

Aqueles que estupram três vezes ou mais, como Henry Hubbard, são conhecidos como *estupradores em série*. Ao contrário do que poderia pensar a cultura popular, eles não são indivíduos solitários; muitas vezes, são comunicativos, altamente inteligentes, possuem empregos, têm esposa ou namorada e, em geral, se relacionam bem com os outros. A maioria dos estupradores em série sofreram abuso sexual na infância. Com grande probabilidade de repetir seus crimes, essa categoria de estuprador dificilmente é capturada pelas autoridades – o processo costuma levar muito tempo. Em outras palavras, a categoria do estuprador em série inclui homens inteligentes e ardilosos, que sabem como encobrir seus rastros. Para garantir seu "sucesso" contínuo, os estupradores em série trabalham para proteger sua identidade. Seus métodos de atuação variam conforme sua idade e sua experiência. Por exemplo, podem melhorar suas técnicas com informações coletadas nos jornais a respeito de crimes semelhantes, assistindo a discussões com especialistas na televisão e, até mesmo, frequentando cursos sobre justiça e psicologia criminal. Os estupradores em série também se tornam mais profissionais ao longo do tempo e são capazes de aprender com seus erros.

Mesmo assim, cada estuprador exibe certas características e rituais de abordagem do crime – e ao expressar essas características, invariavelmente, deixa sua "assinatura" na cena do crime e na vítima. Por exemplo, a assinatura de Henry Hubbard era forçar a vítima primeiro a amarrar o homem que a acompanhava. Esses comportamentos ritualizados forneceram pistas às autoridades quanto à fantasia e à motivação do estuprador. Assim, os oficiais puderam trabalhar no sentido oposto: a partir do *como* – o comportamento –, puderam deduzir o *porquê* – a fantasia e a motivação – de modo a finalmente descobrir e deter *quem*.

Estupro por conhecidos

Embora, em geral, as meninas sejam orientadas a ter cuidado com estranhos, muitas vezes, elas não temem seus amigos. Um ataque por um terrível psicopata à espreita nas sombras possivelmente corresponde a apenas um em cada cinco estupros. É mais comum que o estuprador seja o colega da aula de matemática, o rapaz do escritório ao lado ou o amigo do irmão. A familiaridade com essa pessoa faz com que a potencial vítima baixe sua guarda, de modo que, após o evento, ela própria se questione se foi de fato estuprada. Infelizmente, tanto homens quanto mulheres tendem a pensar que a agressão perpetrada pelo homem excita sexualmente a mulher. Esse pode ter sido o fator motivador para que Henry Hubbard dissesse à vítima para ela se mostrar mais envolvida sexualmente. Nesse contexto, o *não* de uma mulher é, na verdade, um *sim*. O pensamento estereotipado confunde a categoria do estupro por conhecidos, tanto em termos do agressor quanto da vítima. Será que James Bond era um estuprador ou um mero dominador, e as várias mulheres com quem ele se relacionou eram simplesmente submissas?

O estupro perpetrado por um namorado é apenas um tipo de estupro por conhecidos. O público tende a crer que os estupros por conhecidos surgem de situações de flerte, em que existe uma ambiguidade de conotação sexual. Alguns, sim. Mas, segundo um estudo mais preciso sobre estupros, o *National Women's Study*, 20% dos estupradores foram descritos como amigos. Os maridos cometeram 16% dos estupros, os namorados cometeram 14%, e 9% dos estupros foram atribuídos a indivíduos não relacionados, como prestadores de serviço, colegas de trabalho e vizinhos. O fato de a vítima e o agressor se conhecerem diminui a chance de que a mulher consiga se defender do abuso sexual, particularmente depois que o agressor obtém acesso à residência da vítima.

Em um estudo financiado pelo National Institute of Mental Health (NIMH), os pesquisadores descobriram que o comportamento de mulheres atacadas por conhecidos diferia em dois aspectos básicos do comportamento de mulheres atacadas por estranhos. Apenas 11% das vítimas de estupro por conhecidos gritavam por socorro, número que sobe para 21% nas vítimas de estupro por estranhos; e o número de mulheres que fugia, no caso de estupro por conhecidos, foi metade do número observado nos casos de estupro por desconhecidos. O estudo ainda mostrou que quase 20% das mulheres de ambos os grupos lutou fisicamente contra o agressor – fato que demonstra que o estupro por conhecidos não é apenas o resultado de um mal entendido entre parceiros amorosos.

O pesquisador principal do estudo NIMH observa que 20 anos de pesquisa demonstram que gritar e correr impediram o estupro com mais frequência do que lutar. Apesar desses achados, aquilo que se passa na mente do agressor ou da vítima em tal situação pode ser algo tão peculiar, que não se pode ensinar uma receita para impedir o estupro. Os especialistas no assunto sugerem certas medidas preventivas, como seguir a sua intuição em relação ao perigo, consumir álcool apenas moderadamente, evitar homens que bebem demais, correr caso seja atacada (mesmo que esteja despida) e, sempre, dar queixa da tentativa ou do estupro concretizado.

Estupro pelo marido

O *estupro pelo marido* foi reconhecido por lei oficialmente em 1982, quando, pela primeira vez, um homem na Flórida foi declarado culpado de estuprar sua esposa enquanto viviam juntos. Agora, todos os 50 estados norte-americanos têm leis contra o estupro pelo marido. Entretanto, a maioria dos estados, para evitar o difícil terreno dos relacionamentos conjugais complicados, impõe outras dificuldades legais às mulheres que acusam seus maridos de estupro.

Estupro realizado por grupos

O FBI define o estupro praticado por grupos como sendo aquele cometido por três ou mais agressores. Se houver apenas dois no grupo, cada um é considerado um estuprador individualmente. No grupo, é comum haver fatores como comportamento contagiante e redução da sensação de responsabilidade. Em grupos bem definidos, como as gangues, pode haver uma subcultura que encoraje o estupro. Vinte por cento de todos os estupros são praticados por grupos, ou seja, estupros "múltiplos". Talvez o estupro por gangue mais famoso nos Estados Unidos tenha sido o da corredora do Central Park, que ocorreu em 1989. Além de estuprar a vítima, uma gangue de jovens a agrediu furiosamente com bastões e a abandonou agonizante. Ela foi encontrada e levada a um hospital. Posteriormente, os agressores foram levados a julgamento e condenados.

Estupro de homens

O estupro de homens é muito subestimado pela falta de denúncia. Segundo o Departamento de Justiça dos Estados Unidos, um número estimado de 123 mil homens foram vítimas de tentativas de estupro entre 1973 e 1982 – tentativas em que os estupradores eram heterossexuais, homossexuais ou bissexuais. Em 1994, 4.890 homens, com idade a partir de 12 anos, foram estuprados.

Estupro presumido legalmente

O *estupro presumido legalmente* é aquele em que a vítima do sexo feminino está abaixo da idade de consentimento, em geral definida como 16 anos de idade, e o perpetrador do sexo masculino está além dessa idade. Mulheres também são acusadas de estupro de menores: Jean-Michelle Whitiak, uma instrutora de natação de 24 anos de idade, foi declarada culpada da acusação de estupro de menores, depois de admitir que, nos três anos anteriores, havia mantido um relacionamento com um garoto de 14 anos de idade. As mulheres cometem aproximadamente 20% dos abusos sexuais contra meninos.

Estupro: estatísticas, dados demográficos e motivação

Existe um excesso de dados estatísticos a respeito do crime de estupro. Os dados são semelhantes em diversos aspectos sobre o crime, os criminosos e as vítimas. Estima-se que 1.871 mulheres sejam estupradas diariamente nos Estados Unidos, uma a cada 1,3 minuto. O *National Women's Study* estimou que 683 mil mulheres adultas são estupradas a cada ano. Em 2005, 93.934 estupros violentos foram relatados. O grupo de maior risco é o de mulheres entre 16 e 24 anos de idade. As estatísticas mostram que cerca de 70% das vítimas de estupro são solteiras. Muitas são bastante jovens: quase um quinto das vítimas têm entre 12 e 15 anos de idade. No entanto, mulheres de todas as idades correm risco. Uma em cada quatro mulheres será estuprada em algum momento em sua vida, mas apenas 16% relatam o fato à polícia e menos de 5% dos acusados vão para a cadeia. Cerca da metade, 48%, de todos os casos de estupro são encerrados antes do julgamento. Dos estupradores considerados culpados, 21% são mantidos em condicional, ao passo que 24% cumprem sentença em uma prisão local, na qual passam apenas 11 meses, em média, antes de serem libertados. Desde a primeira publicação, em 1992, desses dados em relação à libertação, os estupradores condenados passaram a receber sentenças de prisão muito mais longas.

Os estupradores tendem a ter mais idade do que a média dos demais criminosos, a maioria deles tem entre 25 e 44 anos. São raros os casos nos quais o estupro é a primeira experiência sexual do criminoso. Vários estudos mostram que entre um e dois terços dos estupradores já foram casados. Essa pesquisa sugere que o estado civil do indivíduo ou a sua capacidade presumida de ter relações sexuais consensuais não têm relação direta com a prática desse crime. Embora os dados mostrem que 51% dos estupradores são brancos, 42% negros e 6% têm outras origens raciais, deve-se levar em conta, ao examinar esses percentuais, que o estupro é tão subnotificado que a raça do estuprador pode não estar corretamente refletida nas estatísticas.

O poder, mais do que o sexo, é a principal motivação do estupro. Essa afirmação é derivada, em parte, das estatísticas do FBI, que mostram que 71% dos estupradores que foram presos possuíam registros criminais e que seus crimes anteriores tendiam a ser assalto, roubo e homicídio. Outras evidências em favor desse argumento vêm do fato de que o estupro ocorre frequentemente durante a realização de outro crime. Em 20% dos estupros praticados por um único agressor, e em 62% dos estupros cometidos por múltiplos agressores, os estupradores têm menos de 21 anos de idade. Em 30% de todos os estupros, é utilizada uma arma; 25% das armas são pistolas ou revólveres, 44% são facas. O estupro pode resultar na morte não intencional da vítima, em razão da violência excessiva, ou a vítima pode ser intencionalmente assassinada para eliminar uma testemunha do crime. Após serem libertados da prisão, 52% dos estupradores voltam a ser presos dentro de três anos.

Os estupros relatados ocorrem perto da casa e, muitas vezes, *dentro* da casa das vítimas; muitos deles ocorrem na vizinhança, em uma rua ou em um estacionamento. Um terço ocorre na residência da vítima. Nos Estados Unidos, os estupros relatados ocorrem com mais frequência nos meses de junho, julho e agosto do que em outros meses e têm maior probabilidade de ocorrer nos fins de semana. Curiosamente, os estupros relatados em fins de semana ocorrem com mais frequência contra vítimas negras do que brancas, e é mais comum haver vítimas de estupro coletivo do que de estupro por um único agressor. O estupro, assim como a maioria dos outros crimes interpessoais, é altamente estratificado por raça: 78% das vítimas brancas são estupradas por homens brancos; 70% das vítimas negras são estupradas por homens negros. Os estupros ocorrem principalmente à noite, em geral entre 8h da noite e 2h da manhã. O estupro coletivo tem maior ocorrência que o estupro individual nesse horário.

Além das consequências físicas para as vítimas, que muitas vezes são consideráveis, as consequências psicológicas são assustadoramente graves. Muitas mulheres vítimas de estupro apresentam sintomas de estresse pós-traumático, desenvolvem depressão e pensam em suicídio. Cerca de metade das vítimas apresenta dificuldades sexuais em seus próprios relacionamentos nos 15 a 30 meses após o estupro.

A vida interior dos estupradores

O cérebro é o *órgão do estupro* em potencial. Nos seres humanos, a maioria dos atos sexuais tem sua origem na fantasia. Entre os estupradores – diferentemente do que ocorre com as fantasias sexuais das pessoas "normais" –, as fantasias de controle, dominação, humilhação, dor, lesão e violência são colocadas em prática. O estupro é um crime de violência. A maioria dos estupradores tem o propósito específico de humilhar e fazer mal à vítima, encontrando prazer sexual na dor e no medo desta. A submissão sexual da vítima pode até mesmo aumentar a agressividade do estuprador. E a agressão expressada no rosto da vítima pode estimular ainda mais a excitação sexual do estuprador, em um círculo vicioso de violência.

Não há um único perfil psicológico que esclareça por que os indivíduos cometem o estupro. Os estereótipos do estuprador se sobrepõem e estão em constante modificação conforme se acumulam novos dados. Nem todos os estupradores se encaixam tão bem nessas categorias. É importante não confundir a ótica da classificação com o objeto real: a psicologia individual e exclusiva de cada estuprador. Psicologia essa que só conseguimos vislumbrar "através de um vidro escuro". Apesar disso, a capacidade de identificar vários grupos de estupradores por meio de suas características, seus comportamentos, suas motivações e seu passado pode ajudar em sua captura. A classificação também traz informações para uma cuidadosa tomada de decisão, para reforçar as questões legais, para o tratamento dos estupradores e para a prevenção de estupros.

Os estudos psiquiátricos identificam quatro perfis básicos de estupradores, cada um deles com base nas motivações dos criminosos:

- *Compensatório:* o comportamento sexual é uma expressão das fantasias sexuais.
- *Explorador:* o comportamento sexual é um ato impulsivo e predatório.
- *Raivoso:* o comportamento sexual é uma expressão de raiva e de fúria.
- *Sádico:* o comportamento sexual é uma expressão de fantasias sexuais agressivas.

Com base em seus graus de motivação agressiva, os estupradores ainda podem ser classificados nos tipos *instrumental* e *expressivo*. No tipo instrumental, o objetivo do estuprador é primariamente sexual. A agressividade é usada com o propósito de forçar a submissão da vítima. No tipo expressivo, o objetivo é primariamente a agressividade. A agressão tem o objetivo de fazer mal à vítima. Os estupradores instrumentais são dos tipos compensatório e explorador, enquanto os expressivos são dos tipos raivoso e sádico. As classificações ainda são refinadas adicionando-se atributos de *alta* ou *baixa impulsividade* a cada grupo. A classificação de impulsividade alta ou baixa do estuprador deriva de seu comportamento em áreas comuns, tais como trabalho, relacionamentos, promiscuidade, mudanças de residência, finanças e outras situações da vida. Como observado anteriormente, menos de 5% de todas as acusações de estupro ou tentativa de estupro resultam em prisão ou condenação. Portanto, os estupradores que são presos (e estudados) não representam uma amostra aleatória de todos os estupradores, e os perfis podem não abranger todas as suas variedades. Mais uma vez, a prevalência de estupro por conhecidos é bastante sub-relatada. Um estuprador que confunde a classificação desse grupo de agressores e dificilmente acaba envolvido com a justiça é aquele que não estupra a esposa ou a filha de outros homens, mas sim sua própria esposa ou namorada. Entretanto, os especialistas em saúde mental argumentam que mesmo um homem como esse pode ser descrito como um estuprador segundo as categorias recém-apresentadas, com sua mistura aterrorizante de agressividade e fantasias sexuais.

Além disso, as estatísticas e os perfis psicológicos reunidos a partir de entrevistas feitas com estupradores condenados, na prisão, são suficientemente significativas para que se possa extrair delas um fato incontestável: na maioria das vezes, os estupradores foram vítimas de abusos hediondos e de famílias problemáticas na infância. Talvez um dia venhamos a descobrir que tipos específicos de abusos infantis predispõem as vítimas a se tornarem estupradores quando adultos. Ainda não foi encontrado um conjunto de fatores tão específico, nem se pode dizer que a maioria das crianças que sofreram abuso se tornará estupradores no futuro. Mas uma coisa é muito clara: o elemento mais consistente no estupro, independentemente do tipo, é uma ausência de empatia; a incapacidade do agressor de se colocar no lugar da vítima. Isso pode ser rastreado no passado de vitimização dos estupradores quando crianças; uma vitimização que resulta em sua própria paralisia emocional. As crianças que sofrem abusos e que se tornam estupradores são aquelas que crescem se sentindo martirizadas, com desejo de vingança e fadadas a abusar de outras pessoas, assim como elas outrora foram abusadas. Nesses indivíduos, a compaixão está morta e o mundo é uma selva, na qual devem ferir ou explorar os outros para sobreviver.

No fundo todo homem é um estuprador?

O fato é que a maioria dos estupradores são pessoas comuns que, em geral, vivem vidas comuns, mas que são levadas por seus demônios emocionais a cometer o crime de estupro. Muitos deles, como Henry Hubbard, possuem empregos e são profissionais exemplares. Muitos são casados e têm filhos. Também é importante observar que a maioria desses indivíduos raramente perdeu a conexão com a realidade; os psiquiatras definem o estado de perda de conexão com a realidade como psicose. Assim, os estupradores não parecem ser muito diferentes do restante de nós. Na verdade, mostram como é falha a separação entre "nós" e "eles"; separação que tantas vezes caracteriza as nossas discussões sobre os cidadãos que respeitam a lei e os criminosos.

As fantasias de estupro são comuns. Pesquisas demonstram de forma consistente que alguns homens "normais", que não têm história de comportamento sexual agressivo, se excitam quando estimulados pela imagem do estupro envolvendo adultos. Em um estudo das fantasias eróticas de 94 homens durante a masturbação ou ato sexual, 33% tiveram fantasias com o estupro de mulheres. Em uma pesquisa com universitários, 35% indicaram que cometeriam estupro caso pudessem ter certeza de não ser pegos. No entanto, as fantasias de estupro não se restringem apenas à mente dos homens. Mulheres que se submetem a psicoterapia intensiva algumas vezes revelam fantasias que envolvem estupro de homens ou de outras mulheres. Entre as pacientes do sexo feminino com transtorno dissociativo de identidade (antes transtorno da personalidade múltipla), pode surgir um alterego masculino, com fantasias intensas de estupro. Além disso, a agressão controlada tem um papel nas relações sexuais normais – ela pode trazer mais ação, criatividade, variedade e um sabor extra para o sexo consensual. Alguns psicólogos evolucionários descobriram que até mesmo os perfis psicológicos dos estupradores são praticamente indistintos dos de não estupradores, levando-os a ter a opinião bastante polêmica de que a tendência ao estupro é uma adaptação comportamental evolutiva, universalmente presente em seres humanos normais do sexo masculino. Esses pesquisadores concluem que, sob certas condições de risco-benefício reprodutivo, qualquer homem normal poderia cometer estupro. Imediatamente, deve-se adicionar uma observação a essa discussão: a presença ou a frequência de fantasias conscientes ou inconscientes de estupro não torna todo homem um estuprador, nem confere a toda mulher o desejo de se tornar vítima. A fantasia, ainda que poderosa, não pode ser equiparada à experiência real de degradação e violência que é o estupro.

A maioria daqueles que imaginam o sadismo sexual se restringem à fantasia e nunca se envolvem em um ato sexual sádico, muito menos em um crime sexual sádico. Mesmo no grupo que, de fato, põe em prática suas fantasias, a maior parte do comportamento sádico fica limitada a um comportamento que se mantém dentro ou quase dentro da lei, com o consentimento ou com a remuneração do parceiro. Apenas um pequeno grupo de sádicos sexuais põe em prática suas fantasias contra a vontade do parceiro. Infelizmente, um grupo ainda menor representa aqueles que são pegos e acusados criminalmente de estupro.

A pergunta ainda permanece: no fundo, todo homem é um estuprador? Creio que não. Não conheço nenhuma pesquisa científica que sustente uma conclusão como essa. As enormes diferenças psicológicas entre os bilhões de homens deste planeta, por si só, impossibilitam uma generalização tão indiscriminada. Todos precisam lutar contra a indecência, a imoralidade, a feiura que existe dentro de cada um de nós, mas nem todos os homens abrigam um estuprador em seu lado sombrio. Os homens maus fazem aquilo que os homens bons sonham, mas nem todo homem sonha fazer todas as coisas que os homens maus fazem.

O estuprador compensatório

O estupro é um crime de agressão. Os estupros de mulheres indefesas, de 80 e 90 anos de idade, são exemplos de puro ódio e agressão. Na agressão instrumental, a quantidade de força usada não vai além da necessária para conseguir a submissão da vítima. Se ela sai ferida, em geral isso é acidental. Se ela resiste, o estuprador instrumental geralmente não fica com raiva. Às vezes, se a vítima fica agressiva ou grita e reage, o estuprador pode parar e fugir. O estuprador compensatório – uma subcategoria de estuprador instrumental – exibe comportamentos que emanam tanto da excitação sexual quanto das ideias compensatórias sobre si mesmo.

O estupro compensatório geralmente é planejado ou premeditado. O comportamento sexual do agressor em relação à vítima é direcionado por fantasias sexuais elaboradas. Tais fantasias podem envolver um relacionamento sexual romântico, do tipo hollywoodiano, ajudar a espantar fobias homossexuais e a realizar desejos sexuais passivos quando o agressor se coloca no lugar da vítima. Esses são apenas alguns exemplos. O comportamento sexual do estuprador também pode ter propósitos não sexuais, como tentativas de lidar com a baixa autoestima, reversão de um estilo de vida passivo, compensação de medos e inadequações que se originam em abusos sofridos na infância ou defesa contra um colapso mental ou emocional ameaçador. Esses estupradores fantasiam, ou de fato põem em prática, várias perversões sexuais, inclusive voyeurismo, exibicionismo, travestismo, fetichismo, telefonemas obscenos e práticas de masturbação bizarras. A grande excitação sexual pode levar à perda de controle e à distorção da realidade. Por exemplo, o estuprador pode esperar que a vítima corresponda sexualmente e aceite um "encontro" após a agressão.

Em relação aos outros estupradores, o compensatório tem maior probabilidade de fornecer à vítima seu nome e seu endereço, ou de permitir sua própria identificação de outras formas. É mais provável que demonstre afeição, carinho e se empenhe em preliminares, realizando sexo oral na vítima. Ele pode pedir para olhar a vítima nua, pedir que ela o beije, ou envolvê-la em conversas com a intenção de tranquilizá-la – e a ele mesmo. A ejaculação precoce é comum nesses casos. Em suma, esse tipo de estuprador tenta compensar seus fortes sentimentos de inadequação e de fracasso como homem.

O exemplo a seguir ilustra um típico estuprador compensatório:

> Mike, um homem de 27 anos de idade, casado, pai de uma menina de 8 anos e de um menino de 6, foi preso logo após ter estuprado uma mulher e dado seu telefone a ela. Quando foi levantada sua história psiquiátrica, mostrou um exemplo clássico do desenvolvimento e dos padrões de comportamento de um estuprador compensatório. Durante os seis anos anteriores, Mike havia praticado episódios frequentes de exibicionismo, voyerismo e uso de roupas íntimas de mulher. No dia do estupro, horas antes, havia se exibido, de dentro de seu carro, para uma mulher que acabara de descer do ônibus. Anteriormente, havia espreitado enquanto a mesma mulher descia do ônibus, no mesmo horário, vários dias seguidos. Ela era alta, bem vestida e atraente. Mike teve fantasias sexuais intensas de dominação em relação a essa mulher. Em sua fantasia, ela começava tentando resistir a ele com todas as forças, mas era vencida por suas qualidades e pelo desejo.
>
> Nesse dia, Mike parou o carro e abriu a porta para se exibir, completamente despido. Ela reagiu com surpresa e medo. Ele interpretou sua reação como uma excitação sexual por parte dela. Sentindo-se estimulado, seguiu em frente, mas retornou e forçou a mulher a entrar em seu carro apontando uma faca. Em seguida, exigiu que ela tirasse suas roupas. Ela resistiu, mas cedeu depois que Mike ameaçou cortar-lhe a garganta. Ele acariciou seus seios e forçou-a a realizar sexo oral. Em seguida, tentou um contato oral-vaginal, mas não teve sucesso porque ela usava um tampão vaginal. Ele arrancou o tampão e jogou-o no rosto da moça. Ela começou a chorar de forma descontrolada. Depois que Mike tentou várias vezes consolá-la, dizendo "eu não vou machucá-la", o choro diminuiu. Ela estava congelada de medo. Ele tentou penetrá-la, mas ejaculou precocemente após a primeira penetração. Interpretando a paralisação dela como uma aprovação passiva e um sinal de excitação sexual, Mike deu-lhe seu telefone e a deixou no mesmo ponto de ônibus onde a sequestrara.
>
> Em sua infância, a família de Mike era composta por um pai alcoólatra que cometia abusos, uma mãe passiva e submissa e três irmãs mais velhas. O pai frequentemente estava furioso e alcoolizado. Nesses momentos, batia em Mike por mínimas infrações e o chamava de "fracassado". Mike se sentia aterrorizado pelo pai, mas, ao mesmo tempo, ansiava por uma relação carinhosa com ele. Sendo o mais novo dos filhos, e o único homem, também estava sujeito a abusos secundários. Uma das irmãs, que havia sofrido abuso sexual pelo pai, abusava sexualmente de Mike, aplicando-lhe enemas. Ele testemunhou o abuso físico de sua mãe e ouviu as relações sexuais brutais entre os pais. De seu quarto, ouvia a mãe chorando e soluçando. Em outros momentos, ouvia a mãe e o pai rindo juntos na

cama. Ele imaginava seu pai machucando sua mãe e ela sentindo prazer sexual com isso. De maneira inconsciente, Mike se identificava com a mãe, como forma de obter o tão desejado amor de seu pai.

Quando adolescente, Mike se envolveu em vandalismo de carros e de casas. Ele era ignorado por seus colegas. Como era tímido, não namorava, mas começou a praticar o voyerismo e se masturbava usando roupas femininas. Passava muito tempo sozinho, fantasiando sobre mulheres despidas e sobre como ele as dominaria. Nessas fantasias, sentia-se muito poderoso. Em seus pensamentos, as mulheres faziam tudo o que ele queria e, quando elas se recusavam, as forçava a se subordinar aos seus desejos. Após sua resistência inicial, as mulheres vivenciavam êxtases eróticos e viravam suas escravas sexuais para sempre. Essas fantasias de dominância sexual permitiam que compensasse seus sentimentos de alienação e inadequação masculina e que esquecesse as ofensas depreciativas de seu pai.

Na escola, Mike tinha um desempenho ruim. Ele não conseguia se concentrar, e abandonou a educação formal aos 16 anos de idade. Teve vários empregos subalternos, até que ingressou no Exército, onde completou quatro anos de serviço militar, mas sofreu várias medidas disciplinares. Teve um breve e superficial flerte com uma mulher – seu primeiro flerte – e a pediu em casamento. À medida que o dia do casamento se aproximava, suas atividades exibicionistas eram cada vez mais frequentes. Por exemplo, mostrava-se da janela de seu apartamento ou do táxi que dirigia. O casamento foi turbulento. Sua esposa bebia demais e fazia pouco caso dele, por suas inadequações reais e imaginárias. Após ser humilhado emocionalmente pela esposa, Mike se sentia diminuído e deprimido e, depois, praticava atividades exibicionistas e masturbatórias com roupas de mulher. Seu relacionamento com a filha era distante, e ele passava pouco tempo em sua companhia. Foi após um ataque verbal particularmente odioso de sua mulher que Mike estuprou a mulher que descia do ônibus.

O estupro praticado por Mike foi típico do estuprador compensatório, uma prática de sua fantasia antiga de dominância sobre as mulheres, como meio de compensar suas limitações e inadequações pessoais. A fantasia grandiosa que Mike construiu sobre si mesmo, de objeto sexual sedutor, levou-o a confundir a reação estarrecida de sua vítima com excitação sexual. Seus desejos de passividade sexual em relação ao pai e sua identificação sexual feminina com a mãe foram projetados na vítima, que ele entendia estar sentindo prazer com a agressão sexual. Com essa prática, Mike compensava psicologicamente os sentimentos de medo, as dúvidas em relação ao sexo, a solidão, o abandono, seus desejos homossexuais passivos e seus fracassos na vida em geral. Apesar de saber que violava e estuprava a vítima, sua fantasia o distanciava tanto da realidade que ele chegou ao ponto de dar seu telefone a ela, o que permitiu que fosse identificado e preso.

O estuprador explorador

O comportamento sexual do estuprador explorador tem a forma de um ato predatório impulsivo. Ele tem muito menos significado psicológico para o agressor e compõe uma porção menor de sua vida fantasiosa do que no caso do estuprador compensatório. O estupro exploratório é determinado mais pela situação e pela oportunidade do que pela fantasia consciente. O estuprador, um homem à procura de alguém para explorar, tem a intenção de forçar a vítima à submissão. Ele não está preocupado com a excitação ou bem-estar da vítima, ou em firmar um relacionamento com ela. Ele pode não estar excitado sexualmente quando o incidente se inicia, mas a situação em si pode disparar o estímulo. Os exploradores de baixa impulsividade apresentam comportamento sexual em resposta a uma ameaça à sua autoimagem masculina, já os de alta impulsividade geralmente têm personalidades antissociais – psicopatas.

O exemplo a seguir ilustra um estuprador de alta impulsividade:

> Joe, um engenheiro de 34 anos de idade, frequenta regularmente um bar, onde muitas vezes encontra mulheres e as explora sexualmente. Aos 24 anos de idade, ele foi desonrosamente expulso do Exército, com o diagnóstico de transtorno da personalidade antissocial. Joe cometeu vários deslizes perante a lei, em especial por ter passado cheques sem fundo repetidas vezes. No bar, Joe encontra Lisa, uma secretária de 20 anos de idade. Conversando com a jovem, ele descobre que ela tem problemas com o álcool. Lisa confessa que perde a memória dos acontecimentos quando bebe. Ele a incentiva e pede outra rodada de bebidas. Por fim, vão para o apartamento de Joe, onde ele a estimula a beber ainda mais. Quando tenta fazer sexo, ela recusa. Joe pega um taco de beisebol e ameaça matá-la caso não ceda. Paralisada e amedrontada, ela se entrega. Com brutalidade, Joe a possui sexualmente. Por fim, Lisa acaba dormindo. Na manhã seguinte, ela acorda no sofá e não se lembra do estupro. Joe lhe diz que passaram uma ótima noite juntos, ouvindo música, até que ela dormiu.

O estuprador sádico

O sadismo sexual ganhou esse nome a partir do Marquês de Sade, que escreveu brilhantemente a respeito de atos sexuais de dominação, degradação e violência. O sádico sexual fica excitado em resposta ao sofrimento de outra pessoa. Todos os estupradores fazem suas vítimas sofrerem, mas apenas os sádicos sexuais infligem sofrimento psicológico e físico de forma intencional, para aumentar seu estímulo sexual. Durante a violação sexual, com frequência praticam atos de extrema crueldade.

Para os estupradores que empregam a agressão excessiva, o aspecto excitante da violação está intimamente ligado à lesão ou à humilhação da vítima. Esse comportamento agressivo é, em geral, mal controlado, alcançando extremos de brutalidade e violência. O comportamento agressivo do estuprador vai muito além do que seria necessário para obter a submissão da vítima ao seu propósito sexual. Por exemplo, o estuprador sádico comete abusos verbais, grita obscenidades para a vítima. O comportamento submisso da vítima pode desencadear mais agressão por parte do criminoso ou pode provocar um comportamento frio, calculista e viciosamente humilhante, como meio de expressar poder e controle.

O estuprador sádico tem o objetivo de abusar, ferir, humilhar ou matar a vítima usando vários recursos e comportamentos: facas, bastões, cigarros, garrafas, correntes, vendas para os olhos, beliscões, tapas, chicotadas, contusões, choques elétricos, estrangulamento, mutilação e uma variedade quase infinita de torturas. No caso de um comportamento sádico menos intenso, a agressão pode ser perpetrada inserindo objetos estranhos na vagina da vítima e outras práticas que podem ser bizarras, mas não causam lesão física significativa. A violência do sádico é, em geral, direcionada a partes do corpo com significado sexual: seios, nádegas, boca, ânus e genitália.

O exemplo a seguir representa um estuprador sádico:

> Em uma festa, Sam, um estudante exemplar, de 26 anos de idade, graduado em matemática, encontra uma universitária. Ele coloca uma droga tranquilizante na bebida da moça e em seguida sai com ela da festa, conduzindo-a para seu apartamento. Embora esteja parcialmente acordada, ela é incapaz de resistir aos seus avanços. Sam começa a ficar excitado. Ele já havia preparado um "*kit* de estupro", pois o ataque fora planejado de forma cuidadosa. Sam amarra os braços e as pernas da moça aos quatro cantos da cama e depila seu púbis. Em seguida, prende um dispositivo elétrico, que havia preparado para a ocasião, aos genitais da vítima e aplica choques elétricos até que seus gritos fazem alguém bater à porta do apartamento. Sam convence o curioso a ir embora. Insere uma garrafa de refrigerante na vagina e no ânus da vítima. Com um canivete, escreve Xs e Os em seu abdome e, com um cigarro, queima seus seios. Quando ela grita, ele dá-lhe um soco na boca que faz jorrar sangue. "Sangue me excita!", Sam grita, "Sangue me excita!". Ele fica sexualmente excitado e, delirante, pratica sexo vaginal e anal e depois a obriga a fazer sexo oral. Mais tarde, adormece. Sua vítima consegue escapar e chama a polícia.
>
> Sam é o terceiro entre quatro filhos. Quando ele tinha 3 anos de idade, seus pais se separaram. Ambos abusavam sexualmente dele. Seu pai o trancava em um armário por horas, e seus chutes e gritos por socorro não surtiam efeito. Sua mãe o seduzia e cometia abuso sexual, tomando banhos com ele e o mastur-

bando. Quando ficava sexualmente excitado, ela ria dele. Sam achava difícil lidar com seus irmãos ou com outras crianças e, frequentemente, se envolvia em brigas. Tinha um bom desempenho escolar, mas poucos amigos. Começou a espiar suas vizinhas e a fazer telefonemas obscenos. Quando adolescente, foi preso por provocar incêndios e por crueldade contra animais. Em uma ocasião, foi pego com as mãos e as roupas sujas de sangue. O sangue era de um gato, cujo abdome ele havia aberto antes de pendurar o animal em uma árvore. Também havia torturado outros animais com um ferro de marcar gado antes de matá-los. Durante essas práticas, ele se masturbava.

O fato de Sam urinar na cama com frequência tornava-o motivo de chacota para seus irmãos. Sua mãe manteve o hábito de dar banho nele até os 14 anos de idade. Durante esses banhos, ela lavava suas partes íntimas e fazia piadinhas de conotação sexual. Em vários encontros sociais e familiares durante sua adolescência, ela o humilhou revelando que ainda o banhava.

Sam desenvolveu fantasias em que dominava e machucava mulheres, particularmente usando facas e choques elétricos. Ele se imaginava usando mulheres nuas como alvos de dardos, talhando jogos de tabuleiros em seus abdomes. Essas fantasias extravagantes eram acompanhadas de masturbação. Ele passava grande parte do seu tempo, todos os dias, elaborando intensamente suas fantasias sádicas.

Na faculdade, Sam teve algumas namoradas, mas logo ganhou a reputação de ser um "animal", pois dava tapas e socos em suas companheiras caso elas rejeitassem seus avanços sexuais. Certa vez, trancou uma delas no porta-malas do carro e, quando ela ficou histérica, obrigou-a a fazer sexo com ele.

Ou seja, Sam redirecionava para outras mulheres o ódio que sentia da mãe. Em sua infância, ela o forçava a experimentar um estímulo sexual inapropriado, combinado com humilhação. O excesso de estímulo sexual agressivo que Sam vivenciara teve sua primeira expressão negativa externa no hábito de urinar na cama, provocar incêndios e torturar animais. Essa tríade se associa aos comportamentos violentos de alguns indivíduos na vida adulta. A hostilidade, o ódio e o prazer sexual continuaram a se fundir em sua mente e se transformaram em fantasias compulsivas. Mais tarde, ao colocar em prática suas fantasias detalhadas e sexualmente agressivas, Sam encontrou estímulo sexual ferindo mulheres.

O estuprador por ódio desviado

Sam era um estuprador sádico e, embora sentisse muito ódio, não era considerado um estuprador por ódio desviado. A distinção é importante. Para o estuprador por ódio desviado, o comportamento sexual é uma expressão de fúria e raiva. A vítima é o objeto ao qual a agressão é direcionada. Em geral, a raiva do estuprador se origina em relacionamentos antigos que foram abusivos e prejudiciais. Não há aspecto erótico em seus atos agressivos, pois os sentimentos emanados por ele são de inferioridade e ódio. O abuso cometido por esse tipo de agressor é, provavelmente, mais verbal do que físico. Entretanto, o ódio que sente pelas mulheres pode ser expresso por meio de ações que vão desde a agressão verbal até o assassinato. Ainda que os sentimentos ou as fantasias sexuais possam disparar o comportamento agressivo, a violação sexual em si muitas vezes não possui um significado sexual. O ataque sexual a uma vítima pode ocorrer logo após um insulto real ou interpretado, ou após a rejeição por uma figura feminina significativa para ele.

Embora os sádicos sexuais direcionem seus ataques a partes de conotação sexual no corpo da vítima, a violência do estuprador por ódio desviado não é fixada de forma tão sistemática ou direcionada, como mostra o exemplo a seguir.

> Tom, de 27 anos de idade, é gerente de uma loja. Seu casamento de três anos é, desde o princípio, extremamente conturbado. Na infância, ele sofreu abusos físicos da mãe alcoólatra. Foi hospitalizado diversas vezes com lesões cranianas traumáticas provenientes dos abusos. Às vezes, apanhava até ficar inconsciente.
>
> Quando adolescente, frequentemente se envolvia em brigas. Seus colegas de trabalho na loja temiam seu temperamento.
>
> Certo dia, ele chega mais cedo do trabalho e encontra sua esposa na cama com um vizinho. Tom ameaça matá-los e sai furioso de casa. Em seguida, invade a casa de uma mulher de 78 anos de idade, que morava algumas casas adiante, e a estupra. É preso imediatamente.

O pior pesadelo para todos

O estupro tem consequências físicas e psicológicas devastadoras para as vítimas. Depois do homicídio, o estupro é a pior violação possível. É a invasão daquilo que a pessoa tem de mais íntimo, seu espaço privado. Não é apenas a invasão de um orifício, mas do ego. O estrago psicológico que se segue a essa perda de autonomia e de controle pode ser grave e permanente. Alguns estupradores utilizam um ataque brutal, deixando a vítima atordoada e dominando-a para, em seguida, forçarem o ato sexual, o que causa lesões imediatas. Outros usam um ataque surpresa, por exemplo, acordando uma mulher que estava dormindo. A abordagem mais insidiosa é ludibriar a vítima, quando um homem se passa por um policial ou por um prestador de serviços, para se colocar em uma posição favorável ao estupro. Cada uma dessas abordagens produz um padrão diferente de dano psicológico na vítima.

Até 80% das vítimas desenvolvem o transtorno de estresse pós-traumático (TEPT). Estima-se que 1,5 milhão de mulheres adultas vítimas de estupro sofram de TEPT. Embora esse transtorno afete gravemente a vítima, muitos especialistas insistem que ele seja considerado uma resposta normal a um evento potencialmente fatal. Para a vítima, é comum a ocorrência de terríveis *flashbacks* e pesadelos sobre o estupro, que podem persistir por um longo período. Se o estupro envolve lesão física, o transtorno de estresse da vítima pode ser agravado. Se sofria previamente de transtornos psicológicos, ela se tornará ainda mais vulnerável às consequências emocionais crônicas do trauma do estupro.

Há poucos anos, avaliei uma universitária de 22 anos que havia sido hediondamente atacada e estuprada em seu dormitório. Embora apresentasse sintomas de TEPT, eles eram surpreendentemente leves, dada a gravidade das múltiplas facadas que quase a mataram. Ao longo da entrevista, descobri que a brutalidade do ataque fora suavizada por uma profunda experiência religiosa que ela vivenciara enquanto estava caída no chão, sangrando e em choque. Ela viu uma bela luz branca, mais intensa do que tudo o que já havia visto. Enquanto tentava alcançar essa luz, teve sentimentos poderosos de paz e amor. Não sentia mais aquela dor terrível. Após ser resgatada e se recuperar de suas lesões, ela passou a ver o estupro como algo que lhe proporcionou uma experiência religiosa que poucos seres humanos já vivenciaram: um encontro íntimo e transformador com Deus, muito parecido com o que Moisés vivenciou no Monte Sinai. Ela se tornou profundamente religiosa.

Algumas pessoas pretendem combater o estupro detalhando os meios pelos quais a vítima deveria lidar com o agressor. Como foi revelado pelos perfis mostrados nas seções anteriores, os estupradores vêm em diferentes "pacotes" psicológicos. Portanto, não há um método adequado para essa tarefa. Os estupradores não usam etiquetas de identificação que permitam que uma vítima em potencial se proteja de maneira adequada. Algumas vezes, ao reagir a um assalto, a pessoa é bem-sucedida, mas muitas vezes isso não acontece, o que pode ter graves consequências. Aconselha-se que as pessoas não reajam a um assalto. Será que elas não devem reagir a um estupro? A escolha deve ser da vítima, com base em seus valores e nas exigências da situação. Creio que elas devem ter a opção de se submeter, e, se elas assim o fizerem, a lei ou a sociedade não devem entendê-las como cúmplices de seu próprio estupro.

Os conselhos sobre como lidar com um estuprador não são confiáveis. Isso porque muito do que ocorre em um estupro depende de onde e de quando se dá o ataque; do tipo de estuprador; e dos pontos fortes e fracos, físicos e psicológicos, da vítima. Em alguns casos, enfrentar o estuprador pode destruir sua fantasia e por fim a uma tentativa de estupro. Em outras circunstâncias, o enfrentamento e a resistência por parte da vítima podem desencadear uma violência letal por parte do agressor. Alguns estupradores são estimulados sexualmente pela resistência, outros, por expressões de medo. Em um exemplo, uma vítima foi arrastada até o terraço de seu apartamento em Manhattan, para uma tentativa de estupro, e foi morta quando tentava resistir ao intruso armado. Mesmo para mulheres com treinamento em artes marciais, em certas situações, seria muito perigoso resistir a um estuprador.

Elizabeth Xan Wilson, de Austin, Texas, rendeu-se a um estuprador e pediu para que ele usasse um preservativo. No julgamento, ela foi questionada de forma aviltante por ter feito esse pedido, que a defesa insistiu ser uma prova de que não havia ocorrido estupro. Elizabeth replicou, furiosa:

> O estupro é o único crime que coloca o ônus no sobrevivente. Se um assaltante lhe apontasse uma faca, exigisse sua carteira e você cedesse, não haveria dúvida de que um crime foi cometido. Você não seria questionado [no julgamento] se consentiu, se tentou resistir. Apenas aos sobreviventes de estupro são feitos esses questionamentos. Isso tem de acabar agora.

No banco das testemunhas, Elizabeth descreveu seu sofrimento em palavras que constituem um verdadeiro tratado sobre o dano psicológico sofrido pelas vítimas de estupro:

> O pior pesadelo que alguém pode ter é confrontar um assaltante desconhecido, segurando uma faca, em sua casa. O terror é indescritível e, infelizmente, nunca termina. Eu não sou mais a mesma pessoa.

Em que aspectos ela mudou após o estupro? Ela descreveu aquilo que muitas vítimas de estupro vivenciam:

> Eu não confio mais em meus vizinhos ou em estranhos. Passo muitas noites em claro, levantando assustada ao menor ruído, especialmente quando meu cão late. Eu vejo homens que se parecem com ele [o estuprador] e fico tomada de pavor. Muitas vezes, acordo às três da manhã, hora em que comecei a ser estuprada.

Ela descreveu sua autoimagem, profundamente deteriorada, da seguinte maneira:

> Eu me sinto contaminada, violada, suja e usada. Temo que nunca mais terei um relacionamento saudável com um homem se ele souber que fui estuprada. Quem quer bens danificados? É assim que eu me sinto, e não sei quando isso terminará, ou se terminará. Espero que termine... [O estuprador] levou uma parte

de minha vida, da minha alma, do meu corpo e da minha segurança, que nunca será substituída ou regenerada.

A lei é um instrumento grosseiro, sobretudo nos casos de estupro. Se as vítimas querem levar o estuprador a julgamento, têm que estar preparadas para suportar os rigores de um sistema legal antagônico. Elas precisarão muito da cooperação de médicos, policiais, promotores e jurados. Eles exigirão a validação e a sustentação do fato por parte da família e dos amigos. É preciso ter firmeza psicológica e determinação para levar o caso até o fim.

Como Elizabeth Wilson expressou emocionada, existem muitas consequências do estupro no longo prazo, incluindo:

- Perda de confiança e fuga ou hesitação em relação a se envolver em relacionamentos
- Vários problemas sexuais, que se manifestam com frequência como distúrbios sexuais e conflitos conjugais
- Fobias persistentes
- Perturbação emocional, desencadeada por eventos que resgatam o trauma original
- Aumento da ansiedade e do medo em exames e procedimentos ginecológicos
- Suicídio ou tentativas de suicídio, de natureza autopunitiva e por sentimento de culpa e depressão

O surgimento de centros para o tratamento de casos de estupro na década de 1970 foi fundamental para o tratamento precoce de vítimas de estupro. Esses centros são também uma fonte essencial de suporte emocional e permitem que as vítimas lidem de forma efetiva com os traumas psicológicos causados pelo estupro. Os sobreviventes de outras experiências que levaram ao transtorno de estresse pós-traumático – como a Guerra do Vietnã – mostram que um suporte cuidadoso é essencial para a recuperação do transtorno. As intervenções dos centros em casos de estupro mostram resultados positivos semelhantes aos do apoio psicológico prestado às vítimas de estupro.

Existem algumas técnicas que ajudam na prevenção do estupro. Uma voz masculina ou o latido de um cão gravados na secretária eletrônica podem desestimular um estuprador à procura de uma vítima. Diferentemente do pensamento convencional, que enxerga o lar como sendo o local mais seguro do mundo, as pessoas devem compreender que a sua própria casa é um local perigoso para enfrentar um estuprador. Se um estuprador conseguiu entrar e o morador está só, serão apenas ele, o estuprador e as quatro paredes. Fora de casa, os indivíduos devem estar cientes de situações em que poderiam ser capturados. Por exemplo, as mulheres são aconselhadas a não sair do carro caso estejam perto de uma van. Ao viajar sozinha e reservar quartos de hotel, deve-se ter um cuidado extra. Pode-se solicitar um quarto acima do primeiro andar, um quarto cuja única porta leve a um *hall* interno, um quarto que tenha um olho mágico e uma corrente para trancar a porta. Quando estiver dentro do quarto de hotel, não abrir a porta, a menos que o indivíduo do lado de fora possa ser identificado sem dúvida e seja conhecido ou esperado. Os centros de prevenção de casos de estupro podem fornecer muitas outras dicas úteis por escrito.

O estupro continuará a ocorrer se a sociedade e a cultura derem aos homens poderes sobre as mulheres. Desse ponto de vista, o estabelecimento dos perfis dos estupradores serve apenas para lidar com as consequências individuais de uma sociedade dominada pelos homens, não com as causas fundamentais e subjacentes ao estupro. É de importância crucial procurar eliminar o estupro, desafiando as crenças sociais e os valores culturais que promovem e perdoam a violência sexual. Todos os esforços devem ser feitos para frustrar as tentativas de estupro, educando as vítimas em potencial acerca dos riscos e ensinando estratégias realistas de defesa pessoal. Precisamos reduzir o trauma emocional e físico do estupro por meio da atenção precoce e apropriada às necessidades individuais da vítima. E, por fim, devemos impedir as recorrências do estupro, insistindo na prisão e no tratamento dos agressores.

5

Perseguidores

Para Sempre Seu

Se você me abandonar, eu vou te encontrar e vou te matar.

— *Ameaça profética de um perseguidor contra uma mulher que ele acabou assassinando*

Kristin Lardner, uma universitária de 21 anos, de Boston, conheceu Michael Cartier, de 22 anos, em janeiro de 1992, quando ele era segurança de uma boate. Eles começaram a namorar. Em 16 de abril de 1992, tiveram uma discussão e ele a agrediu com uma bofetada, jogou-a no chão, chutou-a várias vezes e disse: "Levanta ou eu te mato". Quando Kristin finalmente conseguiu se erguer, Michael havia sumido. Dois motoristas pararam e a ajudaram a voltar para casa. Ela decidiu que nunca mais o veria.

Mas Kristin teve muita dificuldade para se livrar de Michael. Rejeitado, ele voltava ao apartamento dela 10 vezes por dia e vivia aparecendo na loja de bebidas onde ela trabalhava meio turno. Lá, ele alternava entre o choro e a violência, dizendo a ela que não sabia por que sempre magoava as pessoas que amava. Talvez fosse porque sua mãe nunca o amara. Ele sabia que precisava de ajuda.

Kristin agora estava apavorada. Ela sabia que Michael estava em liberdade condicional, mas não sabia por quê. Mas o oficial da condicional sabia – era por ter atacado uma mulher com uma tesoura – e quando Kristin se queixou a ele, disse-lhe que registrasse queixa na delegacia distrital. Assim ela fez e, na delegacia, preencheu um formulário de queixa em que acusava Michael de violência doméstica. Agora, ele seria obrigado a ficar longe dela, ela pensou. Kristin não teria mais de sentir o pavor de perceber que estava sendo perseguida, ou o horrível pânico e o terror de um confronto direto que poderia degenerar em violência. De forma inexplicável, a justiça não emitiu uma ordem de prisão imediata contra Michael.

Em 30 de maio de 1992, Michael Cartier encontrou Kristin Lardner e atirou contra ela, na cabeça e no rosto, matando-a em plena luz do dia. Quando a polícia invadiu o apartamento de Michael, encontrou-o estirado sobre a cama, com uma bala na cabeça; consequência de um disparo desferido por ele próprio.

Após o assassinato e o suicídio, a polícia começou a investigar e descobriu que a justiça do distrito de Brookline nunca havia emitido a ordem de prisão contra Michael. Encontraram um amigo dele que contou à polícia que, há algumas semanas, o amigo havia lhe dito que não podia viver sem Kristin, e que havia prometido que iria matá-la com uma arma que estava planejando comprar. Outro amigo descreveu Michael como um homem incapaz de lidar com a rejeição, alguém que sempre havia sido extremamente ciumento e imprevisível. Segundo outras fontes, Michael havia sofrido graves abusos quando criança. Na adolescência, apresentava sinais de grave distúrbio emocional.

Perseguição: um problema epidêmico

O *Manual de classificação do FBI* (1992) define um maníaco perseguidor como "um predador que persegue ou escolhe sua vítima com base em um critério específico da própria vítima". Nos Estados Unidos, as leis estaduais e federais (todos os estados aprovaram leis contra casos de perseguição) definem a perseguição como um crime no qual uma pessoa, "em mais de uma ocasião", adota uma "conduta com intenção de causar sofrimento emocional [...] causando [em outra pessoa] um temor justificado de morte ou lesão corporal", ou "perseguição e assédio deliberados, maliciosos e repetidos de outra pessoa". Em termos bem simples, a perseguição é um ato de terrorismo dirigido contra um indivíduo visando conseguir fazer contato e assumir o controle daquele indivíduo. Todos os anos, nos Estados Unidos, mais de 1 milhão de mulheres e mais de 370 mil homens são perseguidos por alguém.

Apesar da classificação oficial, a definição de perseguição ainda permanece um tanto obscura. O termo é usado de modo muito amplo, particularmente pelos agentes da lei. Por exemplo, um homem que vigia a casa de uma mulher antes de um estupro é frequentemente classificado como perseguidor. O assassino de aluguel, que segue sua vítima para decidir o melhor momento para o ataque, poderia ser chamado perseguidor? E o marido ou amante rejeitado que não consegue aceitar a rejeição? E o egocêntrico que escreve para uma atriz de cinema convidando-a para sair também seria um perseguidor? Os chamados perseguidores apresentam vários tipos diferentes de comportamento. Não existe uma síndrome do perseguidor, somente um caminho comum que os leva até a vítima, por vários motivos. A perseguição é muitas vezes precedida pela rejeição, ou marca o início de um quadro de doença mental. Os perseguidores examinados com mais frequência pelos psiquiatras são os que acreditam firmemente ter alguma relação especial com uma pessoa estranha, que passam então a perseguir.

Na maioria dos casos, a vítima da perseguição é uma mulher e o perseguidor é um homem, mas existem casos em que mulheres perseguem homens ou outras mulheres; os homens perseguem outros homens, e perseguem crianças; e crianças perseguem outras crianças. Os perseguidores podem ser heterossexuais ou homossexuais. Eles não são assassinos ou sequestradores profissionais – criminosos que costumam atuar em grupo. Muitos perseguidores são pessoas solitárias que têm fixações emocionais anormais acerca de um indivíduo específico.

A perseguição e a violência contra o parceiro

As estatísticas sobre a perseguição e a violência doméstica são apavorantes. Todos os anos, 4,8 milhões de mulheres são estupradas ou atacadas pelos parceiros. Entre os homens, ocorrem cerca de 2,4 milhões de casos semelhantes. Estudos revelam que 76% das vítimas de assassinato pelo parceiro foram perseguidas pela pessoa com a qual viviam; 67% sofreram violência doméstica; 89% das vítimas de assassinato que sofreram violência física foram perseguidas nos 12 meses anteriores à morte; e, dos 79% de vítimas de violência que se queixaram da perseguição à polícia, mais da metade foi assassinada pelo perseguidor. Embora a perseguição pelo parceiro nem sempre resulte em violência física, a violência psicológica provoca danos graves e duradouros.

A violência doméstica costuma ser um pano de fundo para a perseguição. Esta, em geral, começa quando a vítima de abuso deixa o lar ou quando o parceiro violento é obrigado a sair por ordem das autoridades. Cerca de 30% das mulheres que sofrem violência física cometida pelo parceiro acabam sendo assassinadas pelo cônjuge. O FBI estima que uma em cada quatro mulheres assassinadas é morta pelo marido ou parceiro. Diz-se que todo clínico dos Estados Unidos, qualquer que seja sua especialidade ou o local onde atende seus pacientes, atendeu uma mulher espancada nas últimas duas semanas.

Mulheres que apanham dos maridos muitas vezes têm grande dificuldade em deixar o parceiro violento. As vítimas ficam ao lado do agressor por várias razões: a primeira e mais importante é a ameaça real de novos ataques ou mesmo de morte se tentarem ir embora. Mulheres vítimas de violência costumam ouvir a ameaça real: "Se você me deixar, eu te mato". Muitas vezes, também sentem vergonha, ficam gratas quando a violência para e se recolhem ao silêncio para não voltarem a vivenciar o terror do abuso; outras vezes, elas não têm para onde ir nem meios para se sustentar. No intervalo entre os episódios de violência, o cônjuge pode ser amoroso, bom, responsável, um cidadão estimado. Com frequência as vítimas ficam perplexas quando o agressor se desculpa pela violência progressiva, mas em seguida culpa a própria vítima pelos incidentes.

A perseguição costuma ser um crime invisível até irromper a violência. Um estudo mostrou que o tempo decorrido do início da perseguição até a ocorrência do primeiro ato violento é de cinco anos. Em geral, a vítima não comenta sobre a perseguição até que a violência chegue ao ponto de obrigá-la a procurar a polícia ou um hospital. A maioria das vítimas de perseguição sofre em silêncio. O ato de perseguir uma pessoa desperta nela seus mais profundos medos de ser caçada, agredida e morta. A ansiedade, a insônia, o desajuste social e a depressão são sintomas comuns. Kristin Lardner certamente sentiu tudo isso. Mesmo quando a perseguição é denunciada às autoridades, nem sempre a vítima é protegida; 54% das mulheres que relataram à polícia serem vítimas de perseguição foram mortas por seus perseguidores. Assim ocorreu com Kristin Lardner.

Os perseguidores têm diversos tipos de motivação. Nos casos em que pessoas famosas são perseguidas, o que ocorre é que indivíduos com transtornos mentais tentam de forma desesperada contatá-las em busca de identificação, amor, poder e alívio de seus problemas pessoais. Alguns perseguidores até mesmo buscam contato com estranhos para se redimirem de sofrimentos ou faltas reais ou percebidas. As estatísticas revelam que, de todas as vítimas de perseguição, 38% são pessoas comuns, principalmente mulheres; 17% são celebridades muito famosas; e 32% são celebridades, porém não tão famosas. Entre as demais, 11% são executivos de grandes empresas perseguidos por empregados ou ex-empregados e 2% são gerentes ou supervisores perseguidos por subordinados insatisfeitos e psicoterapeutas perseguidos por pacientes ou ex-pacientes.

Casos de perseguição sempre existiram e têm suas raízes no antigo conceito de que as mulheres são bens ou propriedades. Ao exercer seu poder sobre uma mulher ou sobre um homem, o perseguidor tem certeza de que fará parte da vida da vítima, quer ela queira, quer não. No passado, os perseguidores eram processados apenas por invasão de privacidade ou nem chegavam a ser indiciados. Um dos resquícios dessa antiga maneira de encarar a perseguição é a crença, muito difundida entre homens e mulheres, porém errônea, de que as mulheres provocam, de alguma forma, seus perseguidores. A verdade, no entanto, é que 90% dos perseguidores sofrem de transtornos mentais e os outros 10% são pessoas muito iradas ou perturbadas.

Nos dias de hoje, a perseguição é considerada um grave problema social, havendo aproximadamente 200 mil perseguidores à solta nos Estados Unidos. Alguns especialistas asseguram que esses números são apócrifos e que ninguém sabe ao certo quantas pessoas são perseguidas. Uma em cada 20 mulheres já foi ou será, em algum momento da vida, perseguida por um ex-namorado, ex-marido ou por um estranho. As estatísticas mostram que 77% das mulheres e 64% dos homens perseguidos conhecem o agressor. Na maioria dos casos, as vítimas são mulheres solteiras ou divorciadas, com idade entre 20 e 45 anos. A perseguição pode começar de modo benigno, às vezes com um simples elogio, evoluindo para um padrão de vigilância, linguagem obscena, assédio, ameaças de lesão corporal e agressão física ou assassinato.

A perseguição é um delito praticado por indivíduos de todos os níveis socioeconômicos. A prova de que o nível educacional e a formação profissional não são barreiras à prática da perseguição foi o caso do ex-juiz de direito de Nova York, Sol Wachtler, na época com 63 anos. Depois que sua companheira, Joy Silverman, terminou o relacionamento com Wachtler, ele empreendeu uma campanha de 13 meses, durante os quais passou a ameaçá-la e aterrorizá-la. Wachtler foi preso quando tentava extorqui-la em 20 mil dólares em troca da promessa de não sequestrar sua filha de 14 anos. Ele foi sentenciado a 15 meses de detenção em uma penitenciária federal e condenado a pagar uma multa de 30 mil dólares por perseguir e ameaçar Joy Silverman e a filha. No tribunal, Wachtler explicou seu estranho assédio como sendo o resultado de uma tentativa "doentia e aberrante" de criar uma situação na qual a mulher voltasse a necessitar dele.

A tipologia do perseguidor
O perseguidor de celebridades
Em nossa cultura de entretenimento de massa, alguns apresentadores se dirigem a um público de 100 milhões de pessoas ou mais. Essas enormes audiências, aliadas ao nosso fascínio pela vida pessoal de atores, astros do esporte e outras celebridades, têm algumas consequências inevitáveis. Entre esses 100 milhões de espectadores, alguns acreditam que o artista esteja falando, cantando ou atuando diretamente para eles. Outros desenvolvem a crença de que seu próprio destino está ligado de forma inextricável ao do astro da televisão ou do cinema. Alguns escrevem cartas de amor. Outros escrevem cartas de ódio ou relatam estar sendo

atormentados ou agredidos a distância pelo ator ou apresentador. Outros, ainda, têm pensamentos sexuais aberrantes. Considerando que alguns apresentadores de televisão "entram" no quarto dos espectadores em trajes sumários, e que muitos desses espectadores também se encontram em trajes sumários, não é difícil entender por que essa situação estimula um comportamento aberrante em algumas pessoas.

Um desses perseguidores foi Teddy Soto, um admirador de Christina Applegate, que fazia o papel da *sexy* adolescente Kelly Bundy no seriado de televisão do canal Fox *Married... With Children*. Soto foi visto rondando os portões dos estúdios da Columbia Pictures onde a série era gravada, sendo reconhecido como o homem que havia sido preso, anteriormente, rondando a casa de Christina. Quando se recusou a obedecer a ordem para sair de perto do portão do estúdio, os guardas o prenderam.

Teddy pode ter tido dificuldades para distinguir a atriz Christina Applegate de sua personagem, Kelly Bundy. Christina sempre foi enfática em reafirmar que, na vida privada, era a antítese da personagem Kelly Bundy, que, no seriado de televisão, usava saias muito justas e blusas bem decotadas. Teddy Soto é um exemplo da tenacidade com que algumas pessoas procuram fazer contato com os astros pelos quais desenvolveram algum tipo de obsessão ou delírio.

Somente uma minoria dos perseguidores é representada por fãs insatisfeitos. A imensa maioria dos que perseguem pessoas de vida pública são indivíduos mentalmente doentes. Por serem solitários e introspectivos, eles são em geral viciados em televisão. Alguns se iludem pensando ter algum tipo de relação especial com uma pessoa famosa. Outros acreditam que poderão se tornar famosos associando-se a uma celebridade – mesmo que isso signifique matá-la. Um desses casos foi o de Mark David Chapman, que perseguiu e matou John Lennon. Ele se descreveu como um "João ninguém" que "não sabia lidar com o fato de ser um João ninguém". Mark disse que enveredou pelo caminho da ira "para se tornar algo que não era, para se tornar alguém". Outro caso é o de Margaret Ray, de 41 anos, que aparentemente acreditava, de fato, ser alguém – a esposa do apresentador David Letterman. Ela o perseguia e várias vezes invadiu sua residência.

O psiquiatra forense Park Elliot Dietz conduziu pesquisas sobre os perseguidores de celebridades e descobriu que pessoas famosas percebidas como "simpáticas" atraem mais perseguidores que aquelas que têm uma imagem menos amistosa. Os fãs obcecados costumam perseguir as atrizes do tipo "pessoa comum", não ameaçadoras, e não aquelas que projetam uma forte personalidade, como Elizabeth Taylor ou Joan Collins. A imagem amistosa e extrovertida da atriz

Rebecca Schaeffer, que estrelou a série *My Sister Sam,* atraiu a atenção de um homem chamado Robert John Bardo. Ele lhe enviou uma carta típica de um fã. Rebeca fez o que se exige da maioria dos atores e atrizes nessa situação: respondeu agradecendo e enviando uma fotografia sua; o que foi um erro, porque Bardo interpretou o gesto como uma prova de interesse real por ele. Bardo passou a perseguir a atriz, acabando por assassiná-la. Quase sempre, um confronto entre o perseguidor e a pessoa que é objeto de suas intensas fantasias não funciona como forma de detê-lo, qualquer que seja a intenção da celebridade. Esse tipo de contato provavelmente contribuirá para reforçar a crença inabalável do perseguidor na existência de uma relação amorosa entre ele(a) e a celebridade. A única maneira de uma vítima de perseguição se proteger é afastando-se completamente do perseguidor.

As pessoas apaixonadas pensam constantemente naqueles que amam. Que será que ele(a) está fazendo neste momento? Eu queria poder vê-lo(a) agora mesmo, trabalhando, se divertindo. O que será que está pensando? Será que está pensando em mim? Mesmo pessoas razoavelmente saudáveis "perseguem mentalmente" as pessoas por quem se sentem atraídas. Elas nutrem desejos subconscientes de se fundirem a esses seres amados, desejos esses que derivam dos estágios mais precoces do desenvolvimento humano. Entretanto, existem aberrações. Certa vez, atendi um homem baixo e esquelético, cuja aparência lembrava um falcão, e que perseguia constantemente sua ex-esposa, chegando a agredi-la. Quando perguntei por que ele fazia isso, respondeu friamente: "Antes de nos casarmos, eu a amava. Quando nos casamos, ela passou a ser minha. E como eu não presto, ela também não tem valor. Ela é eu. Não posso deixá-la". Sendo assim, não surpreende que os perseguidores reflitam todo o espectro de psicopatologia; do adolescente fascinado ao psicótico delirante. A diferença entre o saudável e o patológico é que este último atua sob o estímulo de suas necessidades psicológicas internas, perseguindo, de fato, o objeto de seu interesse, quer a pessoa queira ser perseguida ou não. Os perseguidores não conseguem confinar suas obsessões ou alucinações à sua própria mente; eles precisam expressá-las. Os maus fazem o que os bons apenas sonham fazer.

Muitos perseguidores são homens rejeitados por mulheres. Na maioria, são solitários mentalmente doentes cuja vida não tem muito significado. No entanto, existe uma certa distância, do ponto de vista psicológico, entre um ex-marido ou ex-mulher vingativos e alguém obcecado por uma celebridade. Nas próximas páginas, descrevo os perfis psicológicos de vários perseguidores, mas o leitor deve saber, de antemão, que as categorias nas quais se classificam os perseguidores não são tão nítidas ou abrangentes quanto as dos estupradores e outros criminosos descritos neste livro. As linhas que separam as categorias dos perseguidores não devem ser consideradas bem definidas.

O perseguidor romântico e imaturo

Comecemos pelo adolescente apaixonado. Não é incomum encontrar um adolescente fascinado e romanticamente fixado em alguém. Na verdade, a relação pode ser unilateral, existindo somente a distância, estando a pessoa idealizada – o objeto da paixão do adolescente – alheia ao interesse que desperta. O jovem romântico fica sentado na rua, em frente à casa da pessoa amada, escondido entre arbustos; segue seu carro para conseguir ter um rápido vislumbre dela; ou telefona e depois desliga, apenas para ouvir sua voz. Por meio da televisão e do cinema, os meninos sofrem uma pressão cultural para perseguir a mulher que desejam. Mas, ao contrário dos perseguidores adultos, esses adolescentes geralmente não fazem ameaças e, no caso daqueles cujo desenvolvimento é normal, esse tipo de comportamento desaparece com a maturidade. A maioria das pessoas passa por essa fase. Alguns adultos, no entanto, podem continuar apresentando esse comportamento, desenvolvendo uma fixação que, com certeza, pode causar problemas.

O perseguidor dependente, sensível à rejeição

Em geral, esse tipo de perseguidor é uma pessoa extremamente sensível à rejeição e, ao mesmo tempo, extremamente dependente da pessoa com a qual mantém uma relação "amorosa". Esses apaixonados rejeitados costumam reunir informações sobre as pessoas que os rejeitaram e tentam contato por meio de inúmeras chamadas telefônicas, *e-mails*, cartas, presentes e visitas. Alguns importunam os amigos, colegas de trabalho ou familiares da vítima, em busca de informações. Outros vão além e leem a correspondência da vítima, invadem sua residência, examinam os dados do computador, ouvem as mensagens deixadas na secretária eletrônica, ou chegam a ficar espreitando enquanto a pessoa dorme. Os perseguidores mais doentios usam de todos os meios de assédio e terrorismo psicológico capazes de conceber. Alguns exemplos de táticas mais agressivas são espalhar herbicida no gramado, colar cartuchos de balas no vidro do carro, enviar bilhetes contendo ameaças escritas com esmalte de unhas, destruir imóveis, sabotar carros, matar animais de estimação e ameaçar os filhos das vítimas.

Muitos homens enquadrados nessa categoria escondem sua dependência sob uma imagem machista, excessivamente masculina, e cometem abusos repetidos contra mulheres. Eles tentam encobrir seu temor mais profundo – o de que a mulher os deixe por outro homem –, dizendo, na verdade, que, "se ela não pode ser minha, não será de mais ninguém". Michael Cartier, guarda-costas de boates de Boston, havia manifestado esse tipo de atitude, segundo relatos, e se enquadrava, de muitas formas, no perfil do perseguidor dependente, sensível à rejeição.

Muitos desses criminosos sofreram perdas significativas na infância, seja devido à morte de um familiar ou por terem sido vítimas de maus-tratos físicos e psicológicos ou de negligência por parte dos pais. Os perseguidores em geral têm dificuldades afetivas, o que reflete os distúrbios ocorridos em suas relações na infância. Não são capazes de lidar de forma normal com uma perda, seguir adiante, encontrar novos relacionamentos. Frequentemente, a reação de ira relacionada ao abandono é uma defesa contra o sofrimento e a humilhação intoleráveis, oriundos das rejeições da infância, projetadas na perda atual.

Segundo relatos, Cartier sofreu abusos na infância, embora isso tenha sido negado por sua mãe, que garante que ele nasceu com problemas. Para comprovar, ela lembra que, quando pequeno, ele roubava a mamadeira de sua meia-irmã e acendia fósforos atrás de um fogão a gás. Aos 5 ou 6 anos, segundo sua mãe, Cartier arrancou as patas de um coelho de estimação. Com 7 anos, ele já estava internado em uma instituição pública para crianças com problemas. Aos 12 anos, foi transferido para um centro de tratamento para adolescentes com distúrbios de comportamento. Ele deixou a escola de Ensino Médio porque havia sido indiciado por 20 crimes cometidos em várias áreas de Massachusetts, Estados Unidos. Ele expressou todo o seu amargor em relação à mãe pedindo para ser tatuado com uma imagem em que ela aparecia enforcada, pendurada pelo pescoço em uma árvore, com animais rasgando seu corpo. Aos 18 anos, Cartier perguntou à sua meia-irmã se ela gostaria que ele matasse a mãe. Ele já havia espancado várias mulheres antes de Kristin Lardner, e depois sempre repetia o mesmo comportamento, chorando, pedindo ajuda e dizendo acreditar que sua mãe nunca o amara.

O perseguidor com personalidade borderline *(limítrofe)*

O termo *borderline* é uma tentativa de transmitir a ideia da tênue linha divisória percorrida pelo indivíduo entre uma relativa normalidade e um quadro de grave dificuldade para diferenciar corretamente a realidade da fantasia. A maioria dos perseguidores de celebridades se enquadra nesse grupo.

Indivíduos *borderline* têm relações pessoais instáveis, embora intensas, que alternam entre extremos de idealização e desvalorização. Eles podem mudar da adoração para o ódio em uma fração de segundo, quando a pessoa idealizada faz algo – ou é percebida como tendo feito algo – que frustra totalmente suas expectativas de perfeição.

Em psiquiatria, o mecanismo de atribuir a alguém características somente boas ou somente más é conhecido como *splitting* ou *dupla personalidade*: as representações do bem e do mal existem simultaneamente, mas são mantidas separadas por uma falha da integração coesiva – ficam divididas. O perseguidor com personalidade *borderline* aplica esse mecanismo à pessoa idealizada, mas também divide sua própria autoimagem. A maioria das pessoas normais consegue integrar as boas e as más percepções e sentimentos que nutrem por si mesmas e pelos outros, formando um todo realista. Os indivíduos com personalidade *borderline* não conseguem. Também tendem a ser impulsivos, emocionalmente instáveis e a mudar de humor rapidamente, em intervalos que variam de algumas horas a alguns dias. A depressão é uma complicação frequente do transtorno da personalidade *borderline* e influencia ainda mais o comportamento desses indivíduos. Por exemplo, a depressão amplia uma raiva intensa e inapropriada e a incapacidade de controlar o temperamento. O ódio absoluto destilado pelos indivíduos com transtorno da personalidade *borderline* pode ser muito danoso. A autoimagem desses indivíduos pode ser tão frágil que o menor insulto ou crítica pode provocar sentimentos de profunda rejeição, abandono e vergonha. Quando rejeitado, o indivíduo *borderline* pode descarregar seu ódio sob a forma de tentativas de destruir a carreira da vítima, sua reputação, sua família, seus amigos e, em certos casos, a própria vida da vítima.

Indivíduos do tipo *borderline*, quando rejeitados, frequentemente ameaçam cometer suicídio. Eles apresentam graves distúrbios de autoimagem, orientação sexual, escolha de carreira, tipos de amigos e sistema de valores. Costumam manifestar sentimentos crônicos de vazio interior ou tédio, e, muitas vezes, fazem um grande esforço para evitar o abandono real ou imaginário. Tendem a projetar seus pensamentos e sentimentos inaceitáveis ou inconfessáveis em outras pessoas, que, em seguida, tentam controlar. Esse é um mecanismo psicológico de base comumente observado nos perseguidores que têm personalidade *borderline*. O comprometimento do senso de realidade e a má definição dos limites entre eles mesmos e os outros são fatores que facilitam o processo. Essa foi a situação mostrada no filme *Atração fatal*, no qual a personagem era uma clássica perseguidora de personalidade *borderline*.

Os pacientes *borderline* são de difícil tratamento. Em um momento, o terapeuta pode ser venerado como um deus e, no momento seguinte, se o paciente se sente provocado ou rejeitado, o terapeuta pode ser atacado com o mais profund e destrutivo ódio. Recentemente, fui solicitado a avaliar um casal que vinha apresentando problemas conjugais. O marido tinha o transtorno da personalidade *borderline*. A mulher apresentava depressão secundária ao conflito conjugal. Em uma entrevista separada, o marido descreveu a esposa de forma muito carinhosa e, de repente, sem pestanejar, passou a fazer comentários espantosamente degradantes e depreciativos sobre ela. Ele se mostrava totalmente alheio às visões contraditórias que apresentava da esposa. Essas imagens simultâneas e antagônicas me deixaram chocado. Quando entrevistei a esposa, esta me disse que tolerava os hábitos perdulários do marido e até mesmo seus relacionamentos com outras mulheres, mas não podia mais suportar suas agressivas explosões de ódio contra ela.

Assim como o perseguidor sensível à rejeição, os indivíduos com personalidade *borderline* frequentemente têm história de violência física ou sexual na infância. Em geral, as categorias de indivíduos sensíveis à rejeição e *borderline* têm muitas características em comum. No entanto, os perseguidores de celebridades parecem apresentar uma problemática combinação de baixa autoestima com uma visão ultraidealizada de suas vítimas. No contato com esses indivíduos, temos o impulso de dizer-lhes – e algumas pessoas que tentam ajudá-los realmente o dizem – que "arranjem uma vida", já que não parecem ter uma vida independente da celebridade que perseguem. Na verdade, o que estão tentando, ao perseguir uma celebridade, é exatamente conseguir uma vida. Ao vincularem suas vidas a uma figura muito conhecida, os perseguidores de celebridades estão tentando emprestar algum significado a sua própria vida. Entretanto, a superidealização é frágil, podendo, de forma fácil e rápida, se transformar em ódio ou raiva assassina.

Todas as características que definem, do ponto de vista psiquiátrico, o transtorno da personalidade *borderline* parecem ter sido expostas em uma entrevista feita por Larry King com Mark David Chapman, o assassino de John Lennon. Quando jovem, Chapman idolatrava John Lennon. Durante a entrevista, quando Chapman insistiu que o homem que matou Lennon não era o mesmo que ele se tornara após alguns anos de tratamento e reclusão, Larry King perguntou quem ele era na época do assassinato:

> CHAPMAN: Em 8 de dezembro de 1980, Mark David Chapman era uma pessoa muito confusa. Ele estava literalmente vivendo dentro de um romance de bolso, o livro de J. D. Salinger *O apanhador no campo de centeio*. Ele vacilava entre cometer suicídio, pegar o primeiro táxi de volta para casa, no Havaí, ou matar, como você mencionou, um ícone.

Naquela época, continuou Chapman, Lennon era "apenas uma capa de disco para mim. Ele não existia, nem mesmo quando eu o encontrei, mais cedo, naquele dia, quando autografou o álbum para mim – ele foi muito gentil". Chapman achava que era incapaz de "registrar" o fato de Lennon, ou do filho de Lennon, que ele também conheceu naquele dia, serem humanos: "Eu o via apenas como uma celebridade bidimensional, sem sentimentos reais". Larry King lhe perguntou por que quis atirar na "capa de um álbum":

> CHAPMAN: Mark David Chapman era, naquele momento, uma concha ambulante, que nunca aprendera a expressar seus sentimentos de raiva, ira ou frustração. Mark David Chapman era um fracasso em sua própria concepção... Ele havia tentado ser alguém toda a sua vida, mas, à medida que piorava gradativamente – e acho que eu estava esquizofrênico na época, ninguém pode dizer que eu não estava, embora eu fosse responsável –, Mark David Chapman se voltou contra algo que percebeu como sendo falso, algo que o deixava com raiva, para se tornar algo que ele não era, para se tornar alguém.

Chapman disse a Larry King que, antes de perseguir e matar Lennon, havia visitado galerias de arte para ser fotografado com outras celebridades: "Eu me sentia importante quando estava com elas. Mas depois, eu me desintegrava novamente".

O amor e o ódio que parecem ter-se alternado na mente de Chapman com relação a Lennon foram semelhantes ao que Robert John Bardo aparentemente sentia pela atriz Rebecca Schaeffer. No julgamento de Bardo, o psiquiatra forense Park Elliot Dietz explicou, no banco das testemunhas, o mecanismo de cisão bom-mau tão frequente nos indivíduos com personalidade *borderline*. O Dr. Dietz disse que o amor e o ódio de Bardo existiam simultaneamente em sua mente, e que ele mudava do amor para o ódio "em um segundo". Era por isso, segundo o testemunho do Dr. Dietz, que Bardo amava e adorava Barbara enquanto fazia planos para matá-la. Em sua opinião, foi uma mudança súbita que ocorreu no cérebro de Bardo em sua segunda incursão à casa de Schaeffer o que levou ao tiro fatal.

O perseguidor erotômano

A pessoa que sofre de erotomania tem a firme convicção delirante de ser amado ardentemente por outra pessoa. Esse delírio em geral envolve um amor romântico idealizado e uma união espiritual, e não apenas a atração sexual. O ser amado comumente ocupa posição social mais elevada que o adorador, podendo ser um personagem famoso ou um superior na hierarquia do trabalho, embora também possa ser um total estranho. Cerca de 25% dos perseguidores desse tipo já perseguiram outras pessoas antes de se voltarem (quase sempre após uma mudança de emprego) para a vítima atual. Margaret Ray, detida várias vezes por perseguir David Letterman, já havia perseguido Yul Brynner. O indivíduo que tem erotomania faz esforços persistentes para contatar o objeto de suas alucinações, por telefone, carta, correio eletrônico, visitas ou enviando presentes. Todo obstáculo que se interpõe em seu caminho é percebido como um meio de colocar à prova a intensidade do seu amor.

Estudos mostram que as pessoas que escrevem cartas de amor para alguém que amam de modo doentio tendem a cometer atos violentos, mesmo que as cartas não contenham ameaças, em razão de sua necessidade anormal de contato com a pessoa amada. As pesquisas mostram que cartas ameaçadoras enviadas a celebridades de Hollywood não foram associadas a tentativas de aproximação, tampouco as cartas de ameaças enviadas a membros do Congresso dos Estados Unidos. Cartas desorganizadas (ou seja, que mostram sinais de ideação psicótica) também são associadas, em menor frequência, a aproximações de pessoas famosas. Pessoas que escreveram de 10 a 14 cartas mostraram 66% de probabilidade de tentarem contato com a celebridade, enquanto as que escreveram menos ou mais cartas tiveram menor probabilidade de tentar uma aproximação.

É interessante notar que há uma dicotomia entre os grupos de gênero dos perseguidores erotômanos. Na prática clínica, os psiquiatras encontram na maioria das vezes mulheres erotômanas, mas na prática forense é mais comum encontrar homens com esse distúrbio. Os homens, mais que as mulheres, tendem a violar a lei ao perseguirem "o objeto" de seus amores delirantes ou ao fazerem esforços vãos para resgatá-los de algum perigo imaginário.

Segundo os atuais padrões de diagnóstico, os indivíduos que sofrem de erotomania são classificados como tendo um transtorno delirante distinto da esquizofrenia ou dos transtornos do humor. A erotomania pode estar presente em todo o espectro de doenças psiquiátricas. Só 25% dos perseguidores são erotômanos puros; os demais 75% têm um segundo problema psiquiátrico, como esquizofrenia, personalidade *borderline* ou transtorno do humor. Os sintomas persistem, segundo os estudos, por 10 a 12 anos em média e não são tão raros quanto se pensava anteriormente. Exceto os delírios e suas consequências, os indivíduos que sofrem de erotomania não apresentam comportamento bizarro ou estranho e podem não ter intenção de fazer mal a suas vítimas. Na verdade, geralmente não entendem que suas vítimas estão sendo molestadas por sua perseguição; ao contrário, acreditam que elas estejam apreciando a atenção recebida.

Durante um ensaio do programa *Wheel of Fortune* (Roda da fortuna), um homem vestido em farda de combate com plaquetas de identificação surgiu da plateia gritando para a apresentadora Vanna White que seu namorado era perigoso, que estava ligado à máfia, mas que ele estava ali para protegê-la. Os seguranças o tiraram do estúdio, mas ele sempre voltava. Posteriormente, os autos do processo revelaram que ele havia telefonado várias vezes para o escritório do produtor do programa dizendo que queria se casar com Vanna White.

Já Margaret Ray insistia que era esposa de David Letterman. Ela invadiu a casa do apresentador pela sétima vez apenas três dias depois de sair da prisão, após cumprir nove meses de reclusão por ter entrado em sua propriedade. Para ela, assim como para o admirador fardado de Vanna White, a prisão e as condenações eram meros obstáculos a serem vencidos, oportunidades para demonstrar a força do seu amor.

John Thomas Smetek, descrito mais tarde como um andarilho de 39 anos do Texas, entrou em um teatro de revista onde a atriz Justine Bateman se apresentava em uma peça. Com um cartão de visita em punho, ele passou a frente da fila de espectadores que aguardavam para entrar e entregou o cartão ao porteiro. No verso, havia um bilhete de amor para Justine, no qual Smetek lançava um ultimato: ele iria se matar com uma pistola calibre 22. Finalmente, foi convencido a se render. Ele enfrentou duas acusações de crime e uma de má conduta, mas explicou às autoridades que havia feito tudo aquilo para que Justine Bateman soubesse o quanto ele ainda se importava com ela, e alegava ter tido um caso com a atriz sete anos antes. Segundo as autoridades, ele vinha perseguindo Justine desde março. Naquela ocasião, havia conseguido, por meio de subterfúgios, entrar no *set* de filmagem da série de televisão em que ela trabalhava, *Family Ties*, e, por duas vezes, ficara frente a frente com ela, antes de fugir. Na noite anterior à ameaça de suicídio, ele também havia se aproximado, gritando "eu te amo!", quando Justine saía do ensaio.

"Eu te amo 6 trilhões de vezes", foi o que John Hinckley Jr. escreveu para o objeto de sua paixão não correspondida, a atriz Jodie Foster, poucos dias antes de tentar assassinar o presidente Ronald Reagan. "Adeus", ele escreveu a ela. "Será que você não vai gostar de mim nem um pouquinho?" Ele estava tentando impressioná-la com o que estava prestes a fazer, embora não dissesse o que era. "Você sabe algumas coisas sobre mim, minha querida, como a minha obsessão pela fantasia; mas o que as pessoas não entendem é que, no meu mundo, as fantasias podem virar realidade."

O perseguidor esquizofrênico

Os indivíduos esquizofrênicos são acometidos de distúrbios delirantes, bizarros e ilógicos de seus pensamentos. Eles também apresentam muitos outros problemas em relação a suas percepções, emoções, autopercepção, volição e relação com o mundo exterior. Os esquizofrênicos frequentemente têm alucinações, em especial auditivas e visuais. Suas emoções são planas; sua autoimagem é fragmentada. Retraídos e introspectivos, eles costumam apresentar maneirismos estranhos ou incomuns, mas em geral são solitários que tentam evitar qualquer contato com outras pessoas.

A maior parte dos perseguidores esquizofrênicos não quer fazer contato com suas vítimas. Mas alguns são impulsionados a isso porque suas próprias alucinações bizarras os convencem de que estão sendo atormentados por suas vítimas ou que são, de certa forma, designados, predestinados ou obrigados a contatá-las. São esses indivíduos esquizofrênicos que se sentem compelidos a perseguir suas vítimas e encorajados a fazer contato com elas para buscar alívio. Quando a perseguição é um sintoma de esquizofrenia crônica, esse tipo de comportamento pode se tornar intratável. Alguns esquizofrênicos se fundem, psicologicamente, com suas vítimas, tornando-se, de forma irremediável, incapazes de discernir onde eles terminam e elas começam. Assim, matar a vítima equivale a cometer suicídio.

Michael Perry, depois de fugir de uma instituição para doentes mentais, começou a perseguir a atriz e cantora Olivia Newton-John. Ele enviou duas cartas a ela dizendo que precisava encontrá-la para provar a si mesmo que ela era real e não apenas uma "imagem no espelho da Disneylândia". Segundo relatos, ele acreditava que Olivia Newton-John era responsável pelos cadáveres que surgiam do chão de sua casa e que os olhos dela mudavam de cor, enviando sinais a ele. Michael compilou uma lista de 10 pessoas marcadas para morrer, incluindo a juíza da Suprema Corte Sandra Day O'Connor. Matou cinco pessoas, inclusive seus pais, cujos olhos arrancou. Duas semanas depois desses assassinatos, Perry estava em um quarto de hotel, em Washington D.C., próximo ao prédio da Suprema Corte. Havia sete televisores no quarto, todos ligados fora de sintonia e com olhos desenhados nas telas com um marcador de textos. Felizmente, ele foi preso antes que matasse mais alguém.

Indivíduos como Perry podem ser extremamente perigosos devido a seus delírios messiânicos ou de perseguição a respeito de determinadas pessoas. No entanto, a maioria dos esquizofrênicos que têm crenças alucinatórias são muito desorganizados e introspectivos para serem capazes de planejar e conduzir uma perseguição sustentada e razoavelmente competente.

A título de comentário, gostaria de enfatizar que alguns assassinos em série, particularmente assassinos em série sexuais, são perseguidores, no sentido de que em geral seguem suas vítimas. Richard Ramirez, um assassino em série da Califórnia, foi apelidado pela imprensa de o "Tarado da Noite", mas seus assassinatos não seguiam qualquer padrão evidente, por isso não se podia acusá-lo de ter perseguido alguém. A maioria dos assassinos em série que perseguem suas vítimas não está interessada na situação socioeconômica ou na personalidade específica das pessoas que irão matar, por isso não se enquadram neste capítulo sobre perseguidores. Assassinos em série que perseguiam suas vítimas, como Ted Bundy e Edmund Kemper, são abordados no Capítulo 11.

O perseguidor cibernético

A Internet representa, para o perseguidor, uma nova oportunidade de entrar na casa das pessoas. O criminoso pode obter informações pessoais que facilitam a perseguição e a comunicação com a vítima, com o propósito de assediá-la ou ameaçá-la. As estatísticas sobre crimes de perseguição pela Internet mostram que entre 1º de janeiro de 2000 e dezembro de 2001, 83% de todas as vítimas de perseguição pela Internet foram mulheres e 64% dos perseguidores foram homens. Quando questionadas sobre o local onde encontraram seu agressor ou perseguidor pela primeira vez, os três primeiros locais foram *e-mail* (39%), salas de bate-papo (15%) e fóruns ou quadros de mensagens (11%).

A maioria dos casos foi resolvida depois de queixas encaminhadas ao provedor de serviços de Internet do perseguidor. Os promotores têm aberto cada vez mais casos contra criminosos que perseguem pessoas pela Internet. Esse crime é mais um exemplo de até onde essas pessoas podem chegar para assediar e aterrorizar suas vítimas.

Prevenção e proteção

Medidas preventivas

A perseguição é um terrorismo psicológico. Frequentemente, há intenção de infligir terror à vítima, mas o medo, às vezes, pode ser uma consequência não desejada da obsessão do perseguidor. Não importa aonde a vítima vá, ela estará sempre em perigo. É difícil avaliar a intensidade do temor que sentem por suas vidas. O horror é tão intenso e constante que muitas vezes desafia nossa compreensão e testa nossa empatia para com a vítima. A vítima de perseguição se torna, aos poucos, prisioneira do perseguidor. À medida que o terrorismo avança, sua vida se torna uma prisão. Às vezes, os amigos se afastam, por medo de se verem envolvidos e de também serem perseguidos. A vítima se esgueira da proteção de sua casa para o trabalho e de volta para casa, da mesma forma que um prisioneiro é levado de uma cela para outra. Muitas vezes, o local de trabalho não serve como refúgio contra o perseguidor. Algumas vítimas ficam aterrorizadas demais para saírem de casa. Vivem em solitário confinamento, espiando o mundo por trás das cortinas. Se não conseguem ajuda, a única forma de se libertarem é a morte nas mãos do perseguidor. Esse foi o destino de Kristin Lardner, assassinada a tiros em plena luz do dia por Michael Cartier.

Se o perseguidor vai até o local de trabalho da vítima repetidas vezes, ela pode perder o emprego. Os amigos podem ter de fazer as compras para ela. Muitas vezes incontáveis e assustadoras mensagens por *e-mail* podem ser recebidas. O telefone pode tocar sem parar. Houve um caso em que o perseguidor fazia voos rasantes com um pequeno avião sobre a casa da vítima. Outras vítimas perderam animais de estimação, carros, casas ou tiveram que lidar com material difamatório espalhado a seu respeito (p. ex., material dizendo que tem AIDS) no trabalho, na escola ou na Internet. Algumas tiveram de mudar de endereço, cidade ou mesmo país. Em casos extremos, algumas mudam de identidade. Andrea Evans, que tinha o papel principal na série de televisão *One Life to Live,* da rede ABC, gravada em Nova York, sentiu-se forçada a deixar seu emprego e sua cidade por causa de um imigrante russo que a perseguia. Ele lhe enviava cartas com ameaças escritas com sangue e, apesar de frequentes episódios de hospitalização, continuou a perturbar sua vida por algum tempo. Por fim, com sua carreira destruída, Andrea Evans deixou Nova York e mudou-se para um local não revelado.

O perseguidor da atriz Theresa Saldana, Arthur Jackson, veio da Escócia para vê-la e depois a esfaqueou 10 vezes, deixando-a quase morta. Preso na Califórnia, ele repetidas vezes indicava, em cartas, que pretendia matá-la quando fosse libertado. Sua sentença foi aumentada por causa dessas ameaças adicionais. Jackson foi descrito pelos psiquiatras como um psicótico paranoico e muito perigoso. Ele dizia que queria matar Theresa para que eles pudessem ficar unidos após a morte. Depois de ser solto nos Estados Unidos, ele foi enviado à Grã-Bretanha para ser julgado por outro delito grave e, em 2004, segundo relatos, estava internado em uma instituição psiquiátrica. Arthur Jackson é um clássico exemplo do perseguidor "para sempre seu".

Todos os estados norte-americanos e o Distrito de Colúmbia, reconhecendo a magnitude do problema, já aprovaram leis contra a perseguição. As vítimas também podem obter mandados de restrição para se livrarem das garras dos perseguidores, mas esses mandados nem sempre têm sucesso, já que não produzem efeito em pessoas desesperadas que não têm nada a perder. Para obter um mandado, a vítima precisa procurar a justiça, o que já é um processo difícil. Em seguida, de posse do mandado de restrição ou proteção, precisará contar com o risco de que o perseguidor fique ainda mais inflamado e de que essa ação o leve ao limite da violência. Atualmente, especialistas sugerem que a vítima que conseguir um mandado de proteção também procure registrar uma queixa-crime. Essa combinação poderá tirar o perseguidor das ruas, mantendo-o na prisão, evitando, assim, um dano imediato à vítima.

Um grupo de trabalho da justiça federal dos Estados Unidos recomenda que a perseguição seja considerada crime. Diversos estados já adotaram essa postura, incluindo a perseguição no código penal como crime passível de punição de até cinco anos de detenção. As leis mais eficazes nesses casos são aquelas que definem o crime de modo abrangente, descrevendo-o, por exemplo, como má conduta intencional que envolva assédio repetido. Segundo essa definição, qualquer palavra, gesto ou ato cuja intenção seja diminuir a segurança, o bem-estar ou a privacidade de uma pessoa será considerado perseguição e dará motivo às autoridades para indiciar o agressor. Entretanto, em alguns estados, a aplicação da lei encontra obstáculos, como, por exemplo, a determinação de que só poderá ser emitido um mandado de prisão se o perseguidor tiver feito uma ameaça "crível" contra a vítima que a leve a temer ser morta ou ferida. Infelizmente, isso torna necessário que a vítima prove que há violência contra ela, mesmo antes de a violência ocorrer. Além disso, as ameaças nem sempre se correlacionam com a prática real de violência.

Como se proteger

Leis à parte, o fato é que as vítimas de perseguidores cuidam e precisam cuidar de sua própria segurança. As táticas a seguir podem diminuir o risco de agressão física ou psicológica por um perseguidor:

- Leve a sério a perseguição
- Informe familiares e amigos sobre o perseguidor
- Melhore a segurança de sua casa com cadeados e luzes de presença
- Cuide da segurança no trabalho
- Peça a colegas de trabalho que atendam as suas ligações
- Procure ter testemunhas da perseguição
- Alterne suas rotas
- Não saia do carro se houver uma van ao lado
- Reduza o tempo de caminhada
- Discretamente, tire fotos do perseguidor
- Registre o padrão de comportamento do perseguidor
- Use dispositivos de identificação de chamadas telefônicas
- Não responda a chamadas, *e-mails*, cartas ou convites do perseguidor para encontrá-lo

- Fique sempre em lugares públicos e não viaje desacompanhado(a)
- Mantenha contato com a polícia
- Chame a polícia imediatamente se sofrer ameaças físicas do perseguidor
- Considere a possibilidade de pedir um mandado de restrição ou de proteção
- Sempre que possível, combine o mandado de proteção com a apresentação de queixa-crime
- Procure aconselhamento jurídico

Ninguém quer se mudar nem trocar de identidade. Proteção total é algo muito caro e restritivo. Mas a negligência pode ser fatal. Deve-se buscar o equilíbrio entre um estilo de vida com liberdade e a segurança adequada. À medida que são instituídas leis que tornam a perseguição um crime e aumenta a compreensão do público sobre as dimensões desse problema, as vítimas reais e potenciais de perseguidores já podem contar com alguma ajuda. Em todo lugar, a polícia agora ouve com atenção os relatos de mulheres que se queixam de estarem sendo assediadas e perseguidas. Os agentes da lei estão reavaliando seus procedimentos de treinamento para levar em consideração esse crime. Algumas vezes, a prisão preventiva é necessária em casos de violência doméstica, para evitar essa que é a forma mais comum de perseguição. A sociedade finalmente parece ter acordado para esse crime em particular, em geral cometido contra mulheres. A morte de Kristin Lardner e o assassinato ou a mutilação violenta de milhares de outras vítimas de perseguição parecem ter chamado a atenção dos legisladores e agentes da lei para que enfrentem a epidemia de perseguição e a violência a ela relacionada.

6

A Violência no Ambiente de Trabalho

O seu Emprego é um Beco sem Saída?

Minha é a vingança, eu retribuirei, diz o Senhor.

— *Romanos 12:18*

Gian Luigi Ferri, um corretor de imóveis de 55 anos de idade, entrou no *hall* de um edifício da Rua Califórnia, número 101, um arranha-céu de granito e vidro no centro da cidade de São Francisco. Ele levava uma pasta de lona preta, do tipo que os advogados usam para carregar documentos. Trajando um terno preto, Ferri se assemelhava aos advogados e seus clientes. Pegou o elevador até o 34º andar do prédio de 48 andares e entrou no escritório de advocacia Pettit & Martin. Em sua pasta, em vez de documentos legais, carregava duas pistolas 9 mm Intratec Tec-9, compradas legalmente e capazes de disparar 50 vezes sem precisar de recarga; uma pistola semiautomática calibre 45; e centenas de pentes de munição. Ferri caminhou vagarosamente até uma sala de conferência com paredes de vidro. No interior, Jody Jones Sposato, uma mãe de 30 anos de idade, era o centro de um pequeno grupo de pessoas envolvidas em um depoimento que fazia parte de uma ação por discriminação sexual movida contra seu antigo chefe. Junto com Jody estava o advogado Jack Berman, de 35 anos de idade, que a aconselhava enquanto estava sendo questionada por Sharon O'Roke, também de 35 anos de idade, da Pettit & Martin, advogada de defesa do ex-chefe. O depoimento estava sendo gravado pela relatora escrevente Deanna Eaves, de 33 anos de idade.

Ferri começou a disparar contra a sala de conferência pelo lado de fora, estilhaçando os vidros. Eaves se escondeu sob a mesa, mas foi atingida no braço direito. Berman e Sposato morreram na hora, e O'Roke teve ferimentos na cabeça, no tórax e no braço. Próximo à sala de conferência, a secretária discava o 911 quando Ferri ficou cara a cara com ela. Ficou paralisada de medo, mas viu o rosto dele. Impassível, Ferri seguiu em frente. O advogado Brian Berger gritou para que a secretária fugisse e depois correu para alertar outro advogado, Allan J. Berk. Ferri atirou em Berger, ferindo-o gravemente no braço e no tórax. Seguiu em frente e matou Berk, um respeitado advogado trabalhista, em sua mesa de trabalho.

Ferri desceu pela escada até o 33º andar, feriu mortalmente o estagiário David Sutcliffe e foi em direção ao casal de advogados John e Michelle Scully. Perseguiu-os até uma sala vazia. John Scully protegeu sua esposa, colocando-se na linha de tiro e sendo atingido em seu lugar. Agonizante, explicou a ela como discar para pedir ajuda.

Os veículos de emergência chegaram e as equipes da SWAT entraram no edifício. Ferri desceu ao 32º andar, onde ficavam os escritórios da Trust Company of the West. Lá, matou a secretária Shirley Mooser, viúva, de 64 anos de idade, e o gerente de investimentos Donald Merrill, de 48 anos; feriu mortalmente a secretária do departamento jurídico Deborah Fogel, de 33 anos, a vice-presidente Vicky Smith e o advogado da Pettit & Martin Charles Ross, ambos de 41 anos de idade. Nesse momento, as duas pistolas Tec-9 superaqueceram e emperraram.

Ferri desceu as escadas de incêndio e logo estava encurralado entre duas equipes da polícia. Tinham se passado apenas 15 minutos desde o momento em que entrara no prédio. Apontando a terceira pistola para seu próprio queixo, disparou um tiro fatal. A carnificina deixou nove pessoas mortas, incluindo Ferri, e outras seis feridas.

Mais tarde, soube-se que Gian Luigi Ferri havia sido cliente da Pettit & Martin e, aparentemente, essa conexão fora a razão para os atos de violência em seus escritórios. Uma carta encontrada com ele também continha uma reclamação contra a Food and Drug Administration dos Estados Unidos, relativa ao aditivo alimentar glutamato monossódico.

A violência no ambiente de trabalho

Sou psiquiatra. Meu trabalho pode ser muito perigoso, a menos que eu adote algumas precauções. Tento fazer isso. E você? Sua profissão é potencialmente perigosa e o deixa vulnerável em seu local de trabalho de alguma das maneiras exemplificadas anteriormente? A maioria de nós passa mais tempo no trabalho do que em casa ou em qualquer outro local. Nós conhecemos bem os nossos colegas de trabalho, mas, muitas vezes, não tão bem assim.

O National Institute of Occupational Safety and Health identifica o homicídio no local de trabalho como um problema "grave" de saúde pública. Em média, 1,7 milhão de pessoas são vítimas de crimes violentos no local de trabalho ou em serviço nos Estados Unidos de acordo com um relatório publicado anualmente, de 1993 a 1999, pelo Bureau of Justice Statistics. Estima-se que 75% desses incidentes tenham sido assaltos comuns. Outros 19% foram assaltos com agravante. No mesmo período, ocorreram mais de 800 homicídios por ano no local de trabalho. Em 2005, os assaltos e os atos violentos representaram 13% das fatalidades no local de trabalho, sendo que, destes, 9% foram homicídios.

Embora existam variações, o assassinato em massa no local de trabalho em geral assume uma de cinco formas: 1) um empregado demitido ou descontente mata ou fere outros empregados; 2) um cônjuge ou parente nervoso persegue o empregado no trabalho; 3) violência cometida durante um ato criminoso, como um assalto; 4) violência cometida contra pessoas em funções de risco, como agentes da lei e 5) atos de terrorismo ou ódio, como os ataques terroristas de 11 de setembro de 2001, contra o World Trade Center, em Nova York e, anteriormente, o ataque de outros terroristas contra o prédio Alfred P. Murrah de uma agência federal, em Oklahoma City, Estados Unidos. Durante essas barbaridades, trabalhadores, clientes e transeuntes desafortunados muitas vezes são assassinados ou feridos. Em todos esses casos, a morte dos indivíduos que cometem essas violências é geralmente rápida, executada por eles mesmos ou por policiais que os eliminam para evitar que a matança continue. Poucos assassinos que cometem crimes em ambientes de trabalho saem vivos do local em que foi cometida a violência.

Em um grau menos evidente, a violência no local de trabalho pode assumir a forma de sabotagem contra a propriedade ou de assédio psicológico e sexual a um funcionário. Em uma pesquisa com 20.314 funcionários federais, 42% das mulheres e 15% dos homens relataram já terem sido assediados sexualmente. Embora mais de 90% dos processos por assédio sexual que constam na Equal Employment Opportunity Commission (EEOC) tenham sido iniciados por mulheres, existe um número crescente de processos abertos por homens. Além disso, à medida que mais mulheres adquirem poder no local de trabalho, é provável que aumente ainda mais o número de relatos de assédio sexual a homens. O poder corrompe as pessoas de qualquer sexo. No entanto, são os assassinatos em massa no local de trabalho que chamam a atenção do público. Como a maioria de nós trabalha, sentimo-nos ameaçados por esse tipo de violência, mesmo quando não é direcionada contra nós. Muitos têm seus motivos para se sentirem descontentes com as mudanças que ocorrem no local de trabalho por conta da automação e com as dificuldades econômicas daí decorrentes. A família à moda antiga e a união da comunidade, assim como as boas relações e a lealdade entre os empregados, são coisas do passado, e essa realidade tem efeitos deletérios. A disponibilidade de armas de fogo contínuo, usadas em investidas militares, torna possível que uma pessoa descontente, com um arsenal privado, mate muita gente.

O FBI define de forma arbitrária o *assassinato em massa* como o assassinato que envolve quatro ou mais vítimas, em um local, durante um evento, e subdivide a categoria em assassinato em massa clássico e assassinato em massa de famílias. O assassino em massa clássico foi Charles Whitman, o "Tower Killer" (Assassino da Torre) da Universidade do Texas, descrito adiante neste capítulo. Outro exemplo é a matança de 13 estudantes e professores em Columbine, Colorado, por Eric Harris e Dylan Klebold, antes de atirarem em si mesmos. Em 2007, na Virginia Polytechnic Institute and State University, em Blacksburg, Virgínia, o estudante Seung-Hui Cho matou 32 estudantes e professores antes de cometer suicídio. Ele ficou famoso pelo pior atentado em massa cometido por um único indivíduo armado na história dos Estados Unidos.

Os assassinos em massa de famílias matam quatro ou mais membros da família e podem ou não cometer suicídio. Quando ocorre o suicídio, o crime é classificado como assassinato-suicídio. Em 9 de novembro de 1971, John List, um vendedor de seguros, matou a esposa, seus três filhos e sua mãe, depois desapareceu. Seu carro foi encontrado no estacionamento de um aeroporto. Dezessete anos depois, a polícia recebeu uma pista de uma pessoa que havia visto um busto de barro de List no programa de televisão America's Most Wanted. List foi preso em Richmond, Virgínia, onde foi encontrado casado e trabalhando como contador. Mais recentemente, em 1999, Mark Barton, um operador do mercado de ações em Atlanta, matou sua esposa, seu filho e sua filha antes de se dirigir ao seu antigo local de trabalho e matar mais nove pessoas.

Existem também os assassinos em sequência e os assassinos em série. O assassino em sequência é definido como aquele que mata em dois ou mais locais sem que haja um período de arrefecimento emocional entre os assassinatos. Em 6 de setembro de 1949, Howard Unruh andou por sua vizinhança atirando com uma pistola, matando 13 pessoas e ferindo outras 3 em cerca de 20 minutos. Portanto, essa empreitada mórbida foi classificada pelo FBI como um assassinato em sequência, em vez de um assassinato em massa. A distinção entre os dois tipos tem interesse principalmente para os especialistas. Exemplos mais recentes incluem Martin Bryant, da Tasmânia, Austrália, que, em algumas horas, matou 35 pessoas com várias armas automáticas em meia dúzia de locais na região de Port Arthur.

O assassino em massa típico é um indivíduo tão comum quanto o vizinho de muitas pessoas, um homem branco, de quase 30 ou por volta dos 40 anos de idade. Entretanto, ele é atípico por ser, na maioria das vezes, solitário, viver trocando de emprego, não possuir vínculos com a família, os vizinhos ou uma comunidade. Existem milhares de homens cheios de ódio entre nós, que procuram vingança por desavenças reais ou imaginárias. Eles também fazem ameaças de violência punitiva, mas, felizmente, apenas alguns transformam sua raiva em explosões reais de violência. Ainda assim, o número de assassinatos em massa está crescendo. Dois ou três deles ocorrem a cada mês.

A percepção das pessoas em geral é de que alguma coisa dispara dentro desses indivíduos e eles saem matando os que estiverem mais próximos. De fato, isso acontece, mas a maioria dos assassinatos em massa é planejada. Mais do que nunca, atualmente se acredita que a cobertura de um assassinato em massa pela imprensa contribua para o próximo assassinato em massa – um fenômeno previsível de agrupamento de ocorrências.

Os assassinatos em massa tendem a envolver uma combinação letal de paranoia (ideias de perseguição) e depressão. Os assassinos se sentem deprimidos e desesperançosos e, ao mesmo tempo, culpam os outros por sua situação. Suas fantasias tendem a ser objetivas: vingança contra aqueles que entendem como sendo seus perseguidores. Eles não devaneiam pelas intrincadas fantasias sexuais exóticas dos assassinos sexuais em série. Entretanto, matam e, além da contagem real de vítimas, há muitas outras que sofrem de forma física e psicológica com a violência no local de trabalho. Nenhuma estatística pode estimar o enorme dano psicológico causado à mente dos que sobrevivem a esse tipo de violência. No atentado da Pettit & Martin, John Scully morreu tentando proteger sua esposa das balas de Ferri. Os Scullys tinham se casado havia menos de um ano e eram muito ligados. Agora, sua esposa tem de viver com as lembranças aterrorizantes e angustiantes de seus momentos finais, que constantemente vêm à sua mente. Jody Jones Sposato também foi morta por Ferri. Seu marido, Stephen Sposato, disse a um repórter, "Eu fui chamado ao centro de medicina legal [para reconhecer o corpo de minha esposa] e minha vida se despedaçou".

Muitos sobreviventes da violência no local de trabalho são assombrados por sintomas do transtorno de estresse pós-traumático (TEPT), alguns por muitos anos após o incidente. *Flashbacks* aterrorizantes que têm a clareza de imagens cinematográficas, pesadelos infernais dos quais o indivíduo acorda encharcado de suor, perda de afetividade e desistência de relacionamentos são alguns dos sintomas resultantes do trauma da ameaça de morte no local de trabalho. Um estudo psicológico foi conduzido pela equipe de pesquisa da Stanford University

School of Medicine com 36 empregados que estavam no prédio no momento do atentado de Ferri. Imediatamente após o tiroteio, observou-se uma ampla gama de respostas agudas ao estresse. A reavaliação feita 7 a 10 meses mais tarde revelou que um terço dos empregados que inicialmente haviam apresentado um quadro compatível com transtorno de estresse agudo tinha significativamente mais sintomas de TEPT.

A violência no ambiente de trabalho também foi classificada por tipo de ocupação, mostrando que a maior parte dos crimes é direcionada a pessoas que interagem com o público. Os cargos em maior risco de lesões físicas resultantes da violência, conforme relatado pelo Bureau of Justice Statistics, são, em ordem decrescente: trabalhadores do setor de lazer, atendentes de bares, motoristas de táxi, empregados de lojas, trabalhadores do setor de alimentação, policiais, atendentes de estacionamento, mecânicos de automóveis, seguranças particulares, assistentes sociais, caixas, motoristas de ônibus, bombeiros e frentistas. A taxa de lesões da categoria que ocupa o primeiro lugar na classificação, trabalhadores do setor de lazer, foi de 118,5 ocorrências para cada mil pessoas, enquanto os assistentes sociais, classificados bem abaixo, apresentaram uma taxa de 8,5 ocorrências para cada mil pessoas. Muitas lesões e mortes foram associadas a assalto e tentativa de assalto.

Segundo o relato de vítimas, estas são as razões apontadas pelos agressores para a sua violência: comportamento irracional, 26%; insatisfação com o serviço, 19%; conflito interpessoal, 15%; aborrecimento por ter sido repreendido, 12%; comportamento criminoso, 10%; problemas pessoais, 8%; demissão, 2%; preconceito, 1%; e causas desconhecidas, 7%. Algumas dessas categorias refletem mais a ocasião do que o motivo da explosão de um sentimento de raiva guardado. As armas de fogo são as preferidas, usadas em três quartos das mortes. Metade das mortes ocorreram na região sul dos Estados Unidos e uma quarta parte, no oeste.

Também foram estudados os tipos de violência no local de trabalho. Em uma pesquisa de 1993 realizada nos Estados Unidos pela Society for Human Resource Management, 75% dos incidentes violentos foram brigas sem o uso de armas, 17% foram tiroteios, 7,5% foram ferimentos com objetos pontiagudos, 6% foram estupros ou outras violências sexuais e menos de 1%, explosões. O número de mortes é 3,5 vezes maior no sexo feminino. O homicídio é uma importante causa de morte de mulheres no local de trabalho. Embora a arma de fogo seja o principal instrumento responsável pelas mortes no local de trabalho, as mulheres têm seis vezes mais chance de serem mortas por estrangulamento. Essas estatísticas refletem o fato de que elas correm um risco especial no local de trabalho. A rejeição de admiradores ardorosos ou, ainda pior, assediadores no local de trabalho impõe um risco ainda maior de lesão grave ou morte às mulheres. Quando os romances fora do local de trabalho vão mal, o homem rejeitado em geral sabe onde a mulher trabalha e tem acesso a esse local. Embora isso não receba muita atenção da imprensa, as mulheres que trabalham em estabelecimentos de venda têm alto risco de serem lesadas ou assassinadas no local de trabalho. Mais mulheres do que homens trabalham no varejo, por exemplo, em lojas de conveniência. Sozinhas e desprotegidas nesses estabelecimentos, elas tornam-se particularmente vulneráveis e correm o risco de se tornarem vítimas de violência.

Os assassinatos no correio

Nos últimos anos, certos locais de trabalho passaram a ser conhecidos por apresentarem um perigo crescente para funcionários, patrões e frequentadores, devido às matanças que lá ocorreram. O local mais óbvio, talvez pela extensa cobertura da imprensa, é o correio. Nos Estados Unidos, foi até criada uma gíria, algo como "virar postal", para designar alguém que tem um surto psicótico e comete violência contra as pessoas em seu antigo ou atual local de trabalho. Existem 40 mil estabelecimentos de correio e mais de 825 mil funcionários dos correios nos Estados Unidos. Dezenas de incidentes mortais na última década tiveram como foco funcionários ou estabelecimentos de correio. No dia 6 de maio de 1993, em duas localidades diferentes, funcionários do correio se revoltaram. Em Dearborn, Michigan, Larry Jason, que havia ameaçado claramente seus supervisores, ficou conhecido como "a bomba relógio ambulante". Em San Juan Capistrano, Califórnia, Mark Hilburn temia perder seu emprego. Seus atos de violência levaram quatro pessoas à morte.

Em 10 de agosto de 1989, John Merlin Taylor, um funcionário exemplar dos correios, com 27 anos de serviço e diversos prêmios, cometeu um massacre em Orange Glen, Califórnia, que, ao final, deixou quatro mortos, incluindo ele mesmo e sua esposa. Em maio de 1989, o carteiro Alfred Hunter roubou um avião e atirou contra as ruas da cidade de Boston com um AK-47. Em 20 de agosto de 1986, Patrick Henry Sherrill apareceu no trabalho em Edmond, Oklahoma, vestido com seu uniforme completo, mas com três pistolas em sua bolsa. Ele matou 14 funcionários, feriu muitos mais e cometeu suicídio.

Os ex-funcionários respondem, em geral, por apenas uma pequena fração da violência no trabalho, mas seus crimes podem ser aterrorizantes. Joseph Harris, um funcionário de 35 anos, perdeu seu emprego na agência dos correios de

Ridgewood, Nova Jersey, pois ameaçou uma supervisora. Dezoito meses depois, foi até a casa da ex-chefe e a matou, bem como a seu noivo. Em seguida, foi à agência dos correios de Ridgewood e matou a tiros dois carteiros que haviam acabado de chegar ao local.

Em 13 de novembro de 1991, o ex-fuzileiro Thomas McIlvane, de 37 anos de idade, encontrou uma mensagem do comissário do sindicato das agências dos correios em sua secretária eletrônica. Segundo a mensagem, ele não seria recontratado, seu pedido de voltar para uma agência do subúrbio de Detroit havia sido negado. Thomas havia sido demitido por insubordinação, por maldizer um supervisor, brigar com os patrões e fazer comentários obscenos e ameaçadores aos colegas e supervisores. Durante meses, McIlvane havia ameaçado que, se não fosse recontratado, voltaria e mataria. Ele foi flagrado dizendo que sua vingança faria o massacre do correio de Edmond, Oklahoma, parecer a Disneylândia. Seus supervisores o descreviam como uma "bomba relógio". Ex-kickboxer profissional, além de faixa preta no caratê, McIlvane havia sido desligado do corpo de Fuzileiros Navais por ter deliberadamente esmagado o carro de um colega com um tanque.

Nos correios, um supervisor havia solicitado proteção contra ele, mas o pedido fora negado. Os colegas de trabalho estabeleceram uma rota de fuga que poderiam usar caso McIlvane aparecesse. E ele apareceu. Na manhã seguinte à mensagem na secretária eletrônica, chegou à agência central regional dos correios de Royal Oak, em Michigan, às 8h e 15min da manhã, com um rifle semiautomático Ruger calibre 22, de cano serrado, escondido sob a capa de chuva; matou quatro supervisores. Depois, virou a arma contra si e cometeu suicídio.

Por que o serviço postal vem apresentando tanta violência? Ninguém sabe ao certo. Uma possível razão é que a automação contínua do processo impõe grande estresse aos funcionários dos correios, pressionados a acompanhar o ritmo dos novos equipamentos. Outra grande parte do problema parece advir da seleção inadequada de pessoal. A falta de tato e capacidade de gerenciamento entre os supervisores dos correios também é um fator contribuinte. A cada ano, no serviço postal, são registradas 150 mil queixas e 69 mil ações disciplinares, na legião de 825 mil empregados. Isso demonstra um enorme índice de dificuldades entre supervisores e funcionários – 1 em cada 12 funcionários é repreendido anualmente e 2 em cada 11 formalizam queixas contra seus supervisores. No entanto, um relatório do Centers for Disease Control and Prevention observou que os correios têm uma taxa de homicídio menor que muitos outros setores. Os programas destinados a reduzir a violência no serviço postal tiveram efeito e reduziram o número de incidentes violentos.

Em entrevistas à imprensa, um número assustador de funcionários dos correios admitiu se identificar bastante com os criminosos, afirmando que eles mesmos tinham impulsos de vingança semelhantes, mas não os colocavam em prática. Neste exemplo, em especial, os homens maus fizeram aquilo que os homens bons sonharam fazer. A diferença entre os dois grupos depende de muitos fatores – entre os mais significativos, o grau de depressão e paranoia.

Os problemas no trabalho sempre foram queixas comuns entre meus pacientes. Já passei horas intermináveis ouvindo fantasias bizarras e detalhadas de meus pacientes, relativas a torturas sádicas ao extremo de seus chefes. Uma de minhas pacientes se deliciava com sua fantasia de decapitar os filhos de seu chefe diante dele, cozinhar suas cabeças e, em seguida, apontar uma arma para ele e obrigá-lo a beber o caldo. Assim como no caso de outros pacientes que exploravam suas fantasias, era baixíssima a probabilidade de que ela colocasse em prática toda essa cólera. Essa paciente era uma executiva de extrema eficiência e competência, escrupulosamente respeitadora da lei. Talvez a capacidade de fantasiar e verbalizar essa terrível violência contra alguém ajude a suprimir a necessidade de agir seguindo esse impulso.

Não exatamente uma "Torre de Marfim"

A imagem do *campus* da faculdade como sendo um local sossegado e pacífico, refúgio do mundo moderno, foi estilhaçada em 1º de agosto de 1996, quando Charles Whitman, um estudante de arquitetura de 25 anos de idade, subiu ao topo da torre de 100 metros do relógio da Universidade do Texas. Antes de sair de casa para o massacre, Whitman havia matado sua esposa e sua mãe. Do topo da torre, matou mais 13 pessoas com seu rifle e feriu outras 31 antes de ser morto.

Whitman estabeleceu o padrão para os próximos 40 anos de matanças nas universidades, que parecem ter aumentado o risco para professores e alunos, como aconteceu no caso de Gang Lu, um astrofísico brilhante, mas descontente, da Universidade de Iowa. Durante um encontro de estudantes da faculdade, Lu deu dois tiros na cabeça do professor de física Christopher K. Goertz, de 47 anos, matando-o na hora. Em seguida, virou-se e matou Linhua Shan, de 27 anos, que ele interpretava como sendo um rival e que havia recebido um prêmio de prestígio da universidade, que Lu desejava. Antes de morrer, Lu matou cinco membros do corpo docente e feriu outro gravemente. Em seguida, com a missão cumprida, retirou seu pesado casaco, dobrou-o cuidadosamente em uma cadeira e atirou na própria cabeça com um revólver calibre 38.

Os casos continuam a ocorrer e envolvem alunos de todas as idades, além de estudantes universitários. Os habitantes de Massachusetts, da Califórnia, da Louisiana, de alguns outros estados, e de Montreal, no Canadá, já presenciaram assassinatos e assassinatos-suicídios como esse. Marc Lepine elaborou um ataque armado agressivo e bem planejado à escola de engenharia (École Polytechnique) da Universidade de Montreal. Descarregando sua raiva principalmente contra as mulheres, matou ou feriu 14 pessoas com um rifle. Quando uma vítima pediu ajuda, Lepine esfaqueou-a repetidamente no tórax até a morte. Em seguida, colocou o cano do rifle contra a própria cabeça, disse "merda", e atirou em si mesmo. Foi o pior assassinato em massa e crime de ódio contra mulheres na história do Canadá. Lepine deixou um bilhete suicida que dizia:

> Por favor, saibam que se eu me matar hoje, 12/6/89, não terá sido por razões econômicas (porque eu esperei até que todos os meus recursos financeiros tivessem se esgotado, inclusive recusando empregos), mas por razões políticas. Decidi enviar *Ad Patres* ("para junto dos pais") as feministas que sempre arruinaram minha vida. Há sete anos, minha vida não me traz felicidade e, como estou totalmente cansado deste mundo, decidi dar fim ao caminho dessas cobras.

Seis meses depois, Lepine fez suas últimas vítimas – Sarto Blais, um engenheiro que estava na escola, e que não conseguia se livrar das lembranças da chacina de seus colegas e amigos, se enforcou. Em seguida, os pais de Lepine, que não encontravam mais razões para continuar vivendo, também cometeram suicídio.

Ocorrem chacinas em todos os tipos de escolas. Inacreditavelmente, um revólver carregado foi encontrado na pré-escola de uma igreja, em uma região próspera da Virgínia.

Um dos piores casos foi a matança de 16 de abril de 2007, em Virginia Tech, quando um solitário de 23 anos de idade, Seung-Hui Cho, da Coreia do Sul, matou a tiros 32 estudantes e professores e feriu outros 17 antes de cometer suicídio. Esse foi classificado como o pior tiroteio em tempos de paz na história dos Estados Unidos. Mais tarde, a investigação revelou que Cho havia sido identificado, várias vezes antes, como uma pessoa problemática, mas recusara tratamento.

Eric Harris e Dylan Klebold, os assassinos da Columbine High School, tinham planejado soltar bombas e executar estudantes e professores com armas automáticas – para matar centenas e centenas de pessoas e serem lembrados como os assassinos em massa mais bem-sucedidos de todos os tempos. Felizmente, eles não foram bem-sucedidos, mas conseguiram matar 12 e ferir outras 20 pessoas antes de apontar as armas para suas cabeças.

Em todos esses casos de atentados em escolas, as motivações exatas e o perfil mental dos criminosos ainda não foram completamente esclarecidos. No entanto, existem algumas pistas. O Serviço Secreto dos Estados Unidos desenvolveu um perfil de 41 atiradores de escolas em 37 incidentes; descobriu que o motivo expresso, com mais frequência, é a vingança, e que cerca de três quartos dos perpetradores haviam ameaçado cometer suicídio antes dos ataques. O relatório descreve que os criminosos se sentiam extremamente deprimidos, sendo que a maioria deles também se considerava perseguida e lidava com alguma mudança significativa em um relacionamento ou perda de *status*. Essas estatísticas e motivações são condizentes com as conclusões alcançadas em outros estudos de adolescentes assassinos em massa.

Os pacientes que matam

Locais de atendimento médico, como consultórios, salas de emergência, pronto-atendimentos, casas de saúde e ambulatórios, têm se tornado cada vez mais perigosos, tanto para os profissionais quanto para os pacientes, por causa das pessoas que têm intenção de matar nesses locais. Um desordeiro, defensor da supremacia branca, viajou de Maryland até Chicago para balear e matar um cirurgião plástico em seu próprio consultório. Jonathan Preston Haynes, de 35 anos, disse aos oficiais que o prenderam que havia ido a Chicago e selecionado sua vítima aleatoriamente de uma lista telefônica de cirurgiões plásticos. Ele marcou uma consulta com o Dr. Martin Sullivan, de 68 anos, e sentou de maneira tranquila na sala de espera até ser chamado. Ao entrar no consultório, Haynes executou o cirurgião calmamente, segundo ele, porque não gostava de ver as pessoas "diluindo a beleza ariana criando falsos arianos".

Há muito tempo os médicos sabem que o momento mais perigoso é a primeira consulta com um paciente desconhecido. De acordo com um relatório do Grupo de Trabalho da American Psychiatric Association, 40% dos psiquiatras são agredidos ao longo da carreira. Quase três quartos das agressões contra todos os médicos ocorrem durante o primeiro encontro entre médico e paciente. Nesse momento, o grau da doença do paciente e a possível existência de impulsos homicidas são desconhecidos pelo psiquiatra. Ele não teve tempo de desenvolver um relacionamento terapêutico que pudesse inibir atos perigosos. É bem possível que qualquer profissional de saúde em tal circunstância corra algum risco, por ser o objeto das ilusões de perseguição de pacientes transtornados. Em seu treinamento, os psiquiatras do sexo masculino são frequentemente orientados a usar gravatas de nó falso, presas com clipe, de modo que o paciente não possa utilizá-las para estrangulá-los. Também são orientados a preferir consultórios que tenham portas separadas para o médico e para o paciente; do contrário, um médico sentado à frente da única porta pode ser visto pelo paciente como um obstáculo a sua saída, uma via da qual ele poderá necessitar caso tenha medo de perder o controle de seus impulsos violentos.

Essas estratégias não foram criadas à toa. Muitos profissionais da saúde mental já foram vítimas de violência em seu local de trabalho. Um psiquiatra foi gravemente mutilado por uma carta bomba. Outros foram mortos. O psiquiatra Brian Buss, de 37 anos, trabalhava em um hospital estadual próximo a Portland, Oregon, quando achou necessário internar um funcionário do hospital que apresentava paranoia para observação e possível tratamento. Esse paciente já havia sido internado anteriormente em um hospital estadual e se mostrava temeroso em relação a ser internado outra vez nesse tipo de instituição. Entretanto, o único local alternativo, um hospital comunitário local, não tinha serviço de psiquiatria. Sozinho, Buss foi até uma sala de isolamento improvisada para informar ao paciente de que seria transferido ao hospital estadual onde havia sido tratado há 10 anos. O paciente ficou furioso e exigiu que o psiquiatra se retirasse. Quando Buss se recusou, o paciente apanhou um bastão que estava no chão e o espancou até a morte. Algum tempo depois, quando sua psicose foi controlada, o paciente foi entrevistado e fez várias sugestões de segurança ao hospital – por exemplo, que o psiquiatra nunca deveria entrar na sala de isolamento sozinho e que deveria ter deixado o quarto imediatamente quando ele assim exigiu.

O psiquiatra Michael McCullock, de 41 anos, decidiu tratar ambulatorialmente, em seu consultório particular em Portland, Oregon, um paciente de 38 anos com esquizofrenia paranoide e uma longa história de violência. Apesar dos relatos de que o homem havia ameaçado matar um professor de filosofia enquanto estava na faculdade e de já ter sido internado à revelia duas vezes, o médico manteve sua decisão. O paciente psicótico desenvolveu um delírio no qual o Dr. McCullock usava um estimulador cerebral para torturá-lo, sendo que o único meio de impedir a tortura e a dor era matando o psiquiatra. Após invadir o consultório com uma pistola escondida na capa de chuva, o paciente atirou à queima-roupa e matou McCullock. Em seguida, esperou calmamente pela polícia. Mais tarde, quando interrogado, o paciente não demonstrava remorso. Devido ao delírio, acreditava ter uma boa justificativa para cometer o crime.

De modo análogo, o Dr. Wayne Fenton, de 53 anos, renomado psiquiatra, diretor adjunto de uma divisão do National Institute of Mental Health e especialista em esquizofrenia, concordou em fazer uma consulta no sábado, em seu consultório particular, com o jovem Vitali Davydov, diagnosticado como paranoico e psicótico, desacompanhado dos pais. Logo após, a polícia foi notificada, pelo pai do paciente, de que seu filho havia voltado da consulta agindo de modo estranho e com sangue em suas calças e camisa. A polícia foi até o consultório e descobriu que o Dr. Fenton havia sido assassinado. Vitali Davydov foi preso e condenado pelo crime.

Hoje em dia, a maioria das salas de emergência dos hospitais, além de lidar com casos de emergência, também funciona como local de atendimento ambulatorial de uma grande variedade de pessoas com doenças crônicas. Nos últimos anos, houve vários casos de pacientes descontentes, que não encontraram alívio para a sua dor ou se consideraram mal atendidos, e que voltaram à emergência para matar membros da equipe médica. Por isso, atualmente, a maioria das unidades de emergência possui uma equipe de segurança e detectores de armas de fogo.

Os médicos também podem ser vítimas de ataques por motivos políticos, como aqueles perpetrados recentemente contra clínicas e médicos que fazem procedimentos de aborto. Alguns extremistas antiaborto se tornaram terroristas que planejam matar para impedir que as mulheres possam praticar abortos. Michael F. Griffin, de 32 anos, foi considerado culpado pelo assassinato em primeiro grau do Dr. David Gunn, um médico que fazia abortos na clínica Pensacola Women's Medical Services. Griffin, um fanático antiaborto, deu três tiros no Dr. Gunn quando este chegava ao trabalho, durante um protesto. O ativista antiaborto Paul Hill matou a tiros o Dr. John Britton e seu segurança desarmado na frente da clínica The Ladies Center em Pensacola, Flórida. John C. Salvi, de 22 anos, abriu fogo contra duas clínicas em Brookline, Massachusetts, onde eram feitos procedimentos de aborto, matando duas mulheres e ferindo outras cinco pessoas. A equipe médica em muitas dessas clínicas trabalha sob uma espécie de estado de sítio.

Hospitais: campos de extermínio

Os hospitais e as casas de repouso às vezes são usados como locais de matança por assassinos que têm acesso a esses lugares e aos pacientes que lá estão. O ex-fuzileiro naval Donald Swango conseguiu se formar em Medicina em Illinois, mas, apesar do diploma de médico, era evidente seu fascínio em relação aos pacientes à beira da morte. No hospital estadual de Ohio, as enfermeiras dos andares em que Swango trabalhava como plantonista notaram que morriam mais pacientes do que o normal, e uma delas viu Swango aplicar uma injeção em um paciente que logo piorou. Ele foi investigado e inocentado, mas se demitiu e foi trabalhar como técnico em emergência em Quincy, Illinois. Depois que os paramédicos observaram pessoas passarem muito mal no ambulatório quando ele estava por perto, Swango foi preso em posse de arsênico e outros venenos. Ele foi processado e condenado a cinco anos de prisão. Após ser libertado, falsificou documentos para se estabelecer novamente em West Virginia e depois, usando um pseudônimo, em Dakota do Sul. Quando descoberto, seguiu para Stony Brook, no estado de Nova York. Em todos esses locais, os pacientes morriam sem razão aparente. Somente quando seu ex-empregador em Dakota do Sul ligou para Stony Brook ele foi desmascarado e um alerta a seu respeito foi distribuído a todos os hospitais-escola dos Estados Unidos. Swango mudou-se para o Zimbabwe, onde matou mais pessoas, mas escapou antes de ir a julgamento. Ele estava a caminho de um novo emprego na Arábia Saudita quando escolheu um voo que fez escala em Chicago, onde foi preso. Foi considerado culpado pela morte de três pacientes e finalmente, quase 20 anos após ter começado sua sequência de ataques a pacientes e colegas de trabalho, foi sentenciado à prisão perpétua sem direito a liberdade condicional.

Donald Harvey, um auxiliar de enfermagem conhecido como o Anjo da Morte, possivelmente matou cerca de 100 pessoas em instituições de saúde. Ele trabalhava como auxiliar de enfermagem em vários hospitais e confessou ter matado 15 pacientes no Marymount Hospital, em London, Kentucky, e outros 15 no Cincinnati Veterans Administration Medical Center. Enquanto trabalhava no Drake Memorial Hospital, de 1985 a 1987, quando foi preso, ele supostamente matou outros 21 pacientes graves e doentes crônicos.

Harvey alegou, no início, que cometia eutanásia, mas sua real motivação ficou clara mais tarde, quando descreveu sua grande satisfação ao conseguir enganar "esses médicos que pensam que sabem tudo" e que achavam que seus pacientes estavam morrendo de causas naturais. Os psiquiatras o descreveram como um homem compulsivo, que matava para ter uma sensação de poder. Também matava por vingança, por ter sofrido um estupro homossexual. Harvey não era um indivíduo que cometia eutanásia de forma sutil, como também revelaram seus métodos de assassinato. Ele introduziu um cabide esticado no abdome de um paciente idoso que estava confuso e imobilizado, o que levou o paciente a morrer de peritonite dois dias depois. Em outros casos, ele cortava o suprimento de oxigênio, sufocava os pacientes com sacos plásticos e travesseiros, aplicava injeções com seringas cheias de ar e misturava arsênico e cianeto na comida dos pacientes.

Outros casos dessa chamada eutanásia ocorreram com certa frequência em hospitais, instituições e asilos. Poucos desses assassinatos têm algo a ver com compaixão e piedade pela vítima. A maioria, como no caso de Harvey, reflete o impulso de matar para exercer controle e poder total sobre a vítima. Os motivos dos enfermeiros assassinos ou dos assassinos de pacientes no leito incluem uma atração por criar emergências médicas, parecer heroico, ter prazer em ver pacientes morrerem e acabar com o sofrimento destes. O método mais comum usado para matar é injetar uma droga prescrita em quantidades letais. O enfermeiro Charles Cullen foi processado pelo assassinato de pelo menos 40 pacientes gravemente doentes. Ele injetava medicamentos nos pacientes, principalmente digoxina, usada em unidades de tratamento cardiológico, aparentemente para encerrar seu sofrimento. Da mesma forma, Harold Shipman, um médico britânico, foi acusado de matar 15 pacientes, embora uma investigação do governo tenha concluído que ele havia matado pelo menos 215, o que o tornou o maior de todos os assassinos médicos em série.

Os pacientes de asilos às vezes morrem por maus-tratos físicos. Creio que existam alguns assassinos em série trabalhando em instituições para idosos e pacientes muito doentes – assassinos que trocam de emprego com frequência e cujos crimes só são descobertos quando se evidenciam altas taxas de mortalidade de pacientes sem outra explicação plausível.

Foi somente após a morte do Dr. David J. Acer, um dentista da Flórida, que foram descobertos os atos criminosos supostamente cometidos por ele. O Dr. Acer morreu de síndrome de imunodeficiência adquirida (AIDS), que contraíra há alguns anos; mesmo após saber que tinha o HIV, ele continuou praticando a odontologia – e não informava os pacientes sobre sua condição. O primeiro de seus pacientes a contrair AIDS e morrer foi a jovem Kimberly Bergalis. O Dr. Acer morreu antes que pudesse ser questionado acerca do tratamento de Kimberly. Ao menos cinco outros pacientes foram infectados. Só foi possível fazer o exame de HIV em 700 dos seus 2.000 pacientes. Foi levantada a hipótese de ele ter infectado deliberadamente seus pacientes. Seu ex-parceiro afirmou que, de fato, Acer havia feito isso na tentativa de "provar" que a AIDS não era uma doença limitada à população homossexual. Se o Dr. Acer realmente transmitiu essa doença fatal aos seus pacientes de maneira deliberada, ele deveria ser considerado um assassino em série. Podem se passar anos até que todo o dano do qual ele foi acusado venha a ser computado. Digo "acusado" porque um novo estudo científico pode tornar duvidosos os primeiros achados que o incriminaram.

Justiça com as próprias mãos nos tribunais

Como mostra o caso de abertura deste capítulo, sobre o ataque de Gian Luigi Ferri ao escritório Pettit & Martin, os advogados, os escritórios de advocacia e os tribunais são alvos cada vez mais frequentes de violência. Essa antipatia em relação aos advogados e ao sistema judiciário é epidêmica nos dias de hoje, e se reflete na enorme quantidade de piadas maldosas sobre advogados. Segundo consta, Ferri havia chorado de rir, algumas semanas antes do ataque, quando ouviu a seguinte piada: "Se você estivesse trancado em um quarto com Saddam Hussein, o Aiatolá Khomeini e um advogado, e tivesse uma arma com duas balas, em quem você atiraria? No advogado – duas vezes".

Os advogados trabalham em um sistema adversarial, que impõe a polarização de posições, provocando emoções exaltadas. Os tribunais lidam com decisões difíceis, controversas e circunstanciais, algumas vezes de vida ou morte; a pressão sobre litigantes, advogados, juízes e júri pode ser enorme. Os advogados e juízes recebem cartas-bomba, alguns são feridos, outros morrem. Litigantes armados querendo fazer justiça com as próprias mãos já mataram vários advogados e juízes. Em um famoso atentado, Kenneth Baumrock levou duas pistolas para uma audiência de divórcio em um tribunal de Clayton, Missouri; ele matou a esposa e feriu quatro funcionários do tribunal. No mesmo dia, em Grand Forks, Dakota do Sul, ocorreu um evento semelhante em um tribunal da vara de família, no qual um homem armado feriu gravemente o juiz.

Os advogados também podem se tornar assassinos. O advogado George Lott praticou um atentado a tiros em um tribunal, matando um advogado de defesa e um promotor e ferindo dois juízes da corte de apelação. A queixa de Lott era que um tribunal da vara de família havia favorecido injustamente sua ex-esposa em uma audiência sobre a custódia do filho. Atos de violência não são incomuns em ações de divórcio e custódia, pois esse tipo de litígio desperta sentimentos de ódio intenso.

Morte em locais públicos

Restaurantes e bancos vêm se tornando alvos de violência resultante de vinganças colocadas em prática em locais públicos. Raras vezes existe uma ligação direta entre o local do crime e o rancor que o criminoso nutre pela sociedade. Em um dos incidentes mais terríveis, George Hennard atravessou com seu caminhão a janela da lanchonete Luby's Cafeteria, em Killeen, Texas, ferindo vários clientes no trajeto. Em seguida, ele saiu do veículo com uma arma e matou sistematicamente 23 clientes e funcionários da lanchonete. Hennard matou principalmente mulheres, em especial as que fizeram contato visual com ele, feriu outras 22 pessoas e depois se matou. Esse foi o pior massacre com arma de fogo dos Estados Unidos. Hennard disparou um total de 96 tiros em poucos minutos. Dos 136 sobreviventes examinados psicologicamente após o massacre, 20% dos homens e 36% das mulheres apresentavam o transtorno de estresse pós-traumático.

Hennard não tinha uma conexão real com a Luby's Cafeteria, mas outros assassinos em massa atacam restaurantes porque já trabalharam nesse tipo de local ou porque acham que foram insultados em um restaurante. Existe uma grande rotatividade de empregados no setor de restaurantes, e, muitas vezes, assaltos são executados por ex-empregados, familiarizados com o funcionamento do local. No Queens, em Nova York, dois homens entraram em um restaurante da rede Wendy's, exibiram suas armas, levaram sete funcionários, dos quais três eram conhecidos de um dos invasores, a um *freezer* no porão e atiraram neles para roubar 3.200 dólares. Dois dos sete funcionários que foram baleados sobreviveram e identificaram os assassinos.

Os funcionários de instituições financeiras também correm risco durante assaltos. Além disso, são alvo de funcionários e clientes descontentes, especialmente em tempos de crise financeira. Um ex-funcionário descontente com a instituição financeira Firemen's Fund, Paul Calden, de 33 anos, foi até o prédio Island Center, em Tampa, Flórida, matou três dos gerentes da empresa que estavam almoçando e feriu duas mulheres. Em seguida, saiu dirigindo. Calden foi encontrado mais tarde, em seu carro, a 20 quilômetros do local, morto com um ferimento de arma de fogo provocado por ele mesmo. Soube-se mais tarde que ele havia sido demitido do emprego na Firemen's Fund oito meses antes e ficara mentalmente abalado, atormentado por supostos contatos extraterrestres.

O escritório da General Motors Acceptance Corporation, em Jacksonville, Flórida, recolheu um automóvel Pontiac Grand Am, de dois anos, de James Edward Pough, de 42 anos de idade, poucos meses depois que a esposa de Pough o deixara. Seu salário não era suficiente para pagar a dívida de 6.349 dólares. Seis meses depois, Pough foi até o escritório da empresa, matou oito pessoas, feriu outras quatro e depois deu fim à própria vida com um revólver calibre 38.

Jim H. Forrester, um descontente eletricista deficiente físico, entrou com seu Chevrolet Suburban no escritório da seguradora State Industrial Insurance System, em Las Vegas, e começou a atirar pelo primeiro andar do edifício. Nesse incidente, embora ninguém tenha morrido, cerca de 25 funcionários entraram com processos por estresse e lesões, e muitos dos 400 funcionários mais tarde receberam tratamento individual e em grupo.

Os registros de assassinos em locais de trabalho estão repletos de ex-funcionários de baixo escalão, mas um dos primeiros assassinos desse tipo a atrair a atenção do público foi um ex-executivo e engenheiro da IBM, Edward Thomas Mann. Ele pediu demissão para não ser demitido depois que sua avaliação de desempenho caiu. Mann alegou ter sido vítima de discriminação racial. Ele se desfez de sua camisa branca e de outros objetos representativos da vida na IBM e vestiu uma jaqueta militar verde-oliva e uma máscara de esqui. Então, no estilo pseudocomando, Mann destruiu a entrada de um escritório da IBM, em Rockville, Maryland, com seu automóvel Lincoln Continental. Em seguida, saltou do carro com dois rifles carregados, uma escopeta e uma pistola, matou duas pessoas e feriu outras sete, depois de mantê-las reféns por um longo período, após o qual ele acabou se entregando à polícia. Mann se enforcou na prisão dois anos depois.

A maioria dos indivíduos que cometem violência no local de trabalho são homens (brancos), mas, algumas vezes, são mulheres. Em todos os contextos, exceto quando a mulher apresenta um quadro de psicose aguda, os homens têm uma incidência maior de comportamento violento. Gail Levine, de 62 anos de idade, foi condenada por sabotagem contra a empresa Pepsi-Cola por um júri federal em Denver. Ela havia colocado uma seringa em uma lata de Pepsi Diet numa época de medo de sabotagem – como uma vingança tardia contra a empresa que havia demitido seu marido 18 anos antes. Em um caso raro de violência no local de trabalho perpetrada por uma mulher, Elizabeth A. Teague, uma engenheira industrial de 30 anos, tentou incendiar a fábrica de baterias Eveready, em Bennington, Vermont, detonando várias bombas caseiras feitas de pólvora e gasolina. Antes da explosão das bombas, ela baleou e matou o gerente industrial e feriu dois de seus colegas de trabalho da fábrica. Quando capturada, ela se queixou ao FBI de preconceito racial na Eveready, de que seu telefone de casa havia sido grampeado pela empresa, e que seus colegas de trabalho haviam roubado e vendido segredos da empresa. A polícia também descobriu em sua casa alguns artigos da imprensa que haviam alimentado seus sentimentos de vingança: histórias sobre o massacre da Luby's Cafeteria e sobre os processos de assédio sexual de Anita Hill contra Clarence Thomas, juiz nomeado para a Suprema Corte.

O perfil comportamental do assassino no local de trabalho

Existem milhões de trabalhadores insatisfeitos em seus locais de trabalho, mas apenas alguns chegam a externar sua insatisfação cometendo violência contra os outros. Embora as características comportamentais da pessoa que comete violência no local de trabalho sejam estereotipadas, a motivação psicológica pode ser bastante complexa e, muitas vezes, impossível de se descobrir. Tipicamente, o funcionário está insatisfeito e tem relações conturbadas no trabalho, mas isso não é suficiente para desencadear violência. Em geral, a insatisfação comum com o trabalho não tem um papel significativo como elemento de motivação da violência no local de trabalho, embora seja, muitas vezes, citada como "causa". Certas situações, o contexto, a constituição genética do indivíduo, seu desenvolvimento psicológico, seus distúrbios físicos e mentais, suas influências culturais e sociais, e muitos outros fatores contribuem para essa mistura letal. Muitas vezes, mesmo profissionais treinados são incapazes de detectar um assassino em potencial. John Merlin Taylor, cuja carreira nos correios durou 27 anos, teve ideias paranoicas em relação a ser injustamente acusado. Ele imaginava que encontraria dinheiro no caminho e que esse fato seria usado para repreendê-lo ou demiti-lo. Esse delírio em específico não sinalizou a violência assassina que ele expressaria mais tarde. Taylor não deu nenhuma indicação de que explodiria.

A determinação do perfil dos futuros autores de ataques violentos no ambiente de trabalho é uma tarefa imprecisa; deve ser entendida como uma ferramenta grosseira de avaliação que pode despertar a consciência da equipe gerencial em relação à possibilidade de prevenir surtos de violência.

O perfil comportamental a seguir, dividido em 10 dimensões (resumidas na Tabela 6-1), caracteriza muitos indivíduos que cometem atos de violência no ambiente de trabalho:

TABELA 6-1 Perfil comportamental do assassino no ambiente de trabalho

1. Descontentamento
2. Transtorno mental
3. Determinação
4. Desvio de conduta
5. Distanciamento
6. Perigo
7. Relacionamentos desfeitos
8. Descontrole
9. Drogas e álcool
10. Desespero

Descontentamento

Praticamente todas as pessoas que cometem violência no trabalho têm queixas importantes e não atendidas contra seus empregadores. Muitas vezes, o funcionário sente que tem sido "passado para trás", usado, abusado e descartado como se fosse lixo. O funcionário falta repetidas vezes. Em geral, foram movidas ações disciplinares contra ele no passado. É comum que, após um incidente de violência, se encontre um registro documentado de disputas crescentes entre patrão e empregado. Muitas vezes, queixas de estresse no trabalho precedem a ocorrência de violência. Os funcionários ou ex-funcionários descontentes, cujas vidas se consomem na tentativa de ver suas queixas atendidas, podem se tornar pessoas perigosas. Por exemplo, James Huberty foi descrito como uma pessoa amarga. Segurança de 42 anos, desempregado, Huberty perdeu o emprego depois de 13 anos de trabalho duro, quando os patrões fecharam a fábrica em que trabalhava. Ele era emocionalmente frio e tinha um temperamento violento. Huberty passou a bater em seus filhos e a agredir fisicamente a esposa. Ele era fascinado por armas, literatura sobre mercenários e roupas militares. Em 18 de julho de 1984, às 16 horas, vestiu roupas camufladas, se armou e disse para a esposa, "Vou caçar seres humanos!". Ele entrou no McDonald's mais próximo e metralhou o restaurante com uma Uzi semiautomática e uma escopeta 12. Vinte e uma pessoas morreram e 15 ficaram feridas. Huberty foi baleado no coração pela equipe da SWAT. Vários assassinos em massa atacam no estilo pseudocomando. Seus interesses em armas, revistas de mercenários e no Exército são, muitas vezes, uma tentativa de encobrir sentimentos profundos de inadequação, além de expressar ódio e desgosto intensos em relação aos outros e a si mesmos, já que, na maioria das vezes, eles também morrem.

Transtorno mental

Muitos indivíduos que cometem violência no trabalho apresentam algum tipo de transtorno mental. Alguns já haviam recebido esse diagnóstico, outros o recebem somente após cometer a violência. O paciente que matou o psiquiatra Wayne S. Fenton foi descrito como um psicótico paranoico. Edward Mann, que invadiu os escritórios da IBM com seu carro e foi capturado após matar duas pessoas, teve, posteriormente, pela primeira vez, o diagnóstico de depressão maior e transtorno delirante. Muitos assassinos no ambiente de trabalho cometem suicídio após seus atentados e só podem receber um diagnóstico retrospectivo e, mesmo assim, sem muita certeza.

Uma forma particular de transtorno mental, a *erotomania*, foi implicada em um caso no Vale do Silício, Califórnia. Na erotomania, o indivíduo está absolutamente convicto de que o objeto de sua afeição sente o mesmo por ele, ainda que haja evidência do contrário. O engenheiro de *software* Richard Farley conheceu Laura Black, engenheira elétrica, na empresa ESL, Inc., prestadora de serviços na área de defesa. Quando Laura rejeitou suas investidas, ele a perseguiu. Quatro anos depois de Farley tê-la conhecido, ele invadiu a ESL, matou sete empregados e feriu-a gravemente. Farley queria derramar seu sangue sobre Laura, de modo que ela jamais o esquecesse. Da prisão, ele continuou a escrever para Laura enquanto estava hospitalizada, entre a vida e a morte. Apesar de ter concretizado seu desejo de violência, ele continuava delirante e transtornado.

A maioria das pessoas com transtornos mentais não é mais violenta do que a população em geral. Não há pesquisas que corroborem a forte conexão assumida pela opinião pública entre transtorno mental e violência. Na verdade, uma história de violência aliada a abuso de álcool e drogas é um indicador muito mais preciso do risco de violência. O transtorno mental representa apenas um discreto risco de violência comparado a outros fatores, como sexo masculino, idade jovem e baixa condição socioeconômica. No entanto, os transtornos mentais podem interferir no desempenho no trabalho. Pode surgir um círculo vicioso, em que a redução do desempenho leva a críticas por parte da chefia, o que aumenta ainda mais a raiva e causa deterioração do trabalho. O transtorno mental do trabalhador é subestimado, perdendo-se uma oportunidade de intervir com terapia. Quando os trabalhadores com problemas mentais estão sujeitos a estresses cíclicos nocivos, eles podem ficar mais propensos à violência. Lesões cerebrais antigas, transtorno de estresse pós-traumático, depressão, mania, abuso de drogas, transtornos da personalidade, dor crônica – qualquer um desses fatores, ou uma combinação deles, pode formar, mas não necessariamente forma, um alicerce para a violência. Quando o Assassino da Torre do Texas, Charles Whitman, foi autopsiado, descobriu-se que tinha um tumor cerebral do tamanho de uma noz pecã. O patologista não pôde ter certeza do papel que o tumor exercia no comportamento assassino de Whitman, mas soube-se que ele havia se queixado de dores de cabeça intensas.

Determinação

Muitas vezes, entre os sobreviventes da violência no trabalho, ouve-se a descrição do assassino como alguém que age de forma automática – mecânica, fria e insensivelmente – ao cometer sua matança. Gian Luigi Ferri foi descrito como alguém que demonstrava uma expressão impassiva ao assassinar as pessoas no escritório da Pettit & Martin. Essa observação é contraditória, pois era de se esperar que ele mostrasse expressões de emoções extremamente fortes, como ódio e raiva, durante a matança.

Tenho a impressão de que muitos assassinos que agem no ambiente de trabalho cometem a violência em um estado mentalmente dividido. A maioria desses crimes é planejada. Depois que o plano é concebido, a pessoa determina-se a vê-lo concluído. Em geral, os criminosos são familiarizados com armas, possuem um passado militar e atacam o local de trabalho vestidos à moda pseudocomando; de forma muito semelhante aos homens que se preparam para ir à guerra, eles estão determinados e se preparam mentalmente. Parte desse preparo consiste em podar pensamentos e sentimentos que poderiam produzir medo ou interferir na missão.

Desvio de conduta

O pensamento dos indivíduos que acabam explodindo na forma de atos de violência, em geral, é muito diferente do pensamento da maioria das pessoas – é bizarro e extremo. Embora possa resultar de um transtorno mental conhecido, esse tipo de pensamento também pode ser uma manifestação de uma personalidade excêntrica e aberrante. Por exemplo, o assassino canadense Marc Lepine via as mulheres como a fonte de todos os seus problemas e escreveu que "as feministas sempre tiveram um talento especial para me irritar". A baixa autoestima e a atribuição da culpa dos próprios problemas aos outros dominam os pensamentos de muitas pessoas que cometem violência no local de trabalho. Esses são desvios de conduta, o mesmo caso daquele que defendia a supremacia da raça branca e matou um cirurgião plástico porque ele criava "imitações de arianos", ou das agressões verbais de Gian Luigi Ferri contra a Food and Drug Administration em relação ao aditivo alimentar MSG. Muitas vezes, esses indivíduos possuem um arsenal secreto em casa para se defenderem dos perigos que percebem com base em suas excêntricas teorias de conspiração.

Distanciamento

Com raras exceções, os assassinos no local de trabalho são solitários. Sua falta de contato significativo com outros seres humanos é, quase sempre, um sintoma de dificuldades mentais e emocionais de base. Além disso, a escassez de contato humano afasta essas pessoas de um possível freio crítico quanto a seus pensamentos e comportamentos. As pessoas em contato regular com outras pessoas são mais propensas a comparar seus pensamentos e percepções com os dos demais e usar esse *feedback* para manter-se dentro dos limites da normalidade. Aqueles que mantêm pouco contato com pessoas são mais propensos a se isolar cada vez mais.

Perigo

Assim como a cobra cascavel, as pessoas que cometem violência no trabalho, em geral, dão sinais de alerta: comunicam suas ameaças, aberta ou implicitamente. Fazem isso de forma regular, ao longo do tempo, de modo que os alertas progridem e poucos daqueles que conhecem o indivíduo se surpreendem. Os potenciais assassinos no trabalho são muitas vezes fascinados por armas de fogo. Muitos passaram por treinamento militar ou possuem armas de fogo e são sabidamente hábeis em sua utilização. Alguns têm uma história de violência anterior, registrada em sua ficha criminal ou militar. Thomas McIlvane, que matou quatro colegas de trabalho nos correios, havia sido expulso dos Fuzileiros Navais por esmagar o carro de um companheiro com um tanque. O melhor indicador de violência no futuro é a violência do passado.

Relacionamentos desfeitos

Muitos assassinos que cometem seus crimes nos locais de trabalho vivem afastados de suas famílias. Muitos são divorciados. Poucos têm algum relacionamento significativo. A raiva e o ódio acumulados resultantes de relacionamentos familiares e conjugais destruídos podem emergir na forma de violência em outros contextos, como o local de trabalho. A esposa de James Edward Pough o havia abandonado poucos meses antes de o carro de James ter sido recolhido pela General Motors Acceptance Corporation. Ele então cometeu o atentado contra os escritórios da agência de financiamento, matando oito empregados e um dos gerentes.

Descontrole

As alterações de temperamento, os surtos de violência e as transgressões da lei são muitas vezes observados no passado de alguns indivíduos que cometem atos de violência no local de trabalho. O ex-fuzileiro McIlvane havia sido repreendido por discutir com o chefe nos correios e por desrespeitar um supervisor. Esses indivíduos têm uma clara deficiência em sua capacidade de controlar surtos de violência. Tentam resolver conflitos pelas ações, não pelas palavras. E distúrbios neurológicos ou lesões cerebrais podem comprometer qualquer controle que eles tenham. O início da perda de controle pode ser sinalizado pelo indivíduo, que passa a falar mais alto que o normal, fica excessivamente alerta e cada vez mais impaciente e irritadiço.

Drogas e álcool

O uso e o abuso de drogas e álcool são conhecidos desinibidores de impulsos violentos. Assim como as lesões cerebrais ou os distúrbios neurológicos, eles comprometem o controle do indivíduo sobre sua propensão à violência, o que leva a surtos de comportamento incontrolável. Além disso, as pessoas que abusam dessas substâncias podem ter transtornos da personalidade preexistentes.

Os indivíduos com personalidade *borderline* e antissocial são capazes de cometer atos de violência e se tornam mais propensos a esses atos com o uso de drogas e álcool. Soube-se que o consumo de álcool pelo funcionário dos correios John Taylor havia aumentado antes do atentado cometido por ele. É provável que isso tenha alimentado suas suspeitas sem fundamento de que seria vítima de um complô para parecer que havia aceitado dinheiro ilegalmente em seu trajeto diário no trabalho.

Poucos assassinatos no local de trabalho não são planejados. Alguns indivíduos, intoxicados por drogas, cometem assassinatos fora do trabalho e, em seguida, vão para o trabalho e matam novamente. Certa vez, Ramon Salcido saiu e passou boa parte da noite bebendo e usando drogas. No início da manhã seguinte, levou suas filhas, de 1, 2 e 4 anos de idade, a um pântano da região e cortou suas gargantas. De alguma forma, a mais nova sobreviveu. Depois, Salcido foi até a casa de seus sogros, onde matou a sogra e os dois filhos dela, voltou para casa e matou a esposa. Em seguida, dirigiu-se à fábrica de vinhos onde trabalhava, em Sonoma, Califórnia, matou um empregado e feriu outro.

Desespero

Os empregados que se tornam violentos no local de trabalho estão no limite de sua condição emocional, pessoal e financeira. Consumidos pela raiva, sentem que não têm nada a perder se cometerem um atentado. Eles enxergam isso como uma oportunidade final de virar o jogo contra colegas de trabalho e superiores que antes pareciam invulneráveis e forçar essas pessoas inconvenientes a se verem em condição de vulnerabilidade. A maioria dos assassinos no trabalho tem por volta de 30 ou 40 anos e não conseguiu alcançar seus objetivos profissionais. Além disso, ao longo de seus anos de trabalho, acumularam problemas pessoais e profissionais, a ponto de se sentirem em um beco sem saída. Joseph Wesbecker, descrito na próxima seção, enquadra-se nessa descrição. É preciso tempo, somado a experiências ruins, para construir um assassino que comete seus crimes no local de trabalho.

Três histórias de vida e morte

No passado de Gian Luigi Ferri, Joseph Wesbecker e Patrick Henry Sherrill podem ser observados muitos dos aspectos do futuro criminoso no ambiente de trabalho, listados na Tabela 6-1.

Quando Ferri cometeu a carnificina na Pettit & Martin, sua ex-mulher não podia acreditar que ele fosse o criminoso, pois "o homem com quem me casei odiava violência". Da mesma forma, os ex-assistentes de Ferri, em sua imobiliária falida, também não podiam acreditar e diziam "Você não espera isso de alguém que conhece, não importa o quão solitário e triste ele seja".

Ferri imigrou para os Estados Unidos em 1964. Estudou biologia e psicologia na Universidade da Califórnia, em Santa Cruz, e se formou bacharel. Depois, trabalhou como consultor de saúde mental para o Departamento de Saúde e Assistência Social do condado de Marin. Casou-se e divorciou-se logo em seguida. Após o divórcio, Ferri fez trabalhos voluntários para a pastora evangélica da televisão Terry Cole-Whittaker, ex-miss Califórnia. Ferri adotou o *slogan* "Prosperidade, seu direito divino", mas a prosperidade não sorriu para ele. O negócio de estacionamento de *trailers* em que se envolveu no meio-oeste foi malsucedido, e ele procurou a consultoria legal da Pettit & Martin. Insatisfeito com o trabalho dos advogados, acabou buscando ajuda em outro escritório de advocacia e ganhou um milhão de dólares no acordo.

Ferri tentou outras empreitadas, sendo que todas foram por água abaixo, e ele entrou em um período de derrocada financeira. Trabalhando em sua própria empresa, demonstrava temperamento explosivo. Seu antigo assistente comentou, mais tarde, que Ferri desconhecia alguns processos básicos, como o procedimento para verificar depósitos bancários. Era incapaz de pagar o aluguel de seu apartamento de um quarto, onde morava sozinho, e recebeu um comunicado de que tinha duas semanas para pagar o que devia ou seria despejado.

Embora tivesse ganhado um milhão de dólares no processo judicial, Ferri ainda guardava ressentimento contra o sistema de justiça. Foi esse ressentimento que dirigiu contra a Pettit & Martin. Depois do atentado, foi encontrada uma carta de quatro páginas junto a seu corpo. Parte dela dizia: "eu passei os últimos 13 anos tentando achar recursos legais e me reerguer, encontrando apenas uma parede de silêncio e corrupção por parte da lei". Também culpava o aditivo alimentar MSG por quase tê-lo matado em três ocasiões. Mais tarde, foi encontrado um vídeo que mostrava Ferri, semanas antes da carnificina, fazendo aulas de tiro no deserto de Mojave.

Diferentemente de Ferri, Joseph Wesbecker já era conhecido como uma pessoa violenta. Quando o funcionário, emocionalmente perturbado, apareceu de maneira inesperada na empresa Standard Gravure Corporation, em Louisville, Kentucky, sua história recente de tendência à violência e transtornos mentais era bem conhecida pela diretoria. Há 13 meses, ele havia sido considerado incapaz e vinha recebendo um benefício por invalidez equivalente a 60% de seu salário anual.

Wesbecker havia começado a trabalhar na Standard Gravure 20 anos antes. Na empresa, que imprime suplementos dominicais e encartes para jornais, ele era bem quisto pelos colegas. No entanto, sua imagem de "cara legal" havia começado a mudar com o início de seus problemas emocionais e com o divórcio. Os colegas ficaram preocupados quando ele passou a ler a revista *Soldier of Fortune* e lhes contou que havia encomendado uma Uzi semiautomática pelo correio.

Wesbecker procurou a gerência e solicitou uma função menos exigente devido aos problemas mentais e emocionais que estava enfrentando. Ele estava muito irritado, pois havia sido designado para trabalhar em equipamentos que lhe causavam grande estresse. Ele acreditava que os vapores de uma substância química usada na impressão estavam lhe causando problemas físicos. Um relatório médico confirmou essa alegação e, embora a Standard Gravure tenha rejeitado esse relatório, a empresa concedeu-lhe o benefício por invalidez. Wesbecker considerou que essa era uma grande injustiça, tendo em vista seus longos anos de trabalho. Os colegas de trabalho notaram que seus problemas emocionais pareceram piorar após esse acontecimento. Ele entrou em rota de colisão com a gerência e se queixou abertamente ao sindicato e aos colegas de que estava sendo tratado de forma injusta. Aos funcionários do sindicato, disse que tinha antipatia pelo dono e pelo presidente da Standard Gravure, assim como por certos supervisores da sala de impressão. Ele temia que o benefício por invalidez terminasse e que ele ficasse sem nada.

Wesbecker tentou cometer suicídio três vezes e, na opinião dos colegas, tornava-se mais paranoico a cada dia. Ele usava o medicamento antidepressivo Prozac (fluoxetina). Durante o ano em que esteve afastado por invalidez, fez ameaças de que ficaria quite com a Standard Gravure. Assim, alguns colegas de trabalho não se surpreenderam quando, em certa manhã, ele entrou na fábrica portando um AK-47 semiautomático, duas pistolas MAC 11 semiautomáticas, uma pistola semiautomática 9 mm e um revólver calibre 38 com vários tipos de munição e começou a atirar. Em poucos minutos, havia matado oito pessoas, ferido outras 14 e cometido suicídio. No processo que se seguiu, o júri considerou que o Prozac não havia desencadeado a violência.

Patrick Henry Sherril, de 44 anos de idade, trabalhava como carteiro de meio período em Edmond, Oklahoma. Estava no emprego há 16 meses e já havia sido suspenso duas vezes, uma por não conseguir fazer uma entrega e por tratar os patrões de forma grosseira e outra por ter jogado *spray* de pimenta em um cão. Os colegas de trabalho o consideravam um completo incompetente, incapaz até mesmo de encontrar uma loja grande e conhecida como a Wal-Mart local. De fato, Patrick era um homem estranho e solitário. Não tinha laços pessoais.

Nunca havia se casado. Após a morte de sua mãe, passara a viver praticamente recluso na casa dela. Como que para enfatizar sua solidão, costumava pedalar sozinho em Edmond, em uma bicicleta para duas pessoas. Patrick era visto pelos colegas como uma pessoa muito irada e mal humorada, cujo melhor senso de humor ainda revelava uma amargura sombria. Os vizinhos o denunciavam à polícia por espioná-los com um telescópio e por espiar em suas janelas. Mais tarde, um amigo de escola relatou que ele havia confessado um medo profundo de se tornar doente mental, assim como seu pai se tornara quando estava na meia-idade. Também estava claramente insatisfeito com sua calvície precoce. Ele tinha uma área de tiro em sua casa. Seus interesses se limitavam a assuntos militares, pornografia e ao seu *hobby* de locutor de rádio-amador.

Por ser ex-fuzileiro, era um atirador notável, com um recorde excelente na equipe de tiro da Guarda Nacional da região. Gabava-se de ter estado no Vietnã, embora, na realidade, nunca tenha saído de Camp Lejeune, na Carolina do Norte, durante o período de serviço militar. Havia sido dispensado dos fuzileiros com honras militares e, nos 20 anos seguintes, mudou várias vezes de emprego, nunca passando mais de 9 ou 10 meses em qualquer um deles, até ser contratado pelos correios de Edmond. Em casa, ele guardava uniformes militares, medalhas de tiro ao alvo, revistas militares *Soldier of Fortune* e um panfleto intitulado "Morrer: a maior aventura da minha vida – um médico de família conta sua história".

No dia em que foi repreendido na agência de correios por mau desempenho, saiu do trabalho com raiva. Na manhã seguinte, às 6h e 30min, ele bateu o cartão e depois puxou duas pistolas calibre 45 automáticas de sua bolsa e 100 pentes de munição, que havia obtido no arsenal da Guarda Nacional. Em 15 minutos, havia matado 14 funcionários do correio e ferido outros seis, antes de se matar.

Violência no local de trabalho: causas ou estopins?

O acesso a armas de fogo sofisticadas, de fogo contínuo, é sugerido como uma causa importante de violência no local de trabalho, pois essas armas permitem matar muitas pessoas em pouco tempo, como ocorreu em Columbine e Virginia Tech. No entanto, praticantes de tiro experientes, como Gang Lu, podem matar pessoas com a mesma rapidez e eficiência usando armas monotiro, como fez George Hennard, com suas pistolas semiautomáticas na Luby's Cafeteria. O psiquiatra forense Park Elliot Dietz acredita que o problema não são as armas, mas os filmes em que elas aparecem. Sua mensagem é que as armas não matam, mas sim a televisão e os filmes. Segundo ele, os assassinatos em massa são inspirados nos veículos de comunicação de massa. Diferentemente dos assassinos em série, que elaboram suas próprias fantasias exóticas e as colocam em prática, os assassinos em massa não têm muita imaginação. No caso dos assassinos no local de trabalho, a vida imita a arte.

Antes de cometer o atentado, Gang Lu digitou uma declaração para ser encontrada e divulgada pela impressa. Parte dessa declaração dizia:

> Meus filmes favoritos são *Sem saída*, *Duro de matar*, *Indiana Jones* e os filmes de Clint Eastwood, em que um único *cowboy* enfrenta um bando de maus elementos, que incomodam os mais fracos e que são cúmplices uns dos outros. Acredito que as pessoas devem ter o direito de possuir armas de fogo... Mesmo hoje em dia, a posse de armas é o único meio prático que os indivíduos/minorias dispõem para se proteger contra a opressão das organizações/maiorias do mal, que, na verdade, controlam o governo e o sistema legal. A posse de armas torna todas as pessoas iguais... Elas também possibilitam que um indivíduo lute contra organizações conspiradas/incorporadas, como a Máfia ou funcionários das universidades sujas.

Os filmes e programas de violência podem contribuir para o potencial de violência de certas crianças. A realidade dos assassinatos – as terríveis carnificinas, o sofrimento hediondo, a desgraça dos sobreviventes e das famílias das vítimas – não é e não pode ser ilustrada de modo realista pela mídia do entretenimento. Por isso, não existe um mecanismo de *feedback*, vital para inibir a agressão, na dramatização dos atos de violência. Os indivíduos em risco de serem mais influenciados pelas representações de violência na mídia são aqueles que sofreram abusos físicos e psicológicos. Eles se sentem desesperados, aterrorizados e furiosos em consequência do abuso. Ao se identificarem com os que cometem violências, conseguem atenuar temporariamente seu terrível sentimento de vulnerabilidade. Eles repetem mentalmente essas representações, várias vezes, porque foram traumatizados. Depois da exposição crônica aos programas de violência, a identificação com os protagonistas violentos pode se tornar uma estratégia de defesa contra seus próprios medos e sentimentos de desespero crônicos. Como todas as crianças precisam lidar com graus variados de sentimentos de medo, impotência e dependência, nenhuma criança é realmente imune às influências adversas da violência exibida na televisão e no cinema.

Mais de 2.000 estudos sobre os veículos de comunicação de massa e atos de violência mostram haver correlação, mesmo que não haja uma ligação causal absoluta, entre a violência mostrada na televisão e a agressividade. Não tenho dúvida de que aquilo que colocamos em nossa mente influencia os nossos atos. No entanto, apontar exclusivamente a mídia popular como a causa da crescente violência nos Estados Unidos é ignorar outros fatores importantes. A transformação na maneira de educar os filhos, permitindo que crianças assistam a programas de violência; o grande aumento da quantidade de divórcios, o que gera mais núcleos familiares de mães ou de pais solteiros; o crescente uso de drogas e de álcool; o fácil acesso a armas; o colapso das comunidades urbanas; os maus-tratos contra a criança; e a violência doméstica – apenas para citar alguns – são importantes fatores contribuintes para a violência.

Stanton E. Samenow, psicólogo clínico e autor de *Inside the Criminal Mind* (Dentro da Mente Criminosa), defende que a televisão não faz de ninguém um criminoso. Ele acha que a violência emocional está enraizada na tradição norte-americana de liberdade pessoal e individualismo. Essa é a ética que confere a um pequeno grupo de pessoas, que possui uma visão de mundo distorcida, a liberdade para colocar em prática essa sua visão. Samenow cita a observação de que esses indivíduos são incapazes de reconhecer que são os agentes de seus próprios problemas. Eles são incapazes de compreender aquilo que foi dito a Brutus, na obra *Júlio César*, de Shakespeare: "Se somos subalternos, meu caro Brutus, a culpa não está nos astros, e sim em cada um de nós".

Robert K. Ressler, ex-agente do FBI e diretor da firma de consultoria Forensic Behavioral Services, observa que, há 40 anos, quando as pessoas alcançavam o limite de sua paciência, tinham um colapso nervoso. Hoje em dia, o indivíduo indignado pega uma arma e "acerta as contas".

Em uma escala diferente, tenho tratado pacientes que destroem vários relacionamentos por incapacidade de tolerar seus sentimentos de ódio de si mesmos sem projetá-los nos outros. Para muitos desses pacientes, é bastante difícil aguentar tais sentimentos por tempo suficiente para que sejam examinados em uma terapia.

Infelizmente, a tendência a direcionar a violência para os outros tem sido facilitada pela disponibilidade das armas de fogo, capazes de colocar em prática essas ações em grande escala. Roger Depue, ex-chefe da Unidade de Ciência Comportamental do FBI, observa que, há anos, muitos formadores de opinião dizem ao público que os problemas dos indivíduos são causados pela sociedade. De fato, isso gera, em certas pessoas, um pretexto e um embasamento para atacar a sociedade. Alguns criminosos afirmam abertamente que querem revidar e ferir o máximo de pessoas que puderem, não importando quem elas sejam. John Douglas, o ex-chefe da Unidade de Suporte Investigativo de Ciência Comportamental do FBI, afirma que os indivíduos violentos, tendo fracassado em suas vidas, cometem suicídio após uma série de assassinatos (ou se deixam matar), pois não podem conceber a ideia de serem condenados e irem para a cadeia, ou seja, de fracassar novamente.

O psiquiatra forense Park Elliot Dietz aprendeu em suas entrevistas que matar não exorcisa os demônios psicológicos do assassino. Ele afirma que "aqueles que matam em um surto de paranoia ficam chocados ao perceberem que a matança não aliviou seus sintomas". Ele acredita que, se essa noção for mais divulgada, ela poderá deter potenciais assassinos.

Estudos mostram que indivíduos que foram afastados do emprego sem causa aparente recorrem à violência contra outras pessoas com uma frequência 6 a 7 vezes maior do que aqueles demitidos por algum motivo claro, sendo essa violência definida como: produzir danos que exijam cuidados médicos ou que levem à perda da capacidade funcional por um ou mais dias. Seis a sete vezes maior também é a diferença no consumo de álcool após o afastamento. As estatísticas são mais ou menos as mesmas para homens e mulheres.

Trabalho, amor e ódio

Há mais de um século, Freud observou que o trabalho e o amor trazem significados essenciais às nossas vidas. Um emprego que traga satisfação também traz estabilidade, direcionamento, segurança, um sentimento de conquista e valor próprio, uma sensação de possuir alguma coisa, corporativismo e, é claro, uma fonte de renda. Embora muitas pessoas amem seu emprego, muitos outros amam trabalhar, embora não amem necessariamente seus empregos. Quando alguém perde o emprego, isso pode representar um golpe muito grande do ponto de vista psicológico. Para a maioria dos indivíduos, perder o emprego é um evento traumático, mas que acabam aceitando, resolvendo levantar a cabeça e seguir em frente. Para uma pequena minoria, a perda do emprego pode ser uma sentença de morte.

Para alguns, toda a sua identidade e seu senso de valor estão intrinsecamente ligados à profissão. O termo *workaholic* é usado com frequência para descrever pessoas que vivem para trabalhar, em vez de trabalhar para viver. São essas as pessoas mais atingidas pela perda do emprego. Isso se torna um fracasso significativo na vida, em vez de um evento traumático, mas superável, podendo estar além do controle do indivíduo. As pessoas que vivem para trabalhar podem ficar arrasadas pela perda do emprego. Podem ficar doentes do ponto de vista psicológico, isso porque deram tanta ênfase ao trabalho, que os relacionamentos e recursos que poderiam servir de suporte em uma crise não foram desenvolvidos. Caso haja outros fatores negativos ocorrendo em sua vida – divórcio, dificuldades financeiras, problemas de saúde, falta de apoio pessoal ou problemas em outros contextos –, a perda do emprego pode desestabilizar a mente da pessoa ainda mais.

Particularmente quando a perda do emprego é vista como abusiva ou injusta, as manifestações de raiva, desgosto e um desejo de vingança podem vir à tona. Quando as empresas tratam seus empregados como peças descartáveis, sua atitude pode contribuir para um sentimento de desgosto por parte da pessoa demitida. Esses fatores, combinados à redução do corpo de funcionários, ao grande estresse no trabalho e ao aumento da competição por um número menor de postos disponíveis, promovem a raiva e a violência, em especial nos indivíduos suscetíveis. E como vimos, entre as pessoas que foram recentemente afastadas, o álcool e outras drogas podem reduzir o controle sobre os impulsos violentos. No passado, os funcionários dedicados gozavam a segurança de estarem empregados e o reconhecimento por parte de seus empregadores. Esses elementos estão desaparecendo de forma rápida, e a violência no trabalho pode ser um efeito colateral desse fenômeno.

Para alguns, a perda do emprego pode ser um golpe que desperta traços de vulnerabilidade cujas raízes estão no passado. Isso pode desencadear uma raiva fora de proporção em relação à perda que vivenciaram. Pessoas assim olham para o abismo em que se encontram e consideram a violência. "Vou lhe mostrar que você não pode fazer isso comigo e se safar", pensam; elas concebem a violência como meio de restaurar sua autoestima. À medida que seus pensamentos vingativos, amargos e invejosos continuam a descrever uma espiral descendente, essas pessoas pensam: "Posso transformar a vida dos outros em um fracasso e, ao mesmo tempo, anular minha dor e meu fracasso, acabando com a vida deles. Por que os outros podem continuar a ter o que querem e orgulho de si mesmos, enquanto eu não posso?". Então, decidem que, já que vão morrer – e a maioria decide que não sobreviverá ao atentado –, não morrerão sozinhos. Alguns assassinos podem matar colegas de trabalho bem próximos por "companheirismo".

Esses indivíduos também podem contemplar a noção de que, após a sua morte, a imprensa irá relatar o ocorrido a milhões e milhões de pessoas no mundo. Seu nome ecoará nos núcleos familiares por alguns minutos. Mesmo alguns poucos momentos de notoriedade são aceitáveis, desde que seu psicodrama pessoal seja o centro das atenções. Podem decidir deixar uma carta, de modo que o mundo compreenda sua "causa justa". Enquanto a maioria das pessoas morre de forma silenciosa e despercebida, os que cometem violência no ambiente de trabalho deixarão este mundo em meio a um grande rebuliço de horror, mas é preciso reconhecer que matar pessoas inocentes é o último e mais patético recurso dos derrotados. Dessa forma, blindados psicologicamente, pegam suas armas para espalhar vingança, contra o mundo e contra eles mesmos. Na maioria dos incidentes, esses indivíduos transparecem calma ao seguir em direção à sua tarefa repugnante. E, embora possam estar em um estado mental aparentemente dissociado, sua matança a sangue frio, metódica e calculada, costuma ser o resultado de um planejamento cuidadoso e silencioso.

Se a violência no ambiente de trabalho é muitas vezes um suicídio encenado, usando os assassinatos como coadjuvantes, muitos empregados insatisfeitos e transtornados cometem suicídio sem matar ninguém. Alguns suicídios relacionados ao emprego realmente ocorrem no local de trabalho, mas a maioria – como no suicídio de policiais – ocorre em outros locais, principalmente em casa, embora os atos tenham uma conexão clara com o trabalho da vítima. Os policiais presenciam um inflexível lado negro da vida e muitas vezes desenvolvem transtornos mentais como depressão maior e transtorno de estresse pós-traumático, que podem ser fatais.

Quando um trabalhador transtornado desloca sua violência a um local que não o ambiente de trabalho, isso é conhecido como "violência no ambiente de trabalho silenciosa". Com mais frequência, essa violência silenciosa não emerge como um suicídio, mas é direcionada, na forma de abusos físicos e psicológicos, contra a família do trabalhador.

Prevenindo o imprevisível: como ouvir o chocalho da serpente

Quando ocorre um incidente terrível, como os relatados neste capítulo, muitas vezes as pessoas dizem que os gerentes deveriam saber que isso aconteceria, pois havia sinais evidentes. É verdade que em geral existem sinais. Assim como a cobra cascavel, a maioria das pessoas que cometem violência no ambiente de trabalho emite sons de alerta e de ansiedade antes de atacar. No entanto, muitas vezes, o "sinal" preditivo da violência não é tão confiável e pode ser encoberto pelo ruído de fatores motivacionais e situacionais indecifráveis que levam a mensagens incompreensíveis e a erros. Por exemplo, John Taylor, o carteiro que achou que seria traído, contou aos gerentes sobre seu medo, mas não acreditou quando eles tentaram acalmá-lo negando que aquilo estivesse ocorrendo. A paranoia de Taylor era um sinal claro de que estava apresentando problemas mentais, mas, de forma isolada, isso não foi suficiente para alertar sobre o risco de violência. Ele deu outros sinais aos amigos – alguns sabiam ou suspeitavam que ele havia aumentado o consumo de álcool nas semanas que antecederam o evento. O abuso de álcool também é um sinal de alerta, pois o excesso de bebida pode ativar um transtorno mental ou ser um sintoma de uma crise mental em desenvolvimento. Também havia um terceiro sinal que poucos conheciam: Taylor estava tendo problemas em casa, com um enteado desempregado de 22 anos de idade. Todos esses sinais de violência em potencial eram importantes; embora não se possa dizer que algum deles, de forma isolada ou em conjunto, inclusive a paranoia crescente, servisse para prever os assassinatos, nem mesmo analisando-os retrospectivamente. Entretanto, é provável que um exame psiquiátrico de Taylor antes do incidente pudesse representar uma oportunidade de intervenção e tratamento, possivelmente evitando o surto de violência.

A seguir, são apresentadas algumas diretrizes para a prevenção da violência no ambiente de trabalho praticada por funcionários ou ex-funcionários:

- Faça uma triagem inicial dos candidatos, para excluir pessoas violentas ou com comportamento bizarro. As pessoas potencialmente violentas em geral têm história prévia de ameaças ou de comportamento violento.
- Garanta um ambiente acolhedor no trabalho.
- Possibilite a resolução de conflitos, estimulando a capacidade de formação de equipes e negociação.
- Estabeleça claramente, e por escrito, uma política contra o assédio sexual ou qualquer outro tipo de assédio.
- Propicie condições adequadas para debates a respeito de possíveis queixas.
- Tanto a gerência quanto os outros funcionários devem identificar, o quanto antes, pessoas que possam apresentar um risco de comportamento violento. A maioria dos indivíduos que possivelmente cometeriam atos de violência faz ameaças antes de explodir. Todas essas ameaças devem ser levadas a sério e devem ser vistas como uma razão para intervir. Parte do processo deve consistir em permitir que a pessoa que faz as ameaças exponha todos os seus sentimentos para um profissional da saúde. Esse profissional deve ouvir, sem julgar, *toda* a história da pessoa, de modo a dispersar, de maneira efetiva, uma violência potencial.
- Implantar programas efetivos e apropriados do tipo intervenção-prevenção, com vários fatores, inclusive avaliação e tratamento de suporte.
- Organizar um debate, nas 12 horas seguintes à ocorrência de violência no ambiente de trabalho, com todos os funcionários e suas famílias. Providenciar cuidados para aqueles psicologicamente traumatizados pela violência ocorrida.
- Identificar e analisar os fatores estressantes no ambiente de trabalho e medidas para reduzir o estresse dos funcionários.
- Identificar gerentes que adotam condutas abusivas e abordá-los com um plano de ação específico de aconselhamento, disciplina, transferência ou demissão.

- Educar os funcionários para reconhecer tendências violentas, neles mesmos e em seus colegas, procurar ajuda ou relatar comentários e comportamentos ameaçadores.
- Criar uma central de registro de comportamentos ameaçadores.
- Oferecer programas de amparo e busca de novo emprego para ex-funcionários.

Logo após um assassinato em massa em um ambiente de trabalho, podem ocorrer outros eventos em diferentes locais do país. O conhecimento da existência desse fenômeno pode ser usado como um alarme para a prevenção precoce e o aumento da segurança, bem como para a instituição de outras medidas preventivas.

A noção de que os profissionais da saúde mental podem prever a violência é um mito. Há muito tempo os psiquiatras sabem que não podem prever a violência com nenhum grau razoável de precisão. A previsão clínica de violência tem precisão menor que 50%, ou seja, inferior à do jogo de cara ou coroa. Uma das razões de os psiquiatras e outros profissionais da saúde mental terem uma taxa preditiva tão baixa é que eles superestimam o risco de violência devido à preocupação com seus pacientes e pessoas próximas a eles que estejam correndo risco. Esses profissionais podem fazer previsões mais corretas quando a taxa básica de violência no grupo específico ao qual o paciente pertence é bem conhecida; por exemplo, podemos fazer previsões precisas em 25 a 30% dos casos de pacientes internados com transtornos psiquiátricos. O cálculo atuarial tenta prever com razoável precisão o risco de violência em populações específicas, como por exemplo, a probabilidade de um novo ato de violência por um indivíduo previamente violento ao considerar a permissão para liberdade condicional.

O psiquiatra forense tem um trabalho ainda mais difícil ao realizar análises de violência em potencial para fins jurídicos, especialmente porque na avaliação deve constar a *periculosidade* do indivíduo – um termo do jargão jurídico muito mal definido e com pouco significado clínico. Os tribunais querem saber se a pessoa em questão vai agir de forma violenta em algum momento no futuro. No entanto, os psiquiatras não podem prever a periculosidade, embora o tribunal insista para que façam isso. A Suprema Corte dos Estados Unidos afirma que, se os jurados têm de tomar decisões sobre periculosidade, certamente os psiquiatras estão em uma posição ainda melhor para fazê-lo. Os psiquiatras podem avaliar o risco de violência, assim como podem abordar e tratar a violência. Eles podem estimar o risco de violência com base na avaliação de certos fatores de risco – por exemplo, aqueles listados na Tabela 6-2. A avaliação dos fatores de risco de violência é uma estimativa "aqui e agora". A análise do risco de cometer violência é um processo, não um evento, o que significa que a pessoa potencialmente violenta deveria, em geral, ser avaliada mais de uma vez. É por isso que o uso do termo violência *iminente* é uma ficção; esse termo presume uma capacidade preditiva que não existe. Os profissionais da saúde mental não podem prever com certeza quando, ou mesmo se, a violência ocorrerá. O propósito da análise clínica da violência é orientar o tratamento e a abordagem do indivíduo potencialmente violento; é algo muito semelhante à previsão do tempo – muito boa para o momento, mas não tão boa no longo prazo. E, assim como a previsão do tempo, para serem válidas, as análises de violência em potencial devem ser atualizadas com frequência.

Ao avaliar os fatores de risco de violência, os psiquiatras consideram particularmente a presença de transtornos mentais. Entretanto, a conexão entre transtornos mentais e violência é incerta. Os crimes violentos são mais cometidos por pessoas não identificadas como doentes mentais do que por pessoas que têm esse diagnóstico. Inúmeros fatores se combinam para resultar na ocorrência de um episódio violento, de modo que uma análise confiável dos fatores predisponentes é uma tarefa muito difícil – se não impossível. O fator que contribui mais certamente para a violência no futuro é a violência no passado. As ameaças feitas contra indivíduos específicos são outro fator de risco importante. A combinação de uma história de violência no passado e ameaças no presente é um sinal evidente que aumenta de maneira drástica o risco de violência. Aqueles que, após o episódio de violência, dizem que as pessoas deveriam tê-lo previsto em função das ameaças ocorridas anteriormente poderiam, na verdade, ajudar a evitar parte dessa violência. A gerência e os funcionários precisam aprender a identificar essas expressões de alerta e a tomar providências para dispersar o potencial de violência.

As ameaças devem ser levadas a sério. No entanto, um confronto com o funcionário descontente pode aumentar sua sensação de humilhação e raiva. Contra-ameaças também podem causar um aumento do risco de violência. Em geral, o melhor meio de controlar e dispersar a raiva é envolver o funcionário em um debate justo e racional sobre suas queixas. Deve-se sempre considerar o encaminhamento para avaliação e possível tratamento, pois os funcionários insatisfeitos podem apresentar depressão ou algum outro transtorno psiquiátrico. Alguns, potencialmente violentos, podem recusar o encaminhamento a um profissional da saúde mental, considerando isso como mais um insulto.

Exceto nos casos em que a violência é algo aleatório, em geral ela resulta da interação entre um determinado indivíduo e uma situação específica. Se essa si-

TABELA 6-2 Fatores a serem considerados na avaliação psiquiátrica do risco de violência

- Pessoa específica ameaçada[a]
- Atos de violência no passado[a]
- Fatores de risco de violência específicos do indivíduo (gatilhos)
- Motivo
- Aliança terapêutica (paciente em observação)
- Outros relacionamentos
- Diagnóstico psiquiátrico (principais transtornos psiquiátricos e transtornos da personalidade)
- Controle da raiva
- *Status* geral
- *Status* do emprego
- Dados epidemiológicos (idade, sexo, raça, grupo socioeconômico, estado civil, níveis basais de violência)
- Disponibilidade de meios letais
- Disponibilidade de vítimas
- Sentimentos ou impulsos violentos, aceitáveis ou inaceitáveis
- Existência de um plano específico
- Abuso sofrido na infância (ou testemunho de abuso conjugal)
- Uso abusivo de álcool
- Uso abusivo de drogas
- Capacidade mental
- História de comportamento impulsivo
- Distúrbio do sistema nervoso central
- Baixo nível de inteligência

[a]Quando uma pessoa específica é ameaçada e ocorreu violência no passado, o grau de risco de violência aumenta muito.

Fonte. Adaptada de Simon e Tardiff, 2008.

tuação desencadeadora não ocorrer, algumas pessoas potencialmente violentas podem nunca apresentar uma explosão de raiva. Quase todo mundo pode se tornar violento, dependendo das circunstâncias específicas. Além disso, a violência pode ser algo apropriado se, por exemplo, a vida de alguém corre perigo. De maneira retrospectiva, fica claro que o gatilho para a violência cometida por James Pough foi a apreensão de seu Pontiac Grand vermelho pela General Motors Acceptance Corporation, embora o significado psicológico mais profundo que esse carro pudesse ter para ele nunca venha a ser conhecido.

Seu emprego é um beco sem saída?

Você ou seus colegas de trabalho já pararam para pensar no que podem fazer para avaliar o risco de um emprego com tendência a se transformar em um "beco sem saída"? Se surgirem evidências de que está ficando emocionalmente perturbado, você procurará ajuda? Você sabe onde procurar essa ajuda? Você já considerou a violência como uma solução possível (ainda que ilusória) para seus problemas, como disseram alguns dos funcionários dos correios que se descontrolaram? Outra coisa importante: você é capaz de identificar e ajudar colegas de trabalho que pareçam perigosamente perturbados e propensos à violência? Ou fará o que a maioria das pessoas fazem, negará e ignorará os sinais claros de problemas que estão presentes antes do surto de violência? A violência no ambiente de trabalho é um problema de todos. Sua prevenção começa com o reconhecimento, por parte do trabalhador, de que seu local de trabalho pode ser um ambiente perigoso e de que ele, em conjunto com uma gerência bem esclarecida, deve adotar precauções.

7

A Múltipla Personalidade e o Crime

Um Verdadeiro Mistério

> Embora muitas coisas sejam estranhas demais para se acreditar, nada é tão estranho que não possa ter acontecido.
>
> — *Thomas Hardy*

Uma testemunha incomum foi chamada ao banco no julgamento de um caso de estupro em Oshkosh, no Wisconsin. A mulher, de 27 anos, disse em seu testemunho que Sarah era o "nome do corpo" em que ela habitava. Também era o nome de batismo da vítima de estupro. Sarah não se lembrava de ter visto o homem que estava sendo julgado por estuprá-la, o entregador da mercearia, de 29 anos, Mark Peterson. Entretanto, ela disse ter sido informada sobre o estupro por outras seis personalidades e 15 fragmentos de personalidades que também habitavam o seu corpo. Eles disseram que fora Jennifer, ingênua e amante de diversão, quem havia feito sexo com Peterson. Ele havia violado "o corpo".

Segundo as leis de Wisconsin, é crime alguém ter relações sexuais com uma pessoa doente mental se essa pessoa não entender as consequências de sua conduta e se o acusado tiver conhecimento da deficiência mental. Durante o julgamento, Peterson manteve sua versão de que o sexo com Sarah havia sido consensual e que, portanto, não havia ocorrido estupro.

O diagnóstico de Sarah era transtorno de personalidade múltipla (TPM, atualmente transtorno dissociativo de identidade). Ao testemunhar, ela disse que, quando outra personalidade assumia o comando, ela não podia mais controlar o

---

* N. de T. – No original: "Though a good deal is too strange to be believed, nothing is too strange to have happened".

que acontecia. No entanto, havia aprendido, na psicoterapia, a chamar algumas das outras personalidades e a falar com elas. O promotor pediu a Sarah que as convocasse, uma de cada vez. Ela assentiu e fechou os olhos. Dentro de alguns segundos, sua expressão facial e sua voz mudaram. Minutos depois, outra personalidade prestou juramento – era "Franny".

Sendo a personalidade maternal que cuidava das personalidades crianças, Franny contou ao tribunal que estava no parque com alguns amigos quando foi abordada por Peterson, que a convidou para sair. Dois dias depois, Franny "empurrou Sarah para um canto escuro" e foi até um café com Peterson, onde contou a ele sobre as outras personalidades. No caminho, Peterson pediu a Franny para falar com a inocente "Jennifer", de 20 anos, que adorava dançar *rock*.

No tribunal, o promotor convocou Jennifer para tomar o lugar de Franny no banco das testemunhas. Novamente os olhos de Sarah se fecharam e, alguns minutos depois, Jennifer apareceu e acenou para o júri. Ela também prestou juramento. Com uma voz de timbre agudo, Jennifer prestou testemunho e disse que Peterson a havia levado até um parque e "ele fez um buraco em mim com aquela coisa... eu coloquei meus braços em volta do pescoço dele e disse que era bom. Mark [então] disse: 'É hora de tirar. Não quero que você engravide'". O promotor perguntou a Jennifer se ela sabia o que significava "engravidar", ao que ela respondeu: "Sim, um cara coloca o dedo no umbigo da gente e sai um bebê".

"Emily" foi, então, convocada. A personalidade de 6 anos testemunhou que estava "espiando" e viu Peterson "levantando e abaixando seu traseiro", deitado em cima de Jennifer. Leslie, a personalidade brincalhona, queria contar uma piada no tribunal, mas reprimiu seu impulso quando a alertaram sobre a gravidade da situação. Leslie também prestou juramento separadamente, porque Emily havia dito no tribunal que ela encontrara sêmen no *short* de Jennifer, mais tarde, na manhã daquele dia em que ocorreu o ato sexual.

Franny, de volta ao banco, descreveu como havia ficado aborrecida quando Emily e Jennifer lhe disseram o que havia ocorrido: "Eu confiei naquele homem e ele fez mal ao corpo", disse Franny. Quando contaram a Sarah, ela começou a tremer.

Também foram ouvidas outras testemunhas, como os vizinhos do andar de baixo de Sarah, um casal que havia estado com ela no dia em que a personalidade Franny conhecera Mark Peterson. O casal havia explicado a Peterson que o nome verdadeiro de Franny era Sarah e que esta era doente mental. Mesmo assim, Peterson a convidara para sair e, quando ela recusou, ele conseguiu seu telefone por outros meios. Dois dias depois, bem cedo pela manhã, Peterson apareceu na porta do prédio de Sarah e convidou Franny para tomar um café. Ela aceitou o convite. Na ocasião, o vizinho novamente lembrou Peterson de que Sarah era vulnerável e sofria de uma doença mental. Mark e Franny saíram juntos para tomar um café e depois ocorreu o que já se sabe.

O vizinho também relatou que estava presente quando Franny e Emily relataram a Sarah o ato sexual com Peterson. Foi depois disso que Sarah ficou indignada e prestou queixa à polícia, sendo então levada ao hospital para ser examinada em busca de sinais de estupro. Após deliberar, o júri considerou Mark Peterson culpado de agressão sexual em segundo grau. Os jurados não chegaram a um consenso sobre Sarah ter TPM ou não. Entretanto, segundo o boletim de ocorrência que Peterson assinou, ele tinha conhecimento das outras personalidades dela e essa foi a base de sua condenação. O réu apelou da decisão, e um juiz itinerante ordenou um novo julgamento, mas o promotor distrital decidiu não submeter Sarah a um segundo julgamento, pois isso poderia levar a uma deterioração do seu quadro clínico.

Múltipla personalidade: um precursor

As pessoas com quadro clássico de TPM em geral têm duas ou mais personalidades bem desenvolvidas e outros fragmentos ou estados de personalidade. Essas personalidades podem conter, cada uma, suas próprias memórias, padrões de comportamento e formas de relacionamento com outras pessoas. Algumas das personalidades podem não ter conhecimento da existência das outras. Poucas pessoas com TPM têm apenas duas personalidades; a maioria tem entre 6 e 12. Em casos recentemente relatados, cerca de metade tinha mais de 10 personalidades. Alguns poucos tinham de 50 a 100. Há relatos, embora duvidosos, de centenas ou mesmo mais de mil personalidades alternantes.

A transição de uma personalidade para outra é espontânea. Em geral ocorre em poucos segundos, como no caso de Sarah, mas pode ser gradual, levando horas ou dias para acontecer. A transição pode ser acompanhada de olhar fixo, piscar rápido e alterações da expressão facial habitual do paciente. A mudança de uma personalidade para outra é, com frequência, desencadeada por estresse ou estímulos psicológicos significativos do ambiente. Pode ocorrer também quando surgem conflitos entre as personalidades ou em resposta a um plano previamente definido pelas várias personalidades. A hipnose ou o uso de drogas específicas antes da anamnese podem provocar a mudança de personalidade.

Quando os pacientes com TPM procuram ajuda, a personalidade que se apresenta para tratamento quase sempre sabe muito pouco ou nada sobre as demais. As personalidades podem ser amigas, companheiras ou inimigas. Elas podem estar conscientes umas das outras ou não. Qualquer que seja o estilo, somente uma personalidade interage, de cada vez, com o mundo exterior, embora outras possam estar assistindo e, possivelmente, influenciando o que acontece. Segundo o testemunho da personalidade Emily, de 6 anos de idade, por exemplo, ela estava "espiando" enquanto Sarah era estuprada. Cada personalidade pode se apresentar com uma idade, raça ou sexo diferentes, ou como pertencendo a uma família diferente das outras, e pode se comportar segundo essas diferenças. Emily, que era claramente uma menina de 6 anos, tinha o conhecimento sexual de uma criança pequena, não do adulto cujo corpo a abrigava.

Alguns pacientes com TPM podem relatar lapsos de tempo, desenvolver amnésia acerca desses períodos perdidos ou apresentar episódios curtos ou prolongados de confusão mental. Em geral, relatam ter acordado em lugares estranhos. Alguém que conheceram como uma personalidade pode acenar para eles amigavelmente no momento em que outra personalidade está no controle. Esta pode ser surpreendida por alguém que lhe parece um total estranho.

Algumas personalidades, ignorantes quanto aos lapsos, preenchem, de maneira subconsciente, as falhas amnésicas com memórias fabricadas ("confabulação") ou têm acesso às memórias das demais personalidades e se apropriam delas. Quando questionados sobre os lapsos de memória, alguns pacientes com TPM os admitem, mas muito poucos verbalizam esse aspecto de forma voluntária, por medo de serem rotulados como "loucos" ou mentirosos.

Cada uma das personalidades de um paciente com TPM pode ser bem diferente da outra, em termos de comportamento, crenças pessoais, estilos de resolução de problemas e respostas a agressões reais ou percebidas. Uma personalidade tranquila, do tipo "solteirona", pode alternar com uma personalidade promíscua, escandalosa, desaforada, de vida desregrada. Uma personalidade infantil pode fugir, aterrorizada, de um agressor, enquanto outra pode se submeter passivamente ao mesmo agressor ou, ainda, uma terceira pode contra-atacar de modo violento. Um de meus pacientes com TPM, que apresentava dezenas de personalidades, encontrou oito livros diferentes espalhados pela casa, todos sendo lidos ao mesmo tempo. Os tópicos eram muito variados, incluindo ciência, halterofilismo, culinária, arte, gibis, carros, beisebol e zen-budismo – nenhum deles tinha qualquer interesse para ele.

Várias das personalidades podem funcionar razoavelmente bem no ambiente de trabalho ou nas interações com outras pessoas. Essas personalidades "funcionais" podem alternar com outras que não funcionam bem ou que parecem ter um transtorno mental específico. Os problemas mais comuns que se apresentam nesses pacientes são transtornos do humor, ansiedade e traços de personalidade inadaptada que indicam a presença de transtorno da personalidade. Quando essas personalidades patológicas estão presentes, muitas vezes é difícil para o terapeuta determinar se cada uma delas têm um transtorno psiquiátrico distinto ou se são apenas diferentes facetas do TPM do paciente. Sarah, por exemplo, estava usando medicamentos para um quadro grave de ansiedade e depressão, embora algumas de suas personalidades não fossem nem ansiosas nem deprimidas.

As personalidades podem ser tão diferentes que até mesmo uma receita de óculos para uma delas pode não servir para as outras, provavelmente refletindo diferentes níveis de estresse. Da mesma forma, as diversas personalidades que habitam um mesmo corpo podem ter diferentes respostas ao mesmo medicamento, diferentes padrões de ondas cerebrais, diferentes pontuações nos testes de QI e distintas caligrafias. Também se observam claras diferenças nas preferências alimentares, nos amigos, nos tipos de diversão e em outros interesses.

Às vezes, as personalidades têm consciência da existência umas das outras e até conversam entre si. Sarah ouvia vozes "balbuciando" dentro da cabeça desde os 4 anos de idade. Outros pacientes com TPM acordam no meio da noite ouvindo conversas entre as várias pessoas em sua mente. Em geral, se alguém relata conversas com partes dissociadas de si mesmo, isso pode ser um indicador de um estado psicótico. Mas esse não é o caso dos pacientes com TPM. Eles não são considerados psicóticos. Suas experiências dissociativas são diferentes dos delírios e alucinações das pessoas com outros transtornos mentais, como a esquizofrenia. E no contexto forense, em particular, os relatos de conversas dissociativas costumam contribuir para um diagnóstico errôneo do paciente com TPM como psicopatas que tentam escapar à lei ou como esquizofrênicos. É provável que essa confusão decorra do fato de muitos dos comportamentos observados ou relatados parecerem psicóticos ou sugerirem um comportamento mentiroso: a amnésia, o uso de diferentes nomes, o relato de terem encontrado objetos inesperados em seu poder, a automutilação e as tentativas de suicídio. Esses traços fazem mais sentido quando vistos como parte do quadro geral de TPM, mas, com frequência, são confundidos com sintomas de outros transtornos.

A maioria das personalidades recebe nomes próprios distintos, em geral diferentes do primeiro nome da pessoa e, muitas vezes, também outros sobrenomes. O nome costuma ser comunicado à pessoa na primeira vez em que a personalidade "se manifesta" e pode refletir algum tipo de abuso sofrido pela personalidade, ou o tipo de função que ela tem. Uma personalidade com forte apelo sexual, declaradamente imoral, pode se apresentar como "Floozie", enquanto o nome "Abigail" pode indicar uma personalidade moralista e preconceituosa. Algumas personalidades não têm nomes próprios e são chamadas com base em sua função: "a protetora", "a organizadora", ou "a executora".

As personalidades são organizadas pelo papel que desempenham para a pessoa. Em geral, há dois grandes grupos: as personalidades protetoras e as personalidades destrutivas. Quando as personalidades destrutivas assumem o controle, elas podem praticar automutilação, tentativas de suicídio (ou suicídio), violência contra crianças, ou cometer crimes, como assalto, estupro ou mesmo assassinato. As personalidades destrutivas sentem rancor, culpa e ódio, dirigidos contra a personalidade que as "hospeda". "Ginger", uma das personalidades de Sarah, era uma alcoólatra que dirigia embriagada, uma atitude intencional certamente para "machucar o corpo". A personalidade masculina de Sarah, conhecida como "Shadow" ("sombra"), guardava os sofrimentos da infância e tinha um comportamento irado e violento. Às vezes, lacerava os braços de Sarah quebrando os vidros das janelas. "Patty" e "Justin", também personalidades destrutivas, queimavam as mãos de Sarah com cigarros. A maioria de nós tem a mente ocupada por uma única personalidade. Por mais que sejamos capazes de sentir empatia por outra pessoa, não conseguimos vivenciar seus sentimentos. Mas os pacientes com TPM, ao terem contato com uma de suas personalidades alternativas, sentem como se estivessem vivenciando os sentimentos de outra pessoa. Seria, para nós, muito desconcertante ter várias pessoas habitando a nossa mente, como ocorre com os pacientes que sofrem de TPM – em particular quando habitada por pessoas que nos odeiam.

É quando as personalidades destrutivas vêm à tona no mundo real que as pessoas com TPM podem cometer crimes violentos. Mais mulheres que homens têm esse transtorno, mas entre homens presidiários sua incidência é maior que a geralmente relatada na literatura psiquiátrica. Homens com TPM parecem ter maior risco de cometer violência contra outras pessoas do que mulheres com o transtorno.

A raiva e o ódio assassinos que, com frequência, se manifestam nas personalidades destrutivas têm ligação direta com os graves abusos físicos e sexuais que a maioria das pessoas com TPM sofreu na infância. Algumas das personalidades destrutivas alternativas repetem o ódio, as agressões e o estupro de que o paciente foi vítima na infância. Muitas vezes, os crimes hediondos que cometem refletem diretamente os abusos que elas mesmas sofreram. As personalidades protetoras também se desenvolvem como uma reação à violência sofrida na infância. Elas protegem seu "hospedeiro" encapsulando as recordações dolorosas e, assim, permitindo que a personalidade principal tenha uma vida "normal" em sociedade.

De fato, muitos pacientes com TPM se comportam bem, têm empregos de responsabilidade, mantêm relacionamentos estáveis e conseguem ter algum prazer na vida. Mas, com grande frequência, aqueles com TPM mais grave vivem em um caos, em decorrência das várias personalidades que se alternam, muitas das quais são destrutivas, dominam a personalidade principal e a levam ao desastre, caracterizado por frequentes internações, tentativas de suicídio e, em raros casos, crimes aterrorizantes.

A disseminação da violência contra a criança

Segundo os psiquiatras, em 97% dos casos de TPM os pacientes sofreram graves abusos na infância, antes dos 6 ou 7 anos de idade. Em geral, após os 7 anos, a criança desenvolve recursos psicológicos para enfrentar experiências traumáticas sem evoluir para a dissociação.

Antes de falarmos sobre os aspectos específicos dos abusos sofridos pelos pacientes com TPM, gostaria de ressaltar a magnitude e a gravidade do problema da violência contra a criança, de modo geral. Tanto nos Estados Unidos quanto no resto do mundo, as estatísticas alarmantes sobre a violência contra a criança expõem o lado mais obscuro do ser humano. Em 2005, os órgãos de proteção à infância receberam 3,3 milhões de queixas referentes a 6 milhões de casos de maus-tratos. A negligência é a forma mais comum de maus-tratos na infância. Dos 6 milhões de casos, 63% foram classificados como negligência, 17% como violência física, 9% como violência sexual e 7% como agressão emocional. Os casos de violência contra a criança são subnotificados, ou seja, os números reais são bem maiores.

Essas cifras refletem apenas os casos relatados, mas há muitos outros casos que ocorrem e que nunca chegam a ser registrados. Alguns especialistas acreditam que os índices reais sejam duas vezes maiores e que os 3 milhões de queixas anuais representem apenas a ponta do *iceberg*. Por exemplo, 10 a 15% de todos os casos de "acidentes com crianças" tratados nos pronto-socorros são, na verdade, o resultado direto de abusos físicos. Embora as estimativas sejam divergentes, em 1993, o Comitê Nacional de Prevenção da Violência contra a Criança registrou, nos Estados Unidos, 1.299 mortes de crianças confirmadas como sendo resultantes de maus-tratos, que iam desde a negligência até a violência física e o abuso sexual. Segundo alguns especialistas, os casos fatais chegam a 5 mil por ano. Essas fatalidades têm as seguintes causas: abuso, 55%; negligência, 40%; e ambos, 5%. Boa parte da violência é limitada pelas regras sociais, mas quando a porta da casa se fecha, ela pode irromper no seio da família. Para muitas crianças, sua própria casa é o lugar mais perigoso. Ela pode precipitar a violência simplesmente por ser criança ou pode trazer à tona problemas latentes e ímpetos violentos dos pais. Com frequência, o mensageiro é quem acaba sendo agredido.

Os Estados Unidos demoraram muito para acordar para o horror da violência contra a criança. Mas a morte de Lisa Steinberg, de 6 anos, nas mãos dos pais adotivos, ficou marcada, de forma indelével, na mente dos norte-americanos. Perante milhões de espectadores de televisão, Hedda Nussbaum acusou o marido – o advogado cassado e viciado em cocaína Joel Steinberg – de ter provocado a morte de Lisa por espancamento. Inconsciente, a menina foi deixada no chão do apartamento do casal, em um bairro de classe média de Nova York, por 12 horas. Steinberg saiu para jantar, enquanto Lisa agonizava; água e restos de alimento de uma refeição recente saiam pelo canto da boca da menina. Nussbaum foi incapaz de encontrar força psicológica para tomar qualquer providência. Quando o marido voltou, ela lhe disse que não conseguia reanimar Lisa, mas Steinberg insistiu que eles deviam cheirar cocaína antes de procurar ajuda. Segundo testemunhas, ele havia torturado Lisa e Hedda Nussbaum por vários anos. Julgado e condenado, Steinberg recebeu uma pena de 8 a 25 anos de prisão por homicídio culposo. A queixa contra Hedda foi retirada, com base na tese de síndrome da mulher espancada utilizada pela defesa. Steinberg foi libertado em junho de 2004, após cumprir 17 anos de prisão.

Depois, houve o caso de Susan Smith, que afogou os filhos prendendo-os com os cintos de segurança e empurrando o carro em que estavam para dentro de um lago. Em princípio, ela atraiu a atenção do público quando disse que seus filhos haviam sido sequestrados por um ladrão de carros. Susan foi à televisão e implorou, chorando, que eles fossem devolvidos. O mundo inteiro assistiu aos vídeos caseiros, em que ela aparecia brincando com seus dois filhinhos alegres, rolando no chão, como uma mãe devotada. Os amigos a descreveram como uma mãe amorosa, porém, mais tarde, Susan confessou o assassinato das crianças. Ela declarou que sofria de depressão severa e havia planejado se matar junto com as crianças, mas, no último momento, mudou de ideia e empurrou apenas as crianças para a morte. Ela foi condenada à prisão perpétua pelo assassinato dos dois filhos. Durante o julgamento, a face obscura de uma pequena cidade, tipicamente sulista, foi exposta – as mentiras, o adultério, o incesto e os defeitos humanos.

Há muito pouco na literatura psiquiátrica ou na experiência acumulada da maioria dos psiquiatras forenses que indique que as mães matam seus filhos de modo frio e calculista. Na maioria dos casos, as mortes acontecem em situações de medo, pânico, dissociação, depressão ou psicose. Susan Smith sofreu abusos sexuais quando adolescente, mas é pouco provável que tenha desenvolvido um quadro de TPM nessa idade. Em vez disso, tinha história de depressão profunda e já havia tentado suicídio duas vezes quando jovem. Nenhum diagnóstico psiquiátrico pode explicar todos os aspectos dessa abominável tragédia humana. Talvez F. Scott Fitzgerald tenha sido quem mais se aproximou da verdade sobre esse tipo de situação, no livro *The Crack Up:* "Na noite realmente escura da alma, são sempre três da madrugada". Todo pai ou mãe, exceto alguns raros santos entre nós, já vislumbrou, alguma vez, essa terrível escuridão.

O abuso incestuoso corresponde a uma grande parcela dos casos de violência na infância. As verdadeiras dimensões do problema são desconhecidas, mas, se extrapolarmos a partir de um importante estudo, feito em 1986 – e também influenciado pela subnotificação, cerca de 60 mil em 1 milhão, ou 6% das mulheres dos Estados Unidos, podem ter sofrido abusos por parte de familiares próximos (inclusive padrastos) antes de completarem 18 anos de idade. Em 75% dos casos, a vítima do abuso incestuoso é filha legítima do agressor. Portanto, até 45 mil mulheres de cada 1 milhão podem ter sido vítimas de incesto cometido pelos próprios pais.

O número de vítimas de incesto do sexo masculino foi subestimado e, até pouco tempo, suas queixas foram negadas ou ignoradas. Um desses casos foi o do Dr. Richard Berendzen, que ganhou as manchetes quando renunciou ao cargo de presidente da American University de Washington, D.C., depois de ter sido flagrado fazendo chamadas telefônicas bizarras e obscenas para mulheres, falando sobre fazer sexo com crianças. Sua história de abuso sexual pela própria mãe foi mais tarde descrita em seu livro *Come Here: A Man Overcomes the Tragic Aftermath of Childhood Sexual Abuse* (Venha cá: Um homem supera as consequências trágicas de abuso sexual na infância). Pelo menos 20% dos casos de abuso sexual contra meninos são perpetrados diretamente por mulheres. Estima-se que cerca de 5% das mulheres sejam pedófilas, ou seja, tenham desejo sexual por crianças. Os outros agressores são babás, mães doentes mentais, mães que permitem que homens abusem de seus filhos, professores, mentores, vizinhos e amigos da família.

Quase todos os pais, algumas vezes, têm sentimentos agressivos ou de raiva contra seus filhos, mas a maioria não coloca em prática tais sentimentos sob a forma de abusos. Da mesma forma, alguns pais experimentam desejos sexuais em relação a seus filhos. Muitos não realizam esses desejos, outros o fazem. A violência contra crianças, mais que qualquer outro ato destrutivo, reflete o tema e título deste livro: homens (e mulheres) maus fazem o que homens (e mulheres) bons apenas (ocasionalmente) sonham.

As consequências do abuso na infância

As crianças vítimas de abuso cometerão abuso no futuro. É óbvio que isso não ocorre em todos os casos, porque há muitas pessoas determinadas a não repetir o sofrimento por que passaram na infância. De forma surpreendente, estudos mostram que 70 a 90% das crianças que sofreram abusos não cometem abusos contra seus filhos. Entretanto, é fato que a imensa maioria das pessoas que cometem abuso sofreram abuso na infância. O que será que perpetua o círculo vicioso? As crianças vítimas de abuso moldam seu comportamento com base no comportamento do pai ou da mãe que as agrediam, por meio de um mecanismo psicológico chamado *identificação com o agressor*. Ao se tornar igual ao pai ou à mãe agressor(a), a pessoa procura transformar sua dependência aterrorizante e desesperada de alguém que não a ama em uma espécie de poder sobre outra pessoa, que passa a assumir a temível posição de vítima. Esse processo de identificação é facilitado pela percepção da criança de que ela é culpada e o adulto está sempre certo. Muitas crianças que sofrem abusos internalizam a identificação com o pai ou a mãe agressor(a) e a dirigem contra elas próprias. Com frequência isso dá origem a queixas físicas (somatização), depressão, automutilação ou estilos de vida destrutivos. Um de meus pacientes, vítima de graves abusos quando tinha 9 anos de idade, não desenvolveu TPM, mas passou a se culpar por tudo o que saía errado em sua vida – uma orgia de onipotência negativa. Em vez de sentir raiva dos outros quando era claramente o caso, dirigia essa raiva contra ele mesmo, flagelando-se por isso, em uma atitude de culpa sem perdão. Embora tivesse consciência de seu lado persecutório, ele não sabia que carregava dentro de si o pai ou a mãe que abusara dele. Um longo período de psicoterapia permitiu que recuperasse o controle da agressão autoinfligida.

As sementes da violência contra a criança se disseminam, e os frutos são colhidos quando elas cometem abusos contra a geração seguinte. O círculo vicioso parece sem fim e cheio de desespero. Para a criança que foi vítima de abuso, as consequências podem ser enormes, dependendo do tipo, da gravidade e da frequência com que esse ocorreu. Essas consequências afetam todos os aspectos importantes da vida, desde a saúde física e psicológica do indivíduo, até suas escolhas de carreira, casamento e estilo de vida. O abuso e a negligência na infância aumentam a probabilidade de a pessoa ser presa como delinquente juvenil em 53%; depois de adulto, em 38%; e por um crime violento, em 38%. Na vida adulta, as mulheres tendem a se tornar vítimas de abuso, enquanto os homens tendem a se tornar agressores. O fato de ter sido vítima de abuso na infância pode comprometer seriamente a capacidade da pessoa para tomar decisões adequadas e adaptativas e para manter sua carreira, seus relacionamentos e sua estabilidade como cidadão de uma comunidade.

A condição humana desperta em nós alguns medos fundamentais, como o medo do desamparo, da perda, da deterioração física e mental e da extinção. Embora os indivíduos possam ter percepções e reações muito diferentes em relação a esses medos existenciais, e a agitação da vida diária possa desviar nossa atenção desses temores por algum tempo, eles são inevitáveis. Nas pessoas que sofreram traumas psicológicos, sexuais ou físicos na infância – período de sua vida em que eram mais vulneráveis –, esses medos essenciais tornam-se muito acentuados. As pessoas que sofrem abusos, seja na infância ou na vida adulta, têm pouco prazer na vida e têm ainda menos da chamada alegria de viver. Na tentativa de controlar seu terror, algumas dessas crianças traumatizadas se transformam em adultos que vitimizam, por sua vez, outras crianças. Com frequência, a sexualização do abuso é um esforço para negar ou para racionalizar a origem dolorosa de seu comportamento. Em seu poema "1 de setembro de 1939", W.H. Auden escreveu:

> Eu e todos sabemos
> O que toda criança aprendeu
> Aquele a quem se fez mal
> Com mal retribui o que sofreu.*

Entre as agressões sofridas na infância, uma das situações mais danosas, do ponto de vista psicológico, é aquela em que os pais ou responsáveis alternam comportamentos amorosos e violentos. Nem todos os pais que abusam dos filhos os rejeitam. Alguns também os amam, mas, devido a uma intensa ambivalência, os odeiam de maneira simultânea. Pessoas sem estrutura para serem pais, que também sofreram abusos na infância ou que são alcoólatras ou viciadas em drogas podem maltratar filhos que, na verdade, amam. A criança fica totalmente perplexa com esse comportamento paradoxal, que acentua ainda mais a tendência a dissociar ou isolar as lembranças da violência sofrida.

As pessoas que cometem abusos contra crianças lidam com elas como se não tivessem uma identidade própria, explorando-as exclusivamente para se sentirem gratificadas. Esse tipo de abuso se denomina "assassinato da alma", porque priva a criança de sua identidade pessoal e da capacidade de encontrar prazer na vida. Ele se caracteriza por atos de violência às vezes brutais, às vezes sutis, que levam a criança a se comportar como um cão espancado, que se liga ao seu

---

* N. de T. – No original: *I and the public know; What all schoolchildren learn; Those to whom evil is done; Do evil in retum.*

agressor por não ter ninguém mais a quem recorrer. O produto final do abuso é uma trágica aniquilação espiritual e psíquica que atinge o âmago da criança.

Esse tipo de abuso é o que se encontra por trás da maioria dos casos de TPM. Como já foi mencionado, 97% das pessoas com TPM sofreram abusos na infância. Dos 3% restantes, alguns parecem ter uma habilidade inata para dissociar, ao passo que outros apresentam os sintomas de TPM depois de passarem por experiências com risco de morte, como iminência de afogamento, por exemplo.

Portanto, na imensa maioria dos casos, o TPM se desenvolve como um meio que as pessoas encontram para lidar com situações de grave abuso na infância. Quando a criança não consegue assimilar imagens contraditórias como as de um pai amoroso e de abusos físicos ou sexuais, ela se sente desamparada e sem saída. Ocorre, então, uma assustadora distorção da mente. A criança pequena tende a ver ela mesma e os outros em termos de tudo ou nada, de certo ou errado. A ideia de que o bom e o mau possam estar juntos é totalmente estranha para a mente de uma criança de 7 ou 8 anos de idade. A criança vítima de abuso, sentindo-se esmagada pelo medo, o horror e o sofrimento causados pela violência, aliados à sua incapacidade de compreender o que está ocorrendo, muitas vezes procura lidar psicologicamente com a situação deixando o local onde foi atacada, o que pode fazer por vários métodos. Alguns pacientes com TPM, por exemplo, descrevem ter-se concentrado, por auto-hipnose, em um objeto ou feixe de luz, de modo a se transportarem mentalmente para seu local favorito, uma praia tranquila ou um bosque agradável. Quando se transportam dessa maneira, outra parte da sua personalidade é deixada para trás, para suportar sozinha a dor física e emocional do abuso e, não por acaso, para ser o receptáculo das lembranças ruins. Outros pacientes se dissociam da experiência violenta flutuando mentalmente para o teto ou para um canto da sala e assistindo o abuso ocorrer, como se estivesse ocorrendo com outra pessoa. Por meio desses mecanismos mentais, eles escapam, temporariamente, do sofrimento físico e psicológico.

As lembranças do abuso se associam a sentimentos de extremo medo, terror e desamparo. Tais sentimentos são isolados do estado consciente pelo mecanismo psicológico da dissociação. Esta pode ser imaginada como uma separação "horizontal", na qual a memória e o intenso trauma emocional são isolados um do outro. Assim, desconectados e desligados, como bananas de dinamite separadas do detonador, as memórias traumáticas e os sentimentos podem ficar armazenados com segurança longe do estado consciente, até que algum estímulo externo ou interno volte a conectá-los e dispare o detonador. Traumas psicológicos graves podem predispor a pessoa à dissociação. A repressão, ao contrário, é um mecanismo de separação "vertical", que expulsa da consciência ideias, fantasias, sentimentos, impulsos ou lembranças inaceitáveis; ou mantém no nível inconsciente pensamentos e sentimentos perigosos que nunca foram reconhecidos ou vivenciados de forma consciente. O conflito psicológico costuma ser um precursor da repressão. As ideias reprimidas não estão disponíveis para a relembrança voluntária, embora essas memórias possam, às vezes, emergir disfarçadas. A supressão, que é o ato de afastar temporariamente e de forma consciente uma lembrança dolorosa, pode ser uma estação intermediária que precede a remoção inconsciente das lembranças por meio da repressão. Todos esses mecanismos de defesa psicológica, como são chamados pelos terapeutas, trabalham em conjunto para manter memórias, sentimentos e conflitos dolorosos fora do nível consciente da pessoa. Essas defesas mentais ativas não devem ser confundidas com o esquecimento comum. Nossa mente não consegue reter o influxo diário, maciço, de dados e informações que inundam o nosso cérebro a cada segundo. Boa parte desse volume de dados é bloqueada. É um mito achar que nosso cérebro registra tudo o que nos acontece.

Assim como os detritos que são levados pela correnteza do rio e ficam presos na margem, afundando gradualmente no lodo, as lembranças da infância e os sentimentos de abuso a elas associados se separam ou se dissociam e são "levados rio abaixo", ficando enterrados nos subterrâneos da mente. Somente quando as vítimas de abuso têm 30 ou 40 anos de idade e estão fazendo terapia para depressão, ansiedade ou outros transtornos da personalidade é que conseguem desenterrar ou relembrar o abuso. Para algumas delas, como para Saul a caminho de Damasco, a revelação virá em um súbito clarão. Nas vítimas de abuso, um estonteante *flashback* pode ser desencadeado por um evento aparentemente inócuo, como no caso a seguir:

> Em uma tarde preguiçosa de verão, a mulher estava recostada no sofá da sala e olhava tranquila para um quadro na parede. A um canto do quadro, notou uma moita de arbustos à beira de um lago. Em um instante de horror, ela se lembrou de ter sofrido abuso sexual por seu pai, na fazenda em que viviam. O episódio ocorreu quando ela o acompanhava em um passeio pelo bosque que havia nas terras da fazenda. Chocada, recordou a tentativa de seu pai de ter uma relação sexual com ela atrás dos arbustos, à beira do lago da fazenda. Paralisada pela onda de terror que acompanhou essa recordação recém-evocada, ela permaneceu no sofá, imóvel, por várias horas.

Mais do que as memórias em si, o que os pacientes mais temem e abominam é vivenciar novamente o terror mortal e os sentimentos paralisantes que acompanham as lembranças do abuso sexual. Se for acionada a combinação certa de pensamentos, sentimentos ou situações, as memórias aterrorizantes do abuso, há muito esquecidas, podem voltar à tona.

Sarah, a paciente cuja história abriu este capítulo, foi vítima de graves abusos na infância, fato que veio à tona por ocasião do julgamento de Mark Peterson. Ela nasceu e ficou órfã em Seul, na Coreia, tendo sido adotada com 8 meses por uma família norte-americana, do estado de Iowa. No julgamento, Sarah disse ter dificuldade para recordar sua infância, mas se lembrava de ter sofrido violência física, cometida pelo pai, e violência psicológica, pela mãe. Desde os 4 anos de idade, ela ouvia "vozes" em sua cabeça. Na adolescência, apresentava graves oscilações de humor e amnésia. Com frequência, buscava se cobrir por inteira com um cobertor e se esconder em lugares escuros. Seu estado mental, já bastante comprometido, piorou aos 21 anos, quando encontrou seu pai adotivo esmagado sob uma van.

Os medicamentos que Sarah usava para tratar a ansiedade e a depressão graves não pareciam estar ajudando. Ela se mudou para Oshkosh, no Wisconsin, com a mãe, mas não conseguia se fixar em seus empregos – tendo trabalhado lavando pratos e como vendedora em uma padaria. Em razão de sua doença, ela foi considerada incapaz para o trabalho e começou a receber uma pensão do governo. Mudou-se, então, para seu próprio apartamento, com seu cachorro *poodle*, PJ, e seu gato, Monster, mas manteve uma relação amigável com a mãe. Por fim, a doença de Sarah foi identificada como TPM. O estupro ocorreu pouco tempo depois.

No julgamento, um psiquiatra especializado em TPM comprovou a autenticidade da doença mental de Sarah. Em muitos aspectos, tratava-se de um quadro típico, segundo o especialista, com as seis principais personalidades exibindo toda uma gama de memórias e comportamentos consistentes, do caráter autodestrutivo de Ginger, Shadow, Patty e Justin até a atitude protetora de Franny.

Porém, enquanto seu transtorno era típico, seu envolvimento com a lei foi atípico. Quase sempre, quando os casos de TPM chegam aos tribunais, é porque as personalidades destrutivas do indivíduo doente causaram algum dano a outras pessoas, cometendo crimes de agressão, estupro ou assassinato. A incidência efetiva de atos criminosos perpetrados por pessoas com TPM parece ser muito baixa. Na maioria dos casos, as vítimas agridem a si mesmas de várias formas.

Múltipla personalidade: um diagnóstico controverso

Embora a história do TPM caminhe paralelamente à da psiquiatria moderna, esse diagnóstico foi oficialmente reconhecido pela American Psychiatric Association (APA) em 1980, como parte do grupo de transtornos induzidos pelo estresse, que hoje inclui também o transtorno de estresse pós-traumático, os transtornos dissociativos e os transtornos de somatização. Na versão mais recente do manual de diagnóstico oficial da APA, o TPM passou a ser chamado transtorno dissociativo de identidade. No entanto, exceto ao redigirem um laudo formal, a maioria dos médicos ainda prefere usar o termo TPM.

A síndrome clínica de dissociação em múltiplas personalidades é conhecida desde o século XIX, tendo sido registrada nos escritos de Jean Martin Charcot e Pierre Janet, na Europa. Nos Estados Unidos, desde a época de Benjamin Rush, o pai da psiquiatria norte-americana, os médicos tiveram de lidar com as questões complexas hoje associadas ao diagnóstico de TPM. Uma das fontes consultadas estima que 1% da população dos Estados Unidos tenha alguma forma de TPM. Em hospitais psiquiátricos, o percentual de pacientes internados com o transtorno parece estar em torno de 20%, embora o quadro seja muitas vezes diagnosticado de forma errônea como ansiedade, depressão ou esquizofrenia. Entretanto, existem psiquiatras experientes e bem qualificados que duvidam da existência dessa patologia. No caso de Sarah, o Dr. Harold Treffert, diretor do Centro de Saúde do Condado de Fond du Lac, em Wisconsin, ouvido como testemunha da acusação na qualidade de especialista, disse que "o transtorno de personalidade múltipla é um quadro muito, muito raro. Graças aos programas de televisão, ele se tornou a doença do momento e a alegação do ano. É um quadro de muito fácil indução em pacientes altamente sugestionáveis".

Essas mesmas dúvidas são expressas por júris e juízes em casos em que a vítima ou, mais frequentemente, o acusado alega ter TPM. Os que não acreditam nesse diagnóstico afirmam que a doença é uma peça de ficção criada por terapeutas obcecados, determinados a encontrar algum tipo de trauma e que manipulam a ingenuidade de pacientes histéricos e sugestionáveis. No entanto, os defensores do diagnóstico desse transtorno lembram que se trata de uma entidade psiquiátrica registrada por médicos, há centenas de anos, e que não pode ser induzida nos pacientes porque é muito complexa e multifacetada para ser provocada por mera sugestão. Os defensores do diagnóstico também afirmam que os profissionais da saúde que duvidam da existência do TPM estão apenas se recusando a reconhecer os graves abusos na infância como pano de fundo da doença e o dano psicológico específico causado por esses abusos na vida adulta.

A chave para resolver a controvérsia pode estar no fato, já mencionado neste capítulo, de que o abuso ou trauma grave na infância está invariavelmente presente no passado dos pacientes com TPM. Para alguns profissionais da psiquiatria, a epidemia de abuso infantil também é ficção. O Dr. Paul R. McHugh, titular emérito do Departamento de Psiquiatria da Universidade Johns Hopkins, é um crítico ferrenho da pletora de alegações de abuso na infância e do uso excessivo do diagnóstico de TPM. Vale a pena examinar suas opiniões. Segundo o Dr. McHugh, a enxurrada de casos de TPM reflete uma tendência social prevalente, baseada nas palavras de ordem política dos anos de 1980 e 1990, "particularmente aquelas ligadas à opressão sexual e vitimização. Assim como a epidemia de pessoas enfeitiçadas serviu para provar a chegada de Satã em Salem, hoje a epidemia de TPM é usada para confirmar que um vasto contingente de adultos sofreu abusos sexuais... durante a infância".

O Dr. McHugh usou polígrafos e extensas entrevistas com pessoas que alegavam ter sido vítimas de abuso na infância e outros informantes, a fim de desmascarar as alegações de abuso. Ele argumenta que tanto os sintomas que se manifestaram nas mulheres de Salem há 300 anos quanto os hoje associados ao TPM são, na verdade, manifestações de histeria, e não de um transtorno psiquiátrico distinto. Ele acredita que os sintomas de TPM possam ser explicados fazendo-se referência à hipnose, porque "eles são gerados por meios terapêuticos, sugestivos, e são eliminados de um modo que demonstra sua natureza histérica". O Dr. McHugh se diz preocupado porque muitas vezes, quando é feito o diagnóstico de TPM, imediatamente se conclui que houve abuso na infância do paciente, e, logo em seguida, membros da família "começam a ser acusados dos piores atos de perversão sexual contra a criança pequena". Para apoiar suas opiniões, ele ressalta que as estatísticas mostram que os autores de abusos contra crianças costumam ser, com mais frequência, padrastos e não pais biológicos, exatamente o oposto do padrão de abuso relatado pelos pacientes com TPM.

Outro crítico do diagnóstico de TPM foi o Dr. Martin Orne. Até sua morte, no ano 2000, ele foi professor de psiquiatria no Institute of Pennsylvania Hospital e especialista em hipnose reconhecido internacionalmente. O Dr. Orne acreditava que, ao evocar as lembranças de abusos sexuais da infância durante o tratamento do TPM, se arruinava a vida das pessoas acusadas de terem molestado esses pacientes. Tal processo de destruição acabava ocorrendo sem qualquer validação independente ou comprovação da alegação de abuso.

Por sua vez, os defensores do diagnóstico de TPM ressaltam que esse diagnóstico se baseia em critérios estabelecidos e desenvolvidos ao longo do tempo pela APA. Sua existência foi discutida por muitos psiquiatras de renome e altamente confiáveis, entre eles, os Drs. Richard J. Lowenstein e Richard P. Kluft.

O Dr. Lowenstein é diretor médico da área de transtornos traumáticos do Hospital Sheppard e Enoch Pratt, em Towson, Maryland. Ele argumenta que o conceito original de histeria do século XIX era machista e refletia a visão masculina das personalidades femininas, e que rotular todos os sintomas de histeria é cair em uma velha armadilha. Além disso, diz Lowenstein em seus escritos, "não há nenhuma evidência de que a síndrome de múltipla personalidade completa possa ser criada por sugestão". Se há alguma dúvida sobre o meio pelo qual o abuso na infância é lembrado e dissociado, este, segundo ele, e não a existência do TPM, deve ser objeto de constantes pesquisas. Ele acha que os opositores, que tentam desacreditar o diagnóstico de TPM, assim procedem para minimizar a extensão e o dano causado à sociedade pelo abuso contra a criança.

O Dr. Kluft, professor de psiquiatria clínica na Faculdade de Medicina da Universidade Temple, argumenta que um "terapeuta que descarta as personalidades [alternadas] como algo que não merece atenção está, na verdade, evitando investigar a fundo boa parte da vida mental do paciente. É um erro se preocupar com as personalidades alternadas como entidades individuais, mas é um erro igualmente grave supor que invocar essas personalidades reforça a psicopatologia do paciente".

Meu próprio senso de verdade me diz que o TPM é menos, e não mais, diagnosticado do que deveria ser. Como psiquiatra, tratei diversos pacientes com esse transtorno e conversei com muitos colegas que também tinham muitos casos de TPM. Entretanto, também conversei com colegas que nunca haviam visto um caso de TPM e que continuavam céticos a respeito de sua existência. Na verdade, é difícil diagnosticá-lo, e sua existência às vezes só é reconhecida no paciente muitos anos depois que a terapia começou. Há várias razões que podem levar a essa demora. Segundo o Dr. Kluft, somente cerca de 20% dos pacientes com TPM passam a maior parte de sua vida em um estado franco de múltipla personalidade. Outros 40% podem apresentar sinais sugestivos do transtorno para o médico atento, porém tais sinais passarão despercebidos por muitos terapeutas. Os demais 40% de pacientes com diagnóstico de TPM são assim designados apenas depois de uma investigação, na ausência de sinais que possam indicar de forma clara essa patologia.

A relutância em diagnosticar TPM é compreensível. Afinal, a ideia de que diversas personalidades possam existir em um só indivíduo lembra bruxaria e cultos satânicos. Também desafia o próprio sentido de unicidade do terapeuta. Embora muitas pessoas tenham consciência de que há muitos de nós em nossas mentes, como pessoas mentalmente estáveis, conseguimos manter uma unidade de personalidade e de memória. A noção de que podemos ter personalidades obscuras e destrutivas assombrando a nossa mente (fora do alcance de nossa consciência), e de que essas personalidades podem assumir o controle, é uma ideia muito ameaçadora. Em uma situação terapêutica, o terapeuta pode mesmo sentir seu equilíbrio ameaçado ao ouvir a voz do paciente mudar para a voz de uma garotinha e vê-lo fazer menção de se sentar no chão para brincar. É como se o tempo tivesse sofrido uma súbita distorção no momento em que um paciente adulto se transforma, do ponto de vista psicológico, bem diante dos olhos do terapeuta, em uma criança de 3 anos. O terapeuta pode ser tomado por uma profunda sensação de sobrenatural. Nesse momento, mesmo um bom profissional pode ter a impressão de estar sendo tapeado. Uma transformação facial mais assustadora é quando uma fisionomia normal se transforma na expressão típica de uma personalidade assassina psicopatológica: quem vê tem a impressão de estar diante de Dr. Jekyll e Mr. Hide. É uma situação enervante para o médico. Este também deve se lembrar de que essa transformação é bastante assustadora para o próprio paciente. Em certos casos, ela pode mesmo levar o paciente a abandonar o tratamento ou levar um médico inexperiente a desistir do caso. O médico deve estar sempre consciente de que o paciente é uma única pessoa; as personalidades alternadas não existem isoladas dele.

O tratamento do TPM é uma tarefa complexa, difícil e, muitas vezes, intimidadora. Entretanto, os resultados, ou seja, levar o paciente a ter uma personalidade razoavelmente integrada, são muito gratificantes, tanto para o terapeuta quanto para o próprio paciente. Devido à fragmentação das personalidades nos casos de TPM, a soma das partes forma uma única personalidade. É uma espécie de loteamento. A meta do tratamento é integrar os elementos disparatados das várias personalidades. A internalização, pelo paciente, da integração das personalidades pode assumir a forma de uma reunião de diretoria (presidida pela personalidade principal, ou anfitriã), um conselho, uma ditadura ou outra forma de processamento de comunicações internas, como um grupo de terapia. Alguns pacientes conseguem uma integração quase completa, uma unificação das personalidades alternantes, resultado esse que é desejável tanto para o paciente quanto para o terapeuta. Na verdade, boa parte do que ocorre com os pacientes que têm múltipla personalidade impressiona tanto o médico quanto o paciente. É uma experiência impressionante observar a capacidade de adaptação da mente humana, que cria várias personalidades no esforço de lidar com traumas avassaladores. O resultado lembra uma obra-prima de arte barroca, que deixa tanto no médico quanto no paciente um profundo sentimento de espanto e humildade.

A múltipla personalidade e a justiça

A controvérsia entre os profissionais da saúde mental acerca da mera existência do TPM, a natureza fascinante e muitas vezes dramática desse transtorno, a facilidade com que a doença pode ser simulada e a descrença natural dos jurados tornam esse transtorno uma forma de defesa de difícil sustentação nos tribunais. Não obstante, em diversos casos, que vão desde delitos de falsificação e dirigir alcoolizado até crimes mais graves, como assalto a mão armada, estupro e assassinato, o TPM foi usado como tese de defesa e, em raros casos, apoiou com sucesso a tese de insanidade mental.

Os tribunais, em geral, assumem a postura de considerar que a simples presença do TPM não exime o indivíduo de responsabilidade por seus atos. Em cada caso, cabe ao juiz ou ao júri decidir se a doença da pessoa afeta sua imputabilidade e sua capacidade de assumir a responsabilidade pelo crime aos olhos da lei.

Lewis e Bard (1991) descrevem quatro grandes teses de defesa apresentadas em julgamentos de crimes cometidos por personalidades alternantes:

1. A pessoa não tinha controle sobre a personalidade alternante que cometeu o crime.
2. A pessoa não se recorda dos atos cometidos pelas personalidades alternantes e, portanto, não pode auxiliar sua própria defesa, sendo então incapaz para ser julgada.
3. Em razão do TPM, a pessoa não conseguia pautar seu comportamento pela lei ou distinguir o certo do errado.
4. A exemplo de um sonâmbulo, a pessoa não tinha consciência do comportamento da personalidade alternante, não podendo, portanto, ser responsabilizada por esse comportamento.

O caso citado com mais frequência na jurisprudência relativo ao TPM é o caso do Estado *versus* Grimsley. Nesse caso, uma das personalidades secundárias da Sra. Grimsley, chamada Jennifer, foi presa por dirigir alcoolizada. A Sra. Grimsley alegou que sua personalidade primária, Robin, "não estava consciente do que acontecia e não tinha controle voluntário sobre os atos de Jennifer". O juiz rejeitou a tese de insanidade da defesa de Jennifer, dizendo que "as evidências não confirmam de maneira cabal que o transtorno mental da Sra. Grimsley compromete de tal maneira sua razão a ponto de fazer com que ela, como Robin ou como Jennifer, ou como ambas, não saiba que é errado dirigir alcoolizada ou não seja capaz de se abster de dirigir alcoolizada". Esse argumento confirmou a longa tradição segundo a qual a lei julga a responsabilidade criminal do indivíduo com base em seu estado mental no momento em que o ato é cometido. Ou seja, no caso Grimsley, o juiz determinou que tanto Robin quanto Jennifer poderiam ter decidido não dirigir sob efeito do álcool.

Outros três casos são dignos de menção por seu encaminhamento judicial. No caso Kirkland *versus* o Estado, no qual uma mulher com TPM roubou um banco, o juiz corroborou a tese do caso Grimsley, reafirmando que "não vamos começar a parcelar a responsabilidade criminal entre os vários habitantes da mente".

No caso do Estado *versus* Milligan, a situação foi mais complexa. Um homem de 26 anos foi preso por uma série de estupros na universidade. Durante o período de prisão preventiva, seu comportamento era inconsistente, e seus advogados decidiram solicitar uma avaliação psiquiátrica. Diversos médicos concordaram que William Milligan tinha TPM. Em princípio, ele foi considerado incapaz para ser julgado, mas depois essa opinião foi retirada e o julgamento prosseguiu. Exames posteriores mostraram que Milligan havia cometido os estupros sob o controle de sua outra personalidade, que era uma lésbica, e ele não tinha consciência dessa outra personalidade ou dos atos que ela cometia. Na verdade, ele não tinha consciência, via de regra, das outras personalidades, e, nas raras ocasiões em que teve essa consciência, tentou suicídio. Milligan foi considerado inocente por motivo de insanidade e foi transferido para uma instituição psiquiátrica. Ficou determinado que as personalidades alternativas haviam se constituído na infância, para protegê-lo de graves abusos cometidos pelo padrasto.

No último caso, Rodrigues *versus* o Havaí, um fuzileiro naval de 23 anos foi julgado por três acusações de sodomia e uma de estupro. Rodrigues, que se declarou inocente por motivo de insanidade, foi examinado por cinco psiquiatras especializados. Quatro concordaram com o diagnóstico de TPM. O psiquiatra clínico que tratava Rodrigues disse, ao testemunhar, que ele manifestava três personalidades. "Rod" era sua personalidade principal, ou "hospedeira". "David" emergiu quando Rodrigues tinha 16 anos de idade e funcionava como árbitro entre Rod e a terceira personalidade, "Lúcifer", que começara a existir quando Rodrigues tinha 3 anos. O psiquiatra clínico disse que Lúcifer era quem estava no controle quando os delitos foram cometidos. Ele afirmou ainda que, embora Rod e David soubessem que aqueles atos sexuais eram errados, Lúcifer não se importava com isso. Da mesma forma, Rod e David eram capazes de se conduzirem dentro da lei, mas Lúcifer não se importava com sua conduta nem com as consequências dela.

O juiz do caso absolveu Rodrigues por motivo de insanidade, mas o veredito foi anulado pela corte de apelação, que declarou que o TPM, por si só, não é automaticamente equiparado à insanidade. Sanidade mental era uma questão a ser decidida pelo júri. A Suprema Corte do Havaí decidiu, então, que o TPM não pode ser encarado da mesma forma que outros tipos de defesa baseados em insanidade e que "cada personalidade pode ou não ser responsável, criminalmente, por seus atos, [e portanto] cada uma deve ser examinada quanto à sua[...] imputabilidade". A decisão da corte lembra o alerta de Benjamin Franklin: "Precisamos viver juntos, ou iremos todos morrer separados".

A decisão da corte do Havaí no caso Rodrigues reflete uma tendência cada vez mais acentuada da justiça, de ver a pessoa com TPM como se ela fosse várias pessoas ao mesmo tempo, cada uma responsável por seu próprio comportamento. Foi isso o que ocorreu no caso de Sarah, descrito no início do capítulo: cada personalidade prestou juramento separadamente, para poder testemunhar. Infelizmente, essa posição, cada vez mais frequente por parte dos juízes, tem uma importante desvantagem: aceita, de forma intrínseca, um dos principais sintomas do TPM, que é a negação dos atos da pessoa, o que pode ter como resultado alguém ser eximido de responsabilidade legal por um ato hediondo.

Em uma estranha reviravolta, o TPM foi usado como defesa em um caso de estupro no qual o réu testemunhou que o crime havia sido cometido por uma outra personalidade. Ele foi acusado de invadir o apartamento de uma mulher que havia conhecido durante a terapia de grupo e forçá-la a fazer sexo oral, estuprando-a em seguida. O réu negou as acusações, alegando que o ato sexual havia sido consensual entre "Spirit", uma das 30 personalidades que habitavam seu corpo, e "Laura", uma das várias personalidades da mulher. Segundo citação constante dos autos, o réu teria dito aos investigadores que "Spirit amava Laura". Como já foi mencionado, o diagnóstico de TPM não impede que a personalidade principal ou qualquer uma das outras seja considerada responsável do ponto de vista criminal, se, de fato, o indivíduo ou qualquer uma de suas personalidades tiver cometido o delito. Não se conhece o desfecho desse caso.

Em casos de litígio, há sempre uma forte motivação para negar a responsabilidade, principalmente quando estão em jogo questões de vida ou morte, grandes somas de dinheiro e a reputação das pessoas. Em uma situação de tratamento, o psiquiatra geralmente aceita a realidade do paciente com TPM, ou seja, que ele vivencia múltiplas personalidades. Tanto o terapeuta quanto o paciente se esforçam para integrar essas personalidades e para que o paciente assuma responsabilidade pelo comportamento de todas elas. Entretanto, em um litígio, o paciente em geral busca auxílio no psiquiatra não para fins de tratamento, mas para mitigar sua punição ou, se possível, exonerá-lo de culpa pelo comportamento delituoso.

O contexto legal apresenta todo tipo de dificuldade para os especialistas forenses que examinam um suposto paciente com TPM. Por exemplo, há o problema de se demonstrar, de forma conclusiva, que as personalidades alternativas existem, se têm ou não consciência uma da outra, se têm ou não controle uma sobre a outra, ou se são capazes ou não de distinguir o certo do errado. Via de regra, os tribunais não aceitam amnésia como tese de defesa em casos criminais, mas amnésia é, obviamente, um aspecto vital do que acontece no

TPM. As pessoas que mencionam pela primeira vez no tribunal que sofrem de TPM em geral têm dificuldade em convencer o juiz. Alguém que já tenha um diagnóstico prévio do transtorno poderá, com mais facilidade, citar a doença como tese de defesa, em especial se puder provar que esteve sob tratamento com um médico experiente, para controle do transtorno, antes da ocorrência do ato criminoso, ou que havia uma clara conexão entre a personalidade principal e uma personalidade alternativa antissocial de longa duração, que assumiu o controle do hospedeiro e cometeu o crime. Quando uma outra personalidade psicopatológica está de fato presente em uma pessoa que tem TPM, é muito provável que ela tenha se manifestado no passado e cometido atos antissociais que foram documentados.

Múltipla personalidade, hipnose e simulação

Vários estudos mostram que os sintomas de TPM podem ser "fabricados". Mesmo um especialista forense experiente pode ter dificuldade para distinguir o TPM simulado do real. Particularmente em casos criminais, deve-se sempre considerar a possibilidade de simulação. Além disso, o perito deve ter em mente a possibilidade de o indivíduo ter transtorno e também estar simulando.

Ross Michael Carlson

Uma possível simulação de TPM foi o tema central do caso de Ross Michael Carlson, um jovem de 19 anos que obrigou seus pais a saírem do carro e deitarem no chão, de bruços, na beira da estrada, e depois os matou com tiros na cabeça, usando um revólver calibre 38. Em um dos mais longos e controvertidos casos criminais da história do Colorado, Carlson alegou insanidade com base em seu TPM. Seus advogados argumentaram que, devido ao transtorno mental, ele não estava presente de fato na cena do crime. Carlson, por sua vez, alegou não ter qualquer lembrança do crime – segundo ele, fora "Black", o protetor, uma das sete personalidades que habitavam seu corpo, quem havia puxado o gatilho para executar seus pais. Carlson nunca foi a julgamento. Preso logo após os assassinatos, passou seis anos em um manicômio judiciário até que foi considerado apto a ser julgado, mas morreu de leucemia aguda antes que o julgamento começasse.

O psiquiatra Michael Weissberg testemunhou como perito no caso. Ele examinou Carlson e as provas. Segundo ele, Carlson nunca havia manifestado personalidades alternantes antes dos homicídios. Além disso, não havia evidências que corroborassem a alegação de que mudava de uma personalidade para outra. Por exemplo, seus olhos não se desviavam para cima, no momento conhecido como sinal de Spiegel, observado, com frequência, em pacientes com TPM quando a troca de personalidade acontece. Entretanto, é possível que essa troca ocorra de modo inaparente, por isso a ausência do sinal não serviu de prova irrefutável contra o diagnóstico de TPM. Carlson também não manifestava perda da noção de tempo, amnésia ou outros sintomas associados ao transtorno. Mas é difícil comprovar a presença ou a ausência de TPM. Isso porque não há exames de sangue, radiografias, nem outros meios objetivos para determinar o diagnóstico. Não se pode vê-lo, cheirá-lo ou tocá-lo. Esses fatores geram a opinião, por parte dos advogados experientes, de que o TPM é uma "doença sob medida" para ser usada pela defesa quando não há outras possibilidades de negar a culpa do réu.

O Dr. Weissberg resistiu às pressões para usar hipnose em Carlson. As lembranças evocadas sob hipnose são mais vulneráveis a distorção e a elaboração do que as memórias provocadas durante uma conversação normal. Ao contrário do que acreditam os leigos, a hipnose pode distorcer memórias verdadeiras e criar falsas memórias. O Dr. Weissberg sabia que as descrições de crimes elaboradas durante a hipnose são altamente questionáveis. Muitos tribunais não aceitam fatos lembrados sob hipnose como prova. Por isso, ele procurou outras pistas no ambiente em torno de Carlson e encontrou alguma coisa. Descobriu, por exemplo, que pouco antes dos assassinatos, Carlson havia tomado emprestado da biblioteca livros que falavam sobre TPM. Descobriu também que ele havia nascido fora do casamento, e que seus pais eram muito religiosos. Por isso, levantou a hipótese de que os pais o odiavam, pois servia como lembrança permanente e projeção de seu próprio pecado. Em seu livro *The First Sin of Ross Michael Carlson* (O primeiro pecado de Ross Michael Carlson), o Dr. Weissberg conclui que Carlson fingia ter TPM. Em vez disso, especula, Carlson era um psicopata desprovido de emoções, que concretizou o desejo dos pais de morrer, absolvendo-os, assim, "pelos 19 anos de culpa, infligindo a eles a derradeira punição".

Kenneth Bianchi

Um dos casos mais infames e controversos nos quais o TPM foi usado como tese de defesa foi o de Kenneth Bianchi, que ficou conhecido como "o estrangulador da colina" de Los Angeles. Bianchi e seu primo, Angelo Buono, foram acusados de estuprar e matar pelo menos 10 jovens mulheres, cujos corpos nus foram abandonados em colinas durante uma orgia de assassinatos que durou quatro meses, entre 1977 e 1978. Sete psicólogos e psiquiatras examinaram Bianchi. Alguns foram favoráveis aos diagnóstico de TPM, outros foram contrários.

Alguns examinadores usaram perguntas sugestivas, dirigidas, durante as entrevistas com Bianchi, com ou sem hipnose. Outros não souberam distinguir entre seu papel como terapeuta e como perito forense. Ao tratar um paciente, o médico em geral aceita e trabalha com as percepções do paciente acerca da realidade, em vez de tentar, por meios independentes, buscar a verdade sobre a história contada por ele. Ao avaliar um paciente para fins de julgamento, o médico considera muitas fontes de informação ao conduzir um processo de diagnóstico que poderá esclarecer e elucidar questões puramente legais, como imputabilidade ou responsabilidade criminal pelos atos praticados.

Como testemunha da acusação, o Dr. Martin Orne mencionou a falta de história prévia de dissociação, a postura claramente dramática de apresentação das personalidades alternantes de Bianchi e sua falta de consistência. O Dr. Orne concluiu, perante o tribunal, que o acusado não tinha TPM. Ele argumentou que o réu era inteligente o suficiente para contornar a hipnose, e havia conseguido ludibriar outros psiquiatras para que acreditassem que não era mentalmente responsável pelos crimes que cometeu. O Dr. Orne lembrou à corte que "ao contrário da crença popular, pessoas nunca antes hipnotizadas e sem treinamento podem simular o estado de hipnose profunda e enganar mesmo um profissional experiente, comportando-se do modo como eles acham que o hipnotizador espera". Lembrou ter explicado a Bianchi que os pacientes com TPM verdadeiro sempre tinham pelo menos três personalidades. Até aquele momento, Bianchi sempre havia citado uma única personalidade alternativa, "Steve". Mais tarde, no dia em que o Dr. Orne lhe deu essa informação, surgiu "Billy", um artista farsante, um impostor que se livrava das situações difíceis mentindo. O Dr. Orne concluiu que Bianchi era doente, mas não legalmente insano. Segundo seu diagnóstico, Bianchi tinha um "transtorno da personalidade antissocial, com sadismo sexual", e foi descrito por ele como um homem "com necessidades sexuais pervertidas, que o levavam a obter satisfação com o assassinato de mulheres". Bianchi foi julgado culpado e condenado à prisão; mais tarde, ele admitiu ter mentido sobre o TPM.

Esse e os demais casos expõem uma diferença fundamental entre o contexto judicial e o contexto terapêutico, que afeta o diagnóstico do TPM. No contexto judicial, o objetivo é um resultado externo – dinheiro, culpa ou inocência, vida ou morte. No contexto do tratamento, o que se busca é auxiliar o paciente a alcançar um resultado interno, o de ficar bem. Nessa situação, portanto, a pessoa que apresenta sintomas de TPM não tem nenhum motivo para simular a doença. Pessoas com TPM verdadeiro em geral negam ou escondem seus sintomas, qualquer que seja o contexto. Na realidade, muitos pacientes com múltipla personalidade dissimulam seus sintomas, de forma consciente ou inconsciente, porque temem a humilhação, o constrangimento ou o rótulo de "louco". Além disso, é horrorizante recuperar a lembrança do abuso e enfrentar o fato de ter sido tratado tão mal por seus pais ou responsáveis. Para uma criança, é insuportável ser odiada pelas pessoas que, supostamente, deveriam amá-la.

Pacientes com TPM tendem a rejeitar a ajuda e a agir contra seus próprios interesses. Por isso, é mais comum vê-los esconder ou dissimular seus sintomas, e não simulá-los, mesmo no contexto judicial. Nos tribunais, isso torna muito mais difícil o diagnóstico desse transtorno, porque certas personalidades mimetizam outras ou se disfarçam sob uma personalidade mais aceitável. Às vezes, elas atuam juntas, usando táticas tortuosas e conspirando para esconder suas múltiplas existências, o que, obviamente, torna ainda mais improvável o diagnóstico de TPM pelo perito forense. Existem ainda casos em que as personalidades alternantes não chegam a um consenso sobre como dissimular, e os sintomas que surgem podem parecer, a princípio, mais característicos de psicose do que de TPM, como, por exemplo, vozes ou pensamentos audíveis, ou o sentimento expresso de que o corpo está sendo controlado por forças externas. É natural que tais sintomas possam levar a um erro de diagnóstico.

No contexto terapêutico, os pacientes com TPM costumam ter, em média, quatro diagnósticos incorretos antes de seu problema ser identificado de forma correta, e em geral leva em média quase sete anos, a partir da primeira avaliação de seu estado mental, até que os sintomas sejam atribuídos ao TPM e seja feito um diagnóstico correto do transtorno. Em um processo judicial, não há tempo nem espaço para erros de diagnóstico. Entretanto, como o diagnóstico correto requer tempo e espaço de manobra suficientes para uma boa investigação, as limitações impostas pelo julgamento podem levar a erros para mais ou para menos no diagnóstico do TPM em litigantes ou réus em processos criminais. Sabe-se, contudo, que o TPM é incidente na população forense de forma desproporcional. Essa situação se complica ainda mais pela presença de pessoas dispostas (ou não) a apresentar provas favoráveis ou desfavoráveis. A falta de evidências que corroborem os sintomas de TPM de um paciente, como, por exemplo, o testemunho de familiares, pode servir como prova de que ele não tem transtorno, mas também pode ser motivada pela participação da família na violência cometida contra o paciente na infância e que desencadeou o transtorno mental. Em última análise, o perito forense precisa se valer de seus próprios conhecimentos sobre as manifestações clínicas do TPM para poder conduzir uma avaliação destinada a orientar a justiça.

Hipnose, processo legal e múltipla personalidade

A utilidade médica da hipnose está bem estabelecida e já não existe controvérsia a esse respeito. A hipnose (hipnoanálise) pode ser usada na terapia psiquiátrica para trazer à tona sentimentos dolorosos ou experiências que foram enterradas na mente. A hipnose também já demonstrou resultados dramáticos em casos de alergia, verrugas, asma, insônia, queimaduras e dor. Entretanto, o uso da hipnose para interrogar testemunhas e fazê-las recordar fatos para ajudar a resolver crimes continua sendo objeto de muita controvérsia. Os defensores do uso da hipnose em casos criminais lembram que o maior caso de sequestro da história dos Estados Unidos foi resolvido por esse método. Em 1976, em Chowchilla, na Califórnia, 26 crianças foram levadas de um ônibus escolar e mantidas em um poço. Sob hipnose, o motorista do ônibus se lembrou da placa da camionete que as levou e, assim, o caso pôde ser resolvido.

Os leigos, inclusive alguns policiais, têm uma ideia equivocada acerca da hipnose e acreditam que pessoas hipnotizadas certamente dirão a verdade. Essa crença não tem fundamento. Mesmo pessoas em hipnose profunda são capazes de resistir à sugestão para que falem a verdade e continuam mentindo. Outros são capazes de fingir que estão em estado de hipnose, e sua simulação é tão verossímil que só se consegue desmascará-la por meio de testes especiais. Em geral, as lembranças obtidas sob hipnose, mesmo quando vívidas, são menos confiáveis que as evocadas por processos normais de recordação. A razão para isso é complexa, mas pode ser explicada, em parte, pelo fato de o indivíduo hipnotizado ser altamente responsivo a sugestões, podendo, portanto, traduzir suas próprias crenças, ou mesmo as do hipnotizador, em pseudolembranças. Há estudos que mostram que as pessoas hipnotizadas podem aceitar de imediato, com total convicção, sugestões sobre acontecimentos que conflitam com suas experiências reais.

Por esse motivo, o Conselho Científico da American Medical Association (AMA) questiona a utilidade da hipnose como meio de aguçar lembranças em casos civis ou criminais. Em muitos estados, a suprema corte define que o testemunho induzido por hipnose não é confiável e não deve ser aceito como prova em julgamentos criminais. O conselho da AMA afirma que, embora os indivíduos, em geral, revelem mais informações sob hipnose, as recordações podem conter muitos detalhes inexatos. O conselho recomenda que o uso da hipnose no contexto judicial fique limitado à fase investigativa. Outros grupos ressaltam que, se a prática servir de base nos tribunais para validar testemunhos, o uso da hipnose poderá levar a erros judiciais. Alguns peritos forenses acreditam que o exame sob hipnose seja necessário, em certos casos criminais, devido à limitação de tempo para interrogatório das testemunhas. Embora se possam obter importantes detalhes, como o número da placa no caso de Chowchilla, é preciso levar em conta a possível perda de credibilidade resultante da obtenção de provas por esse meio.

As pessoas mais responsivas à hipnose são, em geral, aquelas mais propensas a se deixarem absorver totalmente por uma fantasia. Cerca de 15% da população são pessoas altamente hipnotizáveis, enquanto 25% são consideradas totalmente não hipnotizáveis. O estado hipnótico nada mais é do que um estado de consciência alterado, no qual a atenção está muito concentrada. Quando a pessoa sonha acordada, isso é considerado um estado hipnótico. A maioria de nós já passou pela experiência, bastante comum, de auto-hipnose, quando nos perdemos em pensamento enquanto estamos dirigindo. Quilômetros adiante, acordamos do "sonho" e não nos lembramos do trajeto. Ninguém pode ser hipnotizado contra a vontade. Tampouco podemos ser forçados a cometer, sob hipnose, atos que realmente não queremos cometer.

No tratamento do TPM, a hipnose pode evocar uma outra personalidade de modo controlado e sem temor. No contexto judicial, entretanto, a hipnose, especialmente quando envolve lidar com suspeitas de múltipla personalidade, é bastante problemática, em particular quando as perguntas induzem o réu a manifestar uma falsa personalidade alternativa para evitar a responsabilidade criminal. Como todos nós vivenciamos com clareza vários aspectos de nossa personalidade, os réus que se enquadram na categoria "altamente sugestionável" e são hipnotizados podem personificar esses vários aspectos como se fossem personalidades independentes. Aos olhos não treinados do júri, esses estados de personificação induzidos por hipnose podem se assemelhar ao TPM, mesmo quando são artefatos do procedimento, ausentes quando o indivíduo não está sob hipnose.

Não estou insinuando que o perito forense que provoca esses estados de personificação mediante hipnose faz isso por malícia. Em muitos casos, ao usarem a hipnose, os peritos são enganados, e não percebem até que ponto perguntas sugestivas podem estimular a fantasia, a distorção, a simulação e, às vezes, a pura e simples "fabricação" de lembranças. Os médicos que usam hipnose e, como resultado, emitem um diagnóstico errado de TPM em um processo judicial fazem isso porque: 1) carecem de experiência clínica com transtornos dissociativos como o TPM, 2) não estão familiarizados com a hipnose e seus artefatos ocasionais, 3) realizaram um exame muito rápido, 4) fazem perguntas dirigidas ao indivíduo hipnotizado, 5) não coletam dados colaterais suficientes sobre a existência ou não do TPM naquele indivíduo, ou 6) confundem seu papel de terapeuta com o de perito forense.

Se as lembranças induzidas por hipnose não são confiáveis, o que dizer da confiabilidade das lembranças que só vêm à tona muitos anos depois que os fatos ocorreram? Isso é um problema na terapia e uma verdadeira charada no contexto judicial, no qual as lembranças enterradas de abusos físicos e sexuais na infância foram o pivô de processos judiciais de grande envergadura, controversos ao extremo. Em todos esses casos, a principal preocupação é a exatidão das lembranças, um fator crítico para a compreensão da violência cometida contra a criança e seus efeitos duradouros sobre a pessoa, e para se estabelecer a linha divisória entre o que os homens maus fazem e o que os homens bons apenas sonham fazer.

8

O Cúmulo da Traição

A Transgressão Sexual nas Profissões de Apoio

Juro por Apolo médico... jamais causar mal a alguém.

— *Juramento de Hipócrates*

A cantora e compositora Barbara Noël acordou lentamente do sono induzido pelo amobarbital de sódio administrado por seu psiquiatra, Dr. Jules Masserman, ex-presidente da American Psychiatric Association. Durante os 18 anos de tratamento no consultório do Dr. Masserman, ela havia retornado de um sono profundo muitas vezes, mas, dessa vez, o despertar foi surpreendentemente diferente. Havia um homem ofegante sobre ela. À medida que recuperava a consciência, Barbara podia sentir a respiração em seu ombro. Ainda sob influência do barbitúrico, ela se mexeu e gemeu. A respiração ofegante parou, e o homem levantou cuidadosamente e se distanciou. Com receio de que ele pudesse se tornar violento caso fosse descoberto, Barbara fingiu estar dormindo. Alguns momentos depois, abriu seus olhos um pouco e enxergou um homem em pé, na pia, de costas para ela. Era calvo e tinha a pele morena, exceto pelas nádegas. Para seu desespero, reconheceu o Dr. Masserman. Pôde até ouvir as moedas se movendo em seu bolso enquanto ele vestia as calças. Em seguida, ouviu-o andar em sua direção, levantar sua roupa íntima e, depois, dobrar, de forma cuidadosa, o lençol sobre ela, antes de deixar a sala, fechando a porta. Barbara voltou a dormir. Momentos depois, as luzes da sala piscavam. Esse era o modo como o psiquiatra costumava acordá-la de seus sonos profundos com amobarbital.

Em seu livro, *You Must Be Dreaming* (Você deve estar sonhando), Noël descreve essa cena e alega que o Dr. Masserman demonstrou outros comportamentos questionáveis e inapropriados à relação médico-paciente. Quando retornava de suas viagens, trazia moedas, presentinhos, discos de Bach e outros agrados para ela. Ele lhe dava cópias de seus artigos, poemas e músicas. Convidou-a para velejar em seu iate e para voar em seu avião. Barbara diz que se sentia desconfortável, mas lisonjeada pelos agrados. Aceitou apenas um de seus convites enquanto era paciente: acompanhá-lo em uma viagem a Paris. Lá, como presidente eleito do Congresso Mundial de Psiquiatria Social, ele era o anfitrião de uma recepção. Ela foi sua acompanhante.

Barbara não fazia ideia de que o Dr. Masserman, sendo presidente da American Psychiatric Association, havia condenado o relacionamento sexual entre psiquiatras e seus pacientes. Quando finalmente compreendeu o que vinha acontecendo, ela teve de superar a descrença dos detetives, advogados e terapeutas que viam sua história como o sonho erótico de uma mulher instável, obcecada por seu psiquiatra. Por fim, conseguiu encontrar advogados dispostos a defendê-la. Nesse momento, criou-se um escândalo devido ao *status* e ao destaque do Dr. Masserman. Ele havia escrito 16 livros e 410 artigos, havia sido presidente da American Psychiatric Association e, anteriormente, presidente da American Academy of Psychoanalysis, da American Society for Group Therapy, da Illinois Psychiatric Society, da Chicago Psychoanalytic Society, da American Association for Social Psychiatric e era Presidente Vitalício Honorário da World Association for Social Psychiatric.

O Dr. Masserman negou todas as acusações de transgressão sexual feitas por Barbara Noël e por outras três ex-pacientes, sendo que todas descreviam um padrão semelhante de abuso sexual sofrido enquanto estavam sob influência do amobarbital sódico. Mais tarde, os advogados de Noël afirmaram que surgiram outras 10 mulheres com alegações semelhantes contra ele, mas que não quiseram se unir aos processos. Não queriam sofrer os demais traumas inerentes ao litígio. Barbara Noël achou que o fato de ela ter sofrido abuso sexual na infância, pelos próprios pais, transformou-a na vítima perfeita e submissa para uma figura poderosa, de autoridade, como o Dr. Masserman. Os quatro casos foram encerrados sem ir a julgamento. Noël recebeu uma indenização de 200.000 dólares. O Dr. Masserman abdicou voluntariamente de sua licença médica e assinou um acordo de nunca mais praticar terapia nos Estados Unidos. Ele foi censurado e recebeu suspensões de cinco anos por parte de várias organizações, como a Illinois Psychiatric Society e a American Psychiatric Association.

Lozano *versus* Bean-Bayog

O caso Lozano *versus* Bean-Bayog teve enorme cobertura da imprensa no mundo todo. Os familiares do falecido Paul Lozano alegaram, em um processo de erro médico e morte por imperícia, que a psiquiatra da Universidade de Harvard Margaret Bean-Bayog havia usado um método não convencional de tratamento que levava a uma regressão severa. Eles alegaram que o tratamento da Dra. Bean-Bayog reduzira seu filho – um estudante de medicina de Harvard – ao estado emocional de uma criança. Os promotores ainda afirmaram que ela o manipulava e cometia abusos sexuais sistemáticos, de modo que, 10 meses após o término de seu tratamento, Paul Lozano cometeu suicídio.

Infelizmente, o caso foi exposto pela imprensa antes mesmo de chegar perto dos tribunais. Os relatos sensacionalistas descreviam itens que haviam sido recuperados no apartamento de Paul Lozano, em Boston, entre eles, livros infantis, como *Goodnight, Moon* (Boa Noite, Lua), com dedicatórias escritas pela Dra. Bean-Bayog para "o bebê"; fitas cassete da terapeuta instruindo Lozano a repetir 10 vezes "Eu sou sua mãe, e eu amo você e você me ama muito, muito"; além de cartões eletrônicos enviados pela Dra. Bean-Bayog, um dos quais com referência a saudades "do sexo fenomenal". A imprensa exibiu fotografias, tiradas por Lozano, que mostravam a terapeuta abraçando um urso de pelúcia. Também foi revelada uma série de cartas e histórias que, segundo relatos, a psiquiatra teria escrito para Lozano, nas quais eram encenadas as fantasias de amor maternal e devoção. Dúzias de páginas de registros com a caligrafia da Dra. Bean-Bayog descreviam suas fantasias sexuais sadomasoquistas em resposta ao bombardeio de fantasias hediondas de Lozano, de torturar mulheres sexualmente. Essas páginas também revelavam que ela havia consultado outros psiquiatras quanto ao tratamento dele.

A psiquiatra tinha explicações para todos esses fatos aparentemente nocivos. Por exemplo, disse que os cartões haviam sido ditados pelo paciente. Também afirmou que as fantasias registradas com sua letra eram transcrições de seus sonhos, e que nunca teve a intenção de que o paciente as visse. Ela alegou que, sem o seu conhecimento, ele havia invadido seu consultório e roubado as cartas.

Segundo a irmã de Lozano, seu irmão dissera que ele e a psiquiatra tinham um caso. A Dra. Bean-Bayog negou categoricamente essa alegação. Ela afirmou que o tratamento havia sido encerrado depois que ele se recusou a seguir suas recomendações de que fosse supervisionado pela Sociedade Médica de Massachusetts, que monitora médicos com problemas. Esses serviços também estariam disponíveis para estudantes de medicina. Sua explicação para a morte de Lozano foi que ele se sentiu tão rejeitado e irado depois que sua terapia terminou, que resolvera se vingar dela. Para a psiquiatra, ele não havia cometido suicídio, mas sofrido uma *overdose* acidental de cocaína. A Dra. Bean-Bayog disse que sua abordagem terapêutica com Lozano havia sido não convencional, mas também fora necessária para tratar um paciente muito transtornado, com história de grave abuso na infância. Ele precisara de, pelo menos, 10 hospitalizações por tentativas de suicídio, algumas antes do início do tratamento com a Dra. Bean-Bayog. Sem esse tratamento, disse ela, o paciente não poderia ter vivido os quatro anos anteriores à sua morte.

Para quem analisa a situação de fora, o mais interessante em relação ao caso judicial foi que a acusação e a defesa citaram os mesmos documentos para sustentar alegações opostas. O processo consistia em um volume extraordinário de 3.000 páginas de documentos arquivados por um advogado da família Lozano. O assunto-chave levantado pelo caso foi se a psiquiatra havia usado uma abordagem não convencional que se justificava, tendo em vista a natureza do paciente, ou se ela havia ultrapassado os limites das formas aceitáveis de tratamento. Investigando o assunto, o comitê do Conselho Regional de Medicina de Massachussets julgou que não havia evidências suficientes para comprovar transgressão sexual. Entretanto, decidiu que o tratamento da Dra. Bean-Bayog "não se adequava aos padrões aceitáveis da prática médica", e que o fato de ela "não encerrar ou resolver de outra forma" suas fantasias sexuais evocadas no tratamento de Lozano era inaceitável.

A Dra. Bean-Bayog precisava escolher. Se insistisse no julgamento e perdesse a causa, arcaria com custos enormes. Seu corretor de seguro aconselhou-a a fazer um acordo. Para evitar o que chamava de "circo da mídia", ela abdicou de sua licença médica e encerrou o caso fora do tribunal, pagando um milhão de dólares. Em uma crítica à tempestade de publicidade, a Dra. Bean-Bayog declarou: "Nenhum terapeuta do sexo masculino jamais foi objeto de tamanha invasão". Ela pôde continuar a trabalhar como psicoterapeuta, uma profissão que não exige que o profissional tenha licença para exercer a medicina.

Os críticos que estavam por dentro dos eventos desse caso consideraram que a carreira da Dra. Bean-Bayog fora arruinada por uma combinação de relatos imprecisos e tendenciosos da mídia, procedimentos inapropriados por parte do comitê do Conselho de Medicina de Massachussetts e por ameaças de multas impagáveis, que impediram que ela tivesse um julgamento justo. Vários colegas a apoiaram. Eles citaram a grande dificuldade de tratar esse paciente tão transtornado, as consultas da Dra. Bean-Bayog com outros psiquiatras, a necessidade de um tratamento inovador para os problemas exclusivos de seu paciente e o fato de que o suicídio ocorrera 10 meses após o término do tratamento – quando Lozano estava sob os cuidados de outro psiquiatra, o que mostrava que foi incapaz de sobreviver sem o tratamento oferecido pela Dra. Bean-Bayog.

A transgressão sexual por profissionais de apoio

A violação dos limites sexuais pelos profissionais de apoio é provavelmente o exemplo mais evidente do quão tênue é a linha entre os "homens bons" e os "homens maus". Os abusos de poder e autoridade profissional ocorrem em todas as profissões desse tipo. Nenhuma é imune. Advogados, religiosos, professores, médicos, psicoterapeutas e outros profissionais de apoio são censurados, punidos e processados por cometerem uma forma particular de abuso de poder – a transgressão sexual. Certos casos escabrosos mostrados pela mídia, particularmente aqueles que envolvem o abuso de crianças por esses profissionais, engrossam a lista de escândalos nacionais. A confiança do público tem sido minada, e os profissionais são prejudicados por pessoas em posições de destaque, em geral homens, que traíram a confiança neles depositada. O maior dano é sentido pelas vítimas da transgressão sexual desses profissionais. Seu sofrimento é incalculável.

A grande maioria dos homens e mulheres que exercem profissões de apoio são competentes e dignos de confiança. E se têm pensamentos e sentimentos sexuais em relação a seus pacientes e clientes, deve-se reconhecer que, como demonstro adiante neste capítulo, tais sentimentos e pensamentos são bastante comuns e, na maior parte do tempo, não são exibidos. O terapeuta competente é capaz de direcionar os sentimentos pessoais em benefício do tratamento do paciente. Seria uma tragédia prejudicar todos os profissionais pelo abuso de poder e autoridade e pela transgressão de poucos. Tendo isso em mente, a natureza do abuso e assédio sexual deve ser compreendida tanto pelos profissionais quanto pelos clientes, para que se possa diminuir sua incidência.

A legislação relativa à transgressão sexual evolui continuamente. O abuso e o assédio sexual são coisas distintas. O assédio sexual, em geral, ocorre no ambiente de trabalho. Nesse tipo de assédio, não existe necessariamente uma relação especial ou razões para que haja confiança entre o assediador e a pessoa assediada. Algumas vezes, trata-se de um empregador tirando vantagem de um empregado, como quando o empregador oferece ou restringe benefícios relativos ao trabalho na dependência de o empregado concordar ou não com suas exigências sexuais. Na maioria das vezes, o assédio sexual ocorre entre colegas de trabalho, criando um ambiente hostil no emprego.

A transgressão sexual por profissionais, entretanto, difere do abuso por um colega de trabalho, pois é uma exploração do poder e da autoridade que se originam do relacionamento especial baseado na atribuição inerente de confiança. Os relacionamentos no trabalho não se constroem sobre essa base implícita de confiança: um empregado não busca "ajuda" no empregador, apenas um serviço que seja remunerado adequadamente. As relações entre advogado e cliente, médico e paciente, padre e fiéis, professor e aluno são todas de poder e confiança. Na essência dessas relações existe a compreensão de que o profissional usará o poder e o prestígio de sua posição, junto com o benefício de anos de conhecimento, treinamento e experiência, para benefício do indivíduo que busca ajuda.

Abusando do poder e da glória

Nos últimos 20 anos, houve mais de 500 relatos de padres católicos que molestaram crianças na América do Norte. A Igreja Católica dos Estados Unidos já gastou mais de um bilhão de dólares em acordos com cerca de 2.000 vítimas e ainda mais em multas e despesas médicas com os padres de comportamento aberrante. Muitos desses casos tiveram grande repercussão junto ao público.

O ex-padre católico James Porter foi acusado de abusar sexualmente de 32 meninos e meninas na década de 1960, quando trabalhava como padre em três paróquias de Massachusetts. Ele abandonou a carreira em 1974, casou-se e teve quatro filhos, antes que fossem levantadas acusações contra ele. Em 1992, foi considerado culpado de molestar 28 crianças de Massachusetts e recebeu uma sentença de 18 a 20 anos de prisão. Processos civis contra ele, alegando abuso infantil, também foram promovidos em outros estados. Em um processo separado, Porter foi julgado culpado de molestar uma babá de 15 anos de idade, em 1992. Em um caso semelhante envolvendo outro ex-padre, 17 homens que o haviam acusado de tê-los molestado sexualmente quando eram crianças concordaram com uma indenização de 13 milhões de dólares oferecida por várias companhias de seguro.

Também ocorrem abusos em hierarquias mais elevadas da autoridade religiosa. Um arcebispo do sudoeste expressou "tristeza profunda" depois que algumas paroquianas afirmaram que tiveram relações sexuais com ele. O tão estimado Arcebispo Robert Sanchez, o primeiro arcebispo hispânico do país, renunciou na desgraça em 1993, após admitir que manteve relações sexuais com pelo menos cinco mulheres jovens. Outro arcebispo dos Estados Unidos renunciou, em 1990, da liderança de uma arquidiocese do sul, depois de ter se relacionado de forma romântica com uma cantora de 27 anos de idade. O membro de mais alta hierarquia da Igreja Católica dos Estados Unidos a ser acusado de transgressão sexual foi o Cardeal de Chicago Joseph Bernardin, que foi o foco de um processo de 10 milhões de dólares por danos. O Cardeal negou de forma categórica as acusações, que foram, mais tarde, retiradas, e o processo se encerrou.

A transgressão sexual entre clérigos existe em outros domínios, é claro. Os escândalos sexuais dos *superstars* da evangelização pela televisão, Jim Bakker e Jimmy Swaggart, atraíram a atenção dos norte-americanos. Mais recentemente, o proeminente ministro de uma grande e respeitada congregação protestante em Washington, D.C., um homem cujo programa de televisão também era assistido em todo o mundo, admitiu ter tido contato sexual, envolvendo "abraços e beijos de afeição", mas não o ato sexual consumado, com várias mulheres em sua congregação. Depois que duas mulheres prestaram queixas, o ministro foi confrontado, concordou em submeter-se a aconselhamento e se aposentou. O abuso sexual por clérigos também ocorre em congregações judaicas, muçulmanas e budistas – resumindo, isso ocorre sempre que é possível, para o clérigo, em suas vestes de poder e glória, ultrapassar a linha que separa a orientação pastoral da intimidade sexual.

É devido ao seu conhecimento e treinamento que esses profissionais mantêm uma posição de poder. Muitas vezes, são vistos pelos paroquianos como a representação carismática da autoridade, da sabedoria e da santidade divinas. Alguns dos fiéis os veem como alguém que intercede por eles na busca da reconciliação com Deus. Muitas vezes, os paroquianos que se sentem tomados de culpa, deficientes ou necessitados buscam a ajuda dos conselheiros pastorais, pelos quais têm respeito e veneração. Essas pessoas são vulneráveis. Os clérigos exploradores, que têm fácil acesso aos paroquianos, se aproveitarão deles. Como disse uma dessas vítimas de exploração: "Eles não apontam uma arma, eles apontam Deus para a sua cabeça".

Advocacia *versus* intimidade

As pessoas envolvidas em litígios muitas vezes enfrentaram um trauma psicológico significativo antes de consultar um advogado. Algumas também podem estar passando por grave estresse mental ou apresentar um transtorno psiquiátrico. Os sentimentos de vulnerabilidade do cliente podem criar uma dependência considerável em relação ao advogado. O estresse inevitável do litígio acrescenta ainda mais pressão traumática, que também serve para aumentar a vulnerabilidade do cliente e o poder e a autoridade do advogado. Nessas circunstâncias delicadas, essa assimetria de poder é, às vezes, explorada pelos advogados na forma de envolvimento sexual com os clientes.

O problema é ainda mais sério quando o litígio envolve divórcio, pois os advogados matrimoniais têm de lidar com clientes que se encontram extremamente transtornados com o fim do casamento. Esse tipo de litígio coloca coisas valiosas em jogo. Pode significar uma possível perda de um filho ou de uma fonte de renda para uma esposa que ficava em casa para cuidar das crianças. Uma mulher assim poderia ver seu advogado como o bom e todo poderoso pai, que pode resgatá-la dessa calamidade. Seja homem ou mulher, o cliente, nesses casos, está altamente dependente do advogado e, muitas vezes, emocionalmente carente.

Mesmo em casos que envolvem questões diferentes do matrimônio, os advogados podem buscar vantagens. Em um exemplo, a promotoria de um estado levantou acusações de má conduta contra um advogado de destaque, pois ele teria beijado uma cliente, dado uma palmada em outra e dado uma palmada repetidas vezes em sua secretária, às vezes expondo-lhe as nádegas para isso. O caso surgiu da queixa de uma cliente que o tinha contratado para iniciar um processo contra um caçador que atirara nela acidentalmente. Segundo ela, quando o advogado foi até sua casa para ver a cena do evento, disse-lhe que ela era uma menina má, colocou-a sobre seus joelhos e lhe deu várias palmadas.

Em outro exemplo, o indivíduo que cometeu o abuso de autoridade e poder era um juiz e prefeito da cidade. Ele foi acusado de desrespeitar os direitos civis de cinco mulheres ao atacá-las sexualmente no palácio de justiça. Duas dessas acusações eram relacionadas a uma mulher que estava tentando ficar com a custódia de seu filho. Ela disse que o juiz forçou-a duas vezes a fazer sexo oral em seu gabinete. Outras cinco acusações menos graves envolviam circunstâncias em que quatro mulheres alegavam que o juiz as havia acariciado em seu gabinete.

In Loco Parentis

Assim como os advogados, os professores de todos os níveis exercem papéis de poder e de autoridade. Desde o início da infância, os estudantes veem os professores como exemplos e como eventuais substitutos dos pais. Assuntos pessoais como sentimentos positivos em relação a alguém, bons relacionamentos com os demais, escolha de carreira, seleção de parceiros e orientação espiritual podem ser profundamente influenciados pelos professores. Um encontro positivo com um professor admirado pode transformar a vida de um estudante.

O lado negativo dessa equação surge mais regularmente na faculdade, onde os professores também são estimados e possuem um enorme poder, em especial em relação às chances de sucesso dos estudantes quando se formam. Para muitas mulheres, o sucesso em um mundo que ainda é masculino depende do reconhecimento de sua capacidade por homens que ocupam o poder e que se tornam seus mentores. Uma boa recomendação, boas notas, um telefonema do professor para alguém importante nos negócios podem ser vistos como fatores essenciais pelo estudante. A necessidade de obter essas referências pode ser explorada pelo professor em troca de favores sexuais. Segundo várias pesquisas, entre 20 e 30% de todas as estudantes de faculdade e colégio já foram abordadas por professores com propósitos sexuais. Um estudo relata que 17% das estudantes de graduação em psicologia referem ter intimidade sexual com um professor, enquanto 30% rejeitaram os avanços indesejados, em particular os de professoras.

A intensa ligação entre o estudante e o professor pode, algumas vezes, adquirir conotação sexual. Há vários exemplos de professoras de escola que se envolveram sexualmente com alunos. O mais impressionante foi o de Mary Kay Letourneau, de 34 anos de idade e mãe de quatro filhos, que seduziu um menino de 12 anos de idade. Letourneau estava grávida do menino de 15 anos quando foi presa. Em liberdade por alguns dias, foi novamente flagrada com ele e voltou à prisão, onde deu à luz uma segunda criança. Quando terminou de cumprir a pena de sete anos, ela se casou com o ex-aluno, que estava com 22 anos.

Em outros casos semelhantes, Debra Lafave, professora de leitura do Ensino Médio, de 25 anos de idade, foi acusada de manter relações sexuais com um estudante e recebeu uma pena de três anos de prisão domiciliar; Kimberly Merson, professora substituta e líder de torcida, admitiu no tribunal ter tido "contato sexual" com nove estudantes do sexo masculino, com idades de 15 a 17 anos, e recebeu uma sentença de 18 meses de prisão; Tanya Hadden, uma professora de

San Bernardino, Califórnia, fugiu para Las Vegas com um estudante de 15 anos de idade da escola em que lecionava. Ela foi condenada a dois anos de prisão.

Servindo aos outros ou a nós mesmos?

Uma pesquisa nacional com residentes de psiquiatria do quarto ano revelou que 4,9% dos 548 participantes tinham ou tiveram envolvimento sexual com seus educadores. A mesma pesquisa também mostrou que 1,2% dos estudantes do sexo masculino e 0,4% das estudantes reconheceram ter contato sexual com seus próprios pacientes. O abuso de pacientes por psicoterapeutas desperta grande preocupação em todos os segmentos da sociedade. Esse assunto é abordado em detalhes nas seções a seguir, pois fornece um modelo de entendimento geral da transgressão sexual por profissionais.

O aspecto comum da transgressão sexual nas profissões de apoio é que os relacionamentos profissionais produzem certas expectativas nos clientes. O terapeuta, o professor, o advogado ou o clérigo são fiduciários das pessoas a quem servem. Um fiduciário é uma pessoa que age para a outra de um modo que envolve confiança e a revelação de segredos. Esse papel de fiduciário não inclui o estabelecimento de um relacionamento sexual íntimo, como o esperado em um relacionamento amoroso. Os relacionamentos amorosos diferem dos fiduciários pelos seguintes aspectos: no relacionamento amoroso, existe o pressuposto de que dois indivíduos relativamente semelhantes se juntam, de que eles fazem isso de livre e espontânea vontade e de que fazem isso com o propósito de satisfazer suas necessidades *mútuas*.

Um fator-chave em um relacionamento fiduciário desequilibrado é a vulnerabilidade. As pessoas que não têm o poder ou os recursos para escolher ou para agir por elas mesmas estão condenadas à vulnerabilidade. A idade, o sexo, a educação, a bagagem cultural, a etnia, o comportamento, a situação atual de vida e vários outros fatores psicológicos individuais afetam a vulnerabilidade da pessoa. O juiz que teria forçado a mulher que buscava conseguir a custódia de seu filho a praticar sexo oral explorou vários desses fatores. O relacionamento entre o juiz e essa mulher não pode ser considerado um relacionamento de amor porque, entre outras coisas, faltava o livre consentimento por parte da mulher. Quando a atividade sexual é induzida por meio de medo, coerção ou manipulação impostos por uma posição de poder ou de autoridade, não existe o consentimento, que é tão significativo e necessário para um relacionamento sexual emocionalmente satisfatório.

A vulnerabilidade feminina e a coerção sexual estão trançados no tecido de nossa sociedade. Os esforços para entender a exploração sexual apenas por meio da análise psicológica individual da vítima ou do explorador podem, muitas vezes, subestimar fatores socioculturais importantes. Uma análise assim deixa de reconhecer que a coerção sexual está intrincada na estrutura e nos processos da cultura humana. Seria uma ingenuidade concluir, entretanto, que os profissionais do sexo feminino não exploram sexualmente as pessoas que buscam sua ajuda. No entanto, entre os profissionais, as exploradoras compõem uma distinta minoria. Por que os profissionais do sexo masculino são os agressores na maioria dos casos de exploração sexual? Essa é uma questão bastante complexa. A resposta envolve fatores culturais; por exemplo, culturalmente, os homens são ensinados a testar os limites, enquanto as mulheres são ensinadas a aceitar esse teste. Também existem fatores biológicos, como o papel da testosterona na produção da agressividade sexual. O fator evolutivo de que os homens eram caçadores e predadores pode ter alguma contribuição para a psicologia masculina. No entanto, os fatores culturais, isoladamente, não fornecem uma resposta satisfatória – o fato é que a maioria dos profissionais do sexo masculino *não* explora sexualmente suas clientes. Isso significa que os fatores psicológicos individuais têm um papel-chave nos profissionais do sexo masculino que *violam* os limites entre manter sua função de fiduciário e a intimidade sexual.

O sexo entre terapeuta e paciente

Não há dados precisos quanto ao percentual real de profissionais da saúde mental que cometem atos de transgressão sexual. A maioria das pesquisas que buscam avaliar a incidência de sexo entre terapeuta e paciente tem duas limitações: 1) os atos cometidos podem ter uma definição muito estreita e 2) os métodos de pesquisa podem ser muito pouco confiáveis. Apenas cerca de 15 a 25% dos terapeutas pesquisados se preocupam em responder. Além disso, não se pode verificar de forma individual a verdade do que eles afirmam na pesquisa. Pode-se assumir com segurança que a maioria dos indivíduos que cometem essas ofensas não respondem à pesquisa, de modo que a real incidência deve ser maior do que a incidência relatada. Assim, deve-se observar que os dados relatados são elevados o suficiente para gerar preocupação. Uma pesquisa com 1.442 psiquiatras dos Estados Unidos revelou que 7,1% dos homens e 3,1% das mulheres que a responderam reconheceram ter tido contato sexual com seus pacientes. Oitenta e oito por cento desses contatos sexuais ocorreram entre psiquiatras do sexo masculino e pacientes do sexo feminino, 7,6% entre psiquiatras e pacientes do sexo masculino, 3,5% entre psiquiatras do sexo feminino e pacientes do sexo masculino e 1,4% entre psiquiatras e pacientes do sexo feminino.

Também ocorre contato sexual de terapeutas com pacientes crianças. Em um estudo de 958 pacientes que foram explorados sexualmente, 5% eram menores de idade. Em outro estudo exclusivamente sobre menores, a média de idade das crianças exploradas sexualmente foi de 12 anos para os pacientes do sexo masculino e de 14 anos para as pacientes do sexo feminino. Em geral, psiquiatras, psicólogos e assistentes sociais têm taxas semelhantes de envolvimento sexual com seus pacientes.

Falando claramente: o sexo entre terapeuta e paciente é *sempre* falta de profissionalismo, é antiético e constitui má prática. Os psiquiatras, assim como outros médicos, prometem, no momento do juramento hipocrático, em primeiro lugar, não fazer mal a seus pacientes. O sexo com um paciente *nunca* é uma forma aceitável de tratamento. Os pacientes que procuram auxílio psiquiátrico ou psicológico apresentam sofrimento mental e emocional, o que é doloroso e pode ser debilitante. Em geral, a capacidade de decisão e de julgamento do paciente está comprometida em algum grau. Embora ele possa não ser incompetente para tomar suas principais decisões na vida, pode ter vulnerabilidades e "pontos cegos" psicológicos que podem ser explorados. Além disso, busca o terapeuta como uma fonte criticamente importante de ajuda e esperança. Sob tais condições, muitas vezes acaba por idealizá-lo como uma figura paternal, o detentor de total bondade e poder. O paciente que passa por um sofrimento mental é altamente influenciado por desejos poderosos a serem aliviados ou tratados pela figura paternal amada. Barbara Noël descreveu seus sentimentos pelo Dr. Jules Masserman, caracterizando-o como "minha figura paterna 'saudável'". Junto com a idealização do terapeuta como um bom pai, vem o medo do paciente de perder essa nova e importante figura em sua vida – um medo que aumenta sua vulnerabilidade em relação à exploração do terapeuta.

A *transferência* é estritamente definida como a tendência inconsciente primária de *todos* os indivíduos de associarem a outros indivíduos do presente os sentimentos e as atitudes que foram originalmente conectadas a figuras importantes ao longo de seu desenvolvimento inicial, na infância. Uma definição mais expandida e abrangente de transferência inclui todas as respostas conscientes e inconscientes do paciente ao terapeuta. A transferência ocorre, em algum grau, em todos os relacionamentos, mas é particularmente forte naqueles fiduciários. A má condução, pelo terapeuta, da abordagem a fortes sentimentos do passado e do presente do paciente é um fator-chave nas violações dos limites do tratamento que acabam levando à intimidade sexual com o paciente.

Os pensamentos do terapeuta em relação ao paciente e vice-versa

O diferencial de poder e de autoridade existente no relacionamento profissional-paciente intensifica a transferência. Na psicoterapia, o paciente, em geral, identifica o terapeuta com seus pais ou com outras figuras importantes mais recentes. Carolyn Bates, no livro *Sex in the Therapy Hour* (Sexo na hora da terapia), que escreveu junto com a psicóloga Annette M. Brodsky, descreve o desenvolvimento de seus sentimentos em relação ao seu terapeuta:

> Ao longo dos meses, em minhas sessões semanais de 45 a 50 minutos, não tenho dúvida de que muito da confiança e do amor que tive por meu pai foi direcionado ao Dr. X, pois eu o percebia como detentor tanto da sabedoria quanto da preocupação incondicional com meu bem-estar.

Infelizmente, Carolyn Bates descobriu, mais tarde, que seus sentimentos intensos pelo Dr. X foram explorados por ele. Isso não é o que ocorre normalmente. Os sentimentos de transferência podem ser uma parte importante do tratamento. Em um extremo do espectro, alguns pacientes podem resistir ou negar esses sentimentos; no outro extremo, alguns podem desejar vivenciar os sentimentos de transferência com o terapeuta.

Às vezes, os terapeutas administram mal e de maneira ofensiva os sentimentos de transferência ao aceitarem ao pé da letra as expressões de amor, adoração e dependência do paciente. O terapeuta bem treinado sabe que, assim como os sonhos, as expressões de transferência são a representação superficial que esconde as paixões e as atitudes mais obscuras do paciente. Os sentimentos de amor pelo terapeuta podem mascarar sentimentos mais profundos de hostilidade e raiva que o paciente precisa trabalhar na terapia. Na terapia psicodinâmica, baseada no chamado *insight*, o psicoterapeuta é treinado para saber como lidar com a transferência de forma terapêutica, beneficiando o paciente, em vez de usá-la em seu próprio benefício. No entanto, a psicoterapia de *insight* é apenas uma forma de terapia. Embora seja importante, seu uso isolado tem diminuído nos últimos anos. Nos dias de hoje, há mais de 450 abordagens, ou "escolas", de psicoterapia e esse número continua crescendo. Em todas as terapias, entretanto, a transferência tem um papel direto ou indireto. Isso significa que todos os terapeutas, independentemente do método de tratamento que usem, devem estar cientes da importância da transferência em seu trabalho com os pacientes.

Os terapeutas também devem ter sensibilidade quanto às suas respostas emocionais primárias inconscientes – *contratransferência* –, que também podem representar perigo para o paciente. No senso estrito, essa é a transferência do terapeuta para o paciente; isto é, o terapeuta reexperimenta sentimentos, pensamentos e comportamentos, em relação ao paciente, que têm sua origem em seus próprios relacionamentos passados. De modo mais geral, o termo contratransferência se refere à totalidade dos pensamentos, dos sentimentos e dos comportamentos conscientes e inconscientes do terapeuta em relação ao paciente. Por exemplo, a contratransferência pode conter sentimentos impulsivos eróticos e incestuosos do início da infância, que podem estar instigando um interesse sexual por uma pessoa proibida – o paciente. Assim como a transferência, a contratransferência existe em todos os relacionamentos, mas é um problema nas interações profissionais. Ela pode instigar no terapeuta a tentação de explorar uma posição de poder e cometer uma transgressão sexual. Como observou o ex-secretário de Estado norte-americano Henry Kissinger: "O poder é o grande afrodisíaco".

Os inevitáveis sentimentos de contratransferência induzidos no terapeuta em relação ao paciente podem se tornar uma janela para os conflitos do paciente e para seu jeito característico de interagir com os outros. Os *insights* obtidos pelo exame da contratransferência podem ajudar na recuperação do paciente. Entretanto, os sentimentos de contratransferência, em particular do tipo erótico, também podem funcionar como uma oportunidade para que o terapeuta aborde de forma equivocada o paciente. Os terapeutas passam a ter problemas com os pacientes quando são incapazes de conter e analisar seus próprios sentimentos em relação a eles. Foi isso que o conselho médico de Massachusetts alegou ter ocorrido com a Dra. Bean-Bayog ao apontar o fato de ela não "encerrar ou resolver de outra forma" suas fantasias sexuais evocadas no tratamento de Paul Lozano. O conselho considerou sua incapacidade de lidar com essas questões inaceitável.

A exploração sexual de pacientes não surge necessariamente da transferência ou da contratransferência. Alguns terapeutas são – de modo claro e simples – predadores que investem contra indivíduos vulneráveis. Em geral, esses terapeutas possuem graves malformações em seu caráter e em sua personalidade. Os terapeutas que iniciam uma psicoterapia de longo prazo com seus pacientes deveriam, eles mesmos, se submeter à psicoterapia ou análise, embora isso não seja um pré-requisito absoluto. No entanto, o terapeuta deve ter ou desenvolver a capacidade de introspecção, com o propósito de compreender os próprios problemas, em particular os relacionados ao tratamento de outras pessoas. Por exemplo, a tentação de ter relações sexuais ilícitas com o paciente muitas vezes tem suas raízes em desejos incestuosos antigos do terapeuta. Se compreendidos e controlados, esses sentimentos podem ser úteis para alertá-lo quanto à natureza daquilo que está recebendo do paciente que possa estar estimulando tais sentimentos, que, se mal entendidos e descontrolados, podem levar à transgressão sexual entre o terapeuta e o paciente.

Especialmente com os psicoterapeutas, a noção de que os homens maus fazem o que os homens bons sonham é essencial. Essa noção é confirmada por um estudo que mostra que, embora 95% dos psicoterapeutas homens e 76% das psicoterapeutas mulheres, entre os 575 pesquisados, sentissem atração sexual por seus clientes, apenas 9,4% dos homens e 2,5% das mulheres colocaram tais sentimentos em prática. Outros estudos mostram que quase 75% dos terapeutas já tiveram fantasias sexuais em relação a um paciente, e 58% ficaram sexualmente excitados durante a terapia. Pouco mais de 25% tiveram fantasias relativas a um paciente durante uma relação sexual com outra pessoa.

Quando o terapeuta é uma mulher

Uma incidência significativamente menor de transgressão sexual por terapeutas mulheres é um achado comum a muitas pesquisas. Entre as terapeutas, a forma mais comum de envolvimento com pacientes são relacionamentos heterossexuais. Entretanto, algumas psicoterapeutas desenvolvem o que é descrito como relacionamentos do tipo "chá e simpatia" com pacientes do sexo feminino. Em geral, elas são heterossexuais e acabam excessivamente envolvidas com a paciente, identificando-se, também em excesso, com seus problemas. Suas ofertas de carinho e proximidade podem se transformar em atitudes como segurar na mão, beijar, acariciar ou até mesmo sugar os seios.

Várias razões (embora não necessariamente precisas) são citadas para explicar a menor incidência de transgressão sexual entre as terapeutas:

- Durante a terapia, manifesta-se, de forma inconsciente, para ambas as partes, um tabu de incesto entre mãe e filho
- As terapeutas tendem a estar mais acostumadas a atender uma maior proporção de pacientes mulheres e crianças
- Os efeitos dos sentimentos de maternidade (mãe-filho) gerados pelo tratamento são inibidores de impulsos sexuais para ambas as partes
- Entre as mulheres, predomina a cultura do papel não predatório; não existe um equivalente feminino para o papel de "macho" dos homens

- As diferenças de gênero nas bases biológicas da agressão (p. ex., a presença de mais testosterona nos homens) afetam a incidência de transgressão sexual
- A resposta da terapeuta a pacientes desesperados e necessitados do sexo oposto tem menor probabilidade de envolver conotação sexual do que a resposta do terapeuta homem, devido a questões culturais e diferenças entre os gêneros
- As terapeutas mais velhas têm menor probabilidade de se verem, e de serem vistas, como seres sexuais no contexto do tratamento
- As mulheres, como um todo, têm mais compaixão, cuidado, sensibilidade e tendência a incentivar a independência de outras pessoas

Os limites do tratamento e os terrenos perigosos

Todas as profissões estabelecem diretrizes e normas de ética para a conduta dos profissionais. Por exemplo, o juramento de Hipócrates, feito por todos os médicos, afirma: *primum non nocere* – antes de tudo, não fazer mal. O propósito dessas diretrizes é não só proteger o cliente da exploração, mas também prestar um bom atendimento. Isso com certeza é verdade no campo da saúde mental. Todos os terapeutas psiquiatras, independentemente de sua orientação filosófica ou teórica, se baseiam na premissa fundamental de que a interação positiva do terapeuta com o paciente tem o objetivo de aliviar o estresse psíquico, transformando de maneira positiva o comportamento do paciente, e, de um modo significativo, alterar sua percepção de mundo. Resumindo, a equação terapêutica é uma oportunidade única de um paciente obter a tão necessitada ajuda. A exploração dos pacientes pelos terapeutas destrói esse potencial.

Existem diretrizes básicas para a manutenção dos limites do tratamento comumente aceitas pela maioria dos terapeutas. O conceito de limites do tratamento, na verdade, surgiu no século XX, em grande parte se originando da psicanálise e da psicoterapia psicodinâmica. Em 1909, o fundador da psicanálise, Sigmund Freud, desaprovou de modo veemente o envolvimento sexual de seu discípulo, Sandor Ferenczi, com sua paciente "Frau G" e a filha dela, "Elma". Os limites do tratamento foram mais tarde definidos pelos princípios éticos desenvolvidos pelos profissionais da saúde mental e por obrigações impostas aos terapeutas pelos tribunais, por estatutos e por agências regulatórias. Para resumir, o dever do terapeuta de manter a confidencialidade do paciente deriva de três fontes distintas: a boa prática profissional, os códigos de ética e as normas legais.

Os limites do tratamento são estabelecidos pelo terapeuta, e não pelo paciente. É dever do terapeuta estabelecer e manter limites que definam e garantam o relacionamento profissional com o paciente. Limites razoáveis promovem um relacionamento de trabalho confiável entre o terapeuta e o paciente.

A psiquiatria continua a ser extremamente receptiva a tratamentos inovadores que ofereçam a esperança de ajudar os que têm problemas mentais. No entanto, aquilo que é um limite inviolável do tratamento para uma "escola" da psicoterapia pode parecer sem sentido para outra. Algumas pessoas temem que a imposição de limites ao tratamento possa restringir a inovação terapêutica. Argumentam que as novas esperanças de ajuda aos que têm problemas mentais dependem de técnicas inovadoras e, possivelmente, desafiadoras de limites. Esse argumento não me convence, não acredito que a manutenção de limites básicos de tratamento seja algum impedimento à inovação responsável.

Entretanto, as regras não podem ser sempre tão definitivas. Existem exceções para os profissionais da saúde mental que atuam em pequenas comunidades e áreas rurais, que encontram situações e costumes únicos, que podem exigir ajustes apropriados dos limites de tratamento – por exemplo, em um local onde "todo mundo sabe de todo mundo". Existe uma diretriz geral de limites que impõe que o contato físico entre o terapeuta e o paciente deve ser o mínimo. No caso de programas de tratamento de alcoolismo e dependência química, deve-se fazer uma exceção a essa regra, pois parte do processo terapêutico envolve abraçar os pacientes. Além disso, os terapeutas que trabalham com crianças, idosos e deficientes físicos muitas vezes precisam tocar e limpar os pacientes. Desde que feito de modo não erótico e com base clínica, isso é apropriado para o processo de tratamento. Em todos os casos, ao tentar ajustar um limite para o tratamento, devem ser levados em consideração a natureza do paciente, a natureza do terapeuta, o tipo de tratamento e a condição do relacionamento entre o terapeuta e o paciente. Apesar da grande variedade de tratamentos psicológicos, existe um consenso entre os profissionais a respeito da necessidade de limites apropriados do tratamento. Nunca existe uma circunstância na qual "vale tudo".

Como psiquiatra forense, tive a oportunidade de revisar vários casos de transgressão sexual que me foram enviados por advogados. Quase sem exceção, observo que os limites do tratamento não são violados repentinamente, exceto nos casos relatados de estupro violento. Em vez disso, as violações são graduais e progressivas – em especial aquelas que acabam por levar à intimidade sexual. Às vezes, a quebra do limite quase não é notada. Mesmo que as relações sexuais não sejam o produto final das violações de limite, outros tipos de exploração podem se originar. O paciente pode ser usado para prestar serviços ou para fazer pequenas tarefas para o terapeuta, que pode envolvê-lo, por exemplo, em transações de negócios, explorando-o monetariamente. Pela minha experiência, os pacientes são, com mais frequência, explorados por dinheiro que por sexo. Às vezes, por ambos. Todas essas violações de limite impedem ou destroem o tratamento do paciente.

Os psiquiatras sensíveis aos limites podem até romper de forma sutil certas barreiras, mas percebem o fato e adotam condutas para restaurar os limites do tratamento de modo apropriado. No entanto, existem terapeutas que não são capazes de sentir esses limites. Nesses casos, o que o paciente pode fazer? Muitas vezes, o paciente pode perceber que um limite foi violado mas ser incapaz de escapar de uma terapia que o conduz à exploração sexual. Considere o caso a seguir:

> Um terapeuta de 56 anos de idade começou uma psicoterapia individual com uma mulher de 32 anos de idade, atraente, divorciada e deprimida. Logo antes de iniciar a terapia, ele havia concluído um divórcio complicado, que pôs fim ao seu casamento de 25 anos. Durante os seis meses iniciais, a terapia progrediu e os limites do tratamento permaneceram intactos. Mais tarde, uma familiaridade espontânea aflorou entre o terapeuta e a paciente, que haviam passado a se tratar pelo primeiro nome. Um aperto de mão ao final de cada sessão substituiu o simples "tchau" que havia sido o padrão no início. O clima das sessões terapêuticas ficou mais social, com o compartilhar mútuo de experiências. Certa vez, o psiquiatra falou sobre seu divórcio e sua solidão. Em outra ocasião, compartilhou suas fantasias sexuais e seus sonhos com a paciente. Ela respondeu descrevendo as várias opções de eventos sociais disponíveis para as divorciadas. Os apertos de mão no final das sessões evoluíram para um abraço. Mais tarde, os abraços ao final das sessões ficaram mais demorados. Como a paciente sentia que estava recebendo uma atenção especial do terapeuta, sua depressão parecia melhorar de forma drástica. Ela parou de questionar alguns dos comportamentos do terapeuta em relação a ela que no início a incomodavam. No momento oportuno, as sessões da paciente passaram a ser agendadas para o fim do dia, quando eles podiam passar mais tempo juntos, sem interrupção. Pouco tempo depois, eles passaram a eventualmente jantar juntos. Seguiram-se encontros para ir ao cinema, de mãos dadas e trocando beijos. Por fim, uma relação sexual "simplesmente aconteceu".

É claro que isso não "simplesmente aconteceu": a relação sexual não foi nada menos que mais uma, ainda que crítica, violação de limites, em uma série de violações que começou de maneira quase imperceptível. No caso do exemplo, o sexo foi o ponto culminante de várias violações anteriores e progressivas do limite. Com frequência, as violações de limite começam de forma insidiosa "entre a cadeira e a porta". Durante esse segmento da sessão de terapia, os pacientes e os terapeutas são mais vulneráveis a cometer violações e exceder limites. Os terapeutas devem estar cientes de que as possíveis violações de limite começam durante esse intervalo, quando tanto o paciente quanto eles podem escorregar para uma relação social. Os estudos também mostram que a revelação de informações pessoais por parte do terapeuta para o paciente, em particular as de fantasias sexuais e de sonhos, está correlacionada com uma transgressão sexual futura. O sexo entre o terapeuta e o paciente nunca é o único desvio no cuidado ao paciente. De forma invariável, ocorrem outras transgressões, muitas das quais não se tratam explicitamente de sexo: por exemplo, mau controle da medicação, falha em diagnosticar corretamente, quebra da confidencialidade, mau registro de dados, métodos inadequados de cobrança de honorários. Considere o exemplo a seguir:

> Uma mulher solteira de 38 anos de idade, com sintomas de ansiedade generalizada, começou a fazer terapia com um terapeuta de 41 anos de idade. Embora ela não soubesse, esse terapeuta havia explorado sexualmente várias de suas outras pacientes. Essa paciente sofria de autoestima muito baixa e tinha grande necessidade de agradar os outros. O terapeuta fez o diagnóstico de transtorno da personalidade dependente. Ele prescreveu uma combinação de medicamentos psiquiátricos que tinham o efeito de mantê-la excessivamente sedada boa parte do tempo. Poucos meses após o início da psicoterapia semanal, a paciente devolvia livros à biblioteca para "fazer um favor" ao terapeuta. Gradualmente, ele a convenceu a fazer outras pequenas tarefas. Quando começou a ter problemas para pagar a conta de seu tratamento, ela concordou com a sugestão do terapeuta de que limpasse o consultório duas vezes por semana como parte do pagamento. Como suas sessões eram agendadas para a tarde, a paciente também concordou em trazer o almoço do terapeuta antes de cada sessão, de uma loja da vizinhança. Quando não gostava do almoço, o terapeuta reclamava com a paciente. Com frequência, também expressava desgosto em relação ao jeito como ela limpava o consultório. Com medo de ser rejeitada, a paciente se colocava cada vez mais sob total controle do terapeuta. Os últimos vestígios de uma psicoterapia de apoio desapareceram. Quando ela parecia arrasada pelas críticas do terapeuta, era instruída a sentar em seu colo para que ele a acariciasse. Dessa forma, a total dependência da paciente em relação ao terapeuta fez com que ela se tornasse emocionalmente incapaz de resistir aos seus avanços sexuais subsequentes.

Pacientes com baixa autoestima e intensa sensibilidade à rejeição são presas fáceis para terapeutas inescrupulosos. Pode-se observar que, nesse caso, a relação sexual que ocorreu relativamente tarde no "tratamento" da paciente estava no contexto de desvios cada vez mais sérios em relação à norma de tratamento. A sedação foi feita em princípio para obter controle sobre ela. O abuso de medicações ocorre em vários casos de má prática que também envolvem transgressão sexual. Nesse caso em particular, a mente da paciente foi violentada repetidas vezes antes mesmo de haver abuso sexual.

Outro caso apresenta um tipo diferente de invasão de limites:

> Um terapeuta de 61 anos vinha tratando uma paciente de 48 anos de idade por problemas conjugais há cerca de um ano. Durante esse período, ele a via duas vezes por semana para sessões de psicoterapia de apoio e *insight*. No ano anterior ao início do tratamento, o terapeuta havia perdido sua esposa, falecida com uma doença de evolução lenta. Com o progresso do tratamento, ele começou, de maneira gradual, a compartilhar mais seus próprios pensamentos, seus sentimentos e suas experiências com a paciente. Também de forma gradual, ela passou a atribuir-lhe um papel de suporte e de confiança. Às vezes, quando falava de sua falecida esposa, o terapeuta se emocionava e chorava. Quando isso acontecia, a paciente o abraçava para confortá-lo, falando calmamente com ele. A maioria das sessões passou a ter como foco os problemas do terapeuta. Por fim, eles passaram a se encontrar fora das sessões de terapia. A depressão do terapeuta melhorou. Já a mulher, que se sentia rejeitada em seu próprio casamento, encontrava agora um novo significado em seu relacionamento com o terapeuta. Ela assumiu a posição de uma figura materna para ele. Quando ocorreram relações sexuais entre eles, estas foram secundárias ao papel de cuidador da paciente. Chegou-se a uma inversão completa de posições entre terapeuta e paciente.

Os limites básicos

A psicoterapia é uma tarefa impossível. Ela não pode ser feita com perfeição. Nela, as *questões* relativas a limites são inevitavelmente levantadas pelo paciente e constituem um ingrediente essencial do tratamento. No entanto, as *violações* de limites são outro problema, pois não surgem devido à situação terapêutica, mas por causa do terapeuta. Elas são danosas ao processo de tratamento, em particular se não forem avaliadas e se tornarem progressivamente mais sérias. Em geral, as violações irrestritas e progressivas dos limites refletem a expressão dos conflitos do terapeuta. Os incidentes de violação de limites, muitas vezes chamados *ultrapassagem* dos limites, que são identificados e corrigidos pelo terapeuta de forma breve e rápida, podem trazer *insights* importantes para assuntos conflitantes tanto para o terapeuta quanto para o paciente. Por exemplo, o terapeuta começa a fazer revelações sobre si mesmo e, logo após, verifica sua própria atitude. O paciente pergunta por que ele interrompeu o assunto. O terapeuta devolve a pergunta e questiona por que o paciente quer saber mais sobre ele. Isso leva a uma discussão saudável sobre a resistência do paciente quanto à própria investigação.

Vários princípios básicos e interligados compõem o alicerce para o estabelecimento das diretrizes de limites. Um deles é a regra da abstinência. O terapeuta deve evitar obter gratificação pessoal à custa do paciente. Consequentemente, entende-se que a principal fonte de gratificação pessoal do terapeuta vem na forma do prazer profissional originado do processo psicoterapêutico e da satisfação obtida por ajudar o paciente. O único ganho material obtido de forma direta do paciente é o pagamento pelos serviços profissionais do terapeuta. Outros princípios que embasam as diretrizes incluem o dever do terapeuta de manter a neutralidade terapêutica, o apoio à autonomia e à autodeterminação do paciente, a atitude de honrar a relação fiduciária entre paciente e profissional, e o respeito à dignidade humana. Com base nesses princípios, foram elaboradas as seguintes diretrizes gerais, como um modelo necessário à condução da maioria das psicoterapias:

- O terapeuta mantém uma relativa neutralidade terapêutica, abstendo-se de suas próprias visões pessoais
- O terapeuta incentiva a independência do paciente, mantendo uma separação psicológica entre ele e o paciente
- O terapeuta preserva a confidencialidade do paciente, um elemento essencial para a confiança na psicoterapia
- O terapeuta trabalha de forma colaborativa com o paciente e obtém consentimento informado para o tratamento e os procedimentos
- O terapeuta interage com o paciente, principalmente por meio da conversa
- O terapeuta se esforça para garantir que não haja relacionamentos pessoais anteriores, atuais ou futuros entre ele e o paciente
- O terapeuta certifica-se de minimizar o contato físico com o paciente (e um possível estímulo erótico)
- O terapeuta evita sobrecarregar o paciente com revelações pessoais, preservando um anonimato relativo
- É estabelecida uma combinação quanto à remuneração, e o terapeuta aceita apenas dinheiro como pagamento pelo tratamento

- Deve-se assegurar um local sempre privativo e profissional para o tratamento – em geral o consultório do terapeuta
- Definem-se de forma clara a duração e o horário de cada sessão. A estabilidade e a consistência são importantes do ponto de vista terapêutico. Além disso, a definição clara do tempo das sessões elimina a possibilidade de sessões prolongadas, que podem ser parte de uma violação progressiva de limites

Muitos desses princípios e diretrizes se aplicam igualmente a todos os relacionamentos médico-paciente, advogado-cliente, pastor-paroquiano e outros

Os predadores de terapia

Com base em minha experiência e avaliando o que ocorreu em muitos casos de alegação de transgressão sexual, posso dividir os terapeutas exploradores em cinco tipos principais: 1) transtorno da personalidade, 2) transtorno sexual, 3) incompetência, 4) caráter problemático e 5) vítima de estresse pela situação. Muitas vezes, essas categorias se sobrepõem. Não tenho autoridade para falar de todos os profissionais, mas é provável que grupos como os advogados, os professores e os clérigos contenham subgrupos semelhantes de indivíduos exploradores.

Os terapeutas *predadores* são os repetidores, aqueles que exploram sexualmente vários pacientes. Esses terapeutas geralmente exibem características manipuladoras e exploradoras de um transtorno da personalidade antissocial ou narcisista limítrofe. Aproximadamente 40% dos terapeutas que abusam de um paciente já abusaram de mais de um paciente sob seus cuidados. Os terapeutas com *transtorno sexual* muitas vezes também são prováveis reincidentes. Eles são subdivididos em três categorias: libidinosos (indivíduos compulsivos por contato físico com conotação sexual), pedófilos (aqueles que usam crianças como objeto de sexualidade) e sádicos sexuais. Os terapeutas *incompetentes* podem ser mal treinados ou possuir pontos cegos persistentes na visualização dos limites. Entretanto, a transgressão sexual ocorre em todos os níveis de treinamento e experiência profissional. As más condutas dos terapeutas *problemáticos* podem ser identificadas como resultado do abuso de álcool, de drogas, ou de seu próprio transtorno mental ou distúrbio físico. Os terapeutas *estressados pela situação* são aqueles que, devido a circunstâncias pessoais dolorosas – como a perda de uma pessoa amada, uma discórdia conjugal ou uma crise profissional –, podem buscar no paciente o reparo de suas feridas psicológicas.

Perigo: paciente vulnerável!

Nunca é culpa do paciente quando ocorre sexo entre ele e o terapeuta. É *sempre* responsabilidade do terapeuta manter a integridade do tratamento e proteger o paciente de dano induzido por ele. Abordar o problema do sexo entre o terapeuta e o paciente como se fosse culpa do paciente é o mesmo que "culpar a vítima". Ainda assim, é essencial estudar todos os elementos da interação entre os terapeutas e os pacientes que culminam em intimidade sexual para entender como prevenir a ocorrência desse abuso.

Em um estudo que revisou mais de 2.000 casos de transgressão sexual do terapeuta, não foram encontrados fatores que pudessem prever o envolvimento do paciente com os terapeutas. Apenas foram encontradas características preditivas nos terapeutas. Ainda assim, a experiência de vários psiquiatras forenses identifica certos pacientes que parecem ser mais vulneráveis que outros à exploração sexual:

- Pacientes com depressão e que perderam recentemente um relacionamento amoroso
- Pacientes com personalidades dependentes
- Pacientes que sofreram abusos sexuais e físicos na infância
- Pacientes com graves problemas psiquiátricos ou com problemas de abuso de álcool e de drogas
- Pacientes com funções mentais e personalidade comprometidas; esses pacientes têm baixa autoestima, são dependentes, têm dificuldade em separar a realidade da fantasia, são autodestrutivos ou têm traços impulsivos ou dificuldades de adaptação
- Pacientes atraentes fisicamente com baixa autoestima
- Pacientes retardados mentais
- Pacientes que tiveram doenças crônicas na infância

A maioria dessas categorias são autoexplicativas. A terrível combinação de funções mentais comprometidas, baixa autoestima e solidão muitas vezes coloca o paciente em risco de sofrer exploração sexual. Qualquer história de abuso sexual ou físico na infância, e mesmo de doenças graves na infância, cria vulnerabilidades especiais. O comportamento sedutor direcionado ao terapeuta, por exemplo, é uma consequência frequente de abuso sexual na infância. De acordo com o estudo do Grupo de Trabalho do Colégio de Médicos e Cirurgiões de Ontário, 23% das vítimas de incesto que buscam psicoterapia sofrem abusos sexuais pelo terapeuta. Outros 23% sofrem outras formas de abuso pelo terapeuta. Esses são números terrivelmente altos. Apenas 30% desses pacientes recebem qualquer ajuda de seu primeiro terapeuta. Na verdade, em média, a vítima de incesto visita 3,5 terapeutas ao longo do tratamento.

O abuso sexual infantil tende a criar a necessidade de dominar o trauma original por meio da repetição. Ele sexualiza relacionamentos subsequentes, distorce a manutenção de limites nos relacionamentos pessoais do paciente e induz uma baixa autoestima e sentimentos de culpa. Com frequência, os pacientes que sofreram abuso sexual na infância testarão os limites do tratamento por meio de um comportamento sedutor, na tentativa de determinar se o terapeuta é confiável. Além disso, esses pacientes aprendem a se dissociar mentalmente de si mesmos enquanto sofrem abuso. Quando pacientes tão vulneráveis são abordados de modo sexual pelo terapeuta, podem ficar congelados do ponto de vista psicológico e físico. Esses pacientes podem se dissociar mentalmente, imaginando-se em um canto da sala ou sentindo como se estivessem flutuando até o teto para assistir ao que ocorre, como se fosse com outra pessoa. Nesse estado psicológico, são presas fáceis para o terapeuta predador.

Os pacientes submetidos a grandes procedimentos médicos e cirúrgicos quando crianças também podem ser vulneráveis à exploração sexual quando adultos. Eles tiveram seu corpo exposto com frequência a vários médicos e membros da família. Além disso, passaram por procedimentos médicos invasivos, que distorcem os limites da privacidade do corpo. Essas invasões abrem caminho para intimidades sexuais tardias com terapeutas exploradores, que não mantêm os limites apropriados.

Os pacientes com certas características disfuncionais de personalidade distorcida às vezes tentam manipular o terapeuta e deslocá-lo do papel do tratamento. Com esses pacientes, os terapeutas ficam tentados a fazer exceções às regras do tratamento. Eles tendem a induzir no terapeuta o desejo de fazer melhor do que os pais ou cuidadores, ou desfazer o dano causado por eles ao paciente. Se cai nessa armadilha, o terapeuta comete um grande erro. Tentar "readotar" o paciente é quase sempre desastroso. Além da percepção de que essa é uma tarefa impossível, as infinitas demandas em relação ao paciente, quando o terapeuta tenta readotá-lo, interferem com a necessidade mais importante do paciente: expressar as perdas da infância e seguir em frente na vida.

Os terapeutas são treinados para lidar de forma apropriada com pacientes difíceis, e isso é esperado deles, de modo que não ocorra exploração do paciente. Se um terapeuta não pode lidar de forma adequada com o paciente, e isso ameaça o paciente, ele deveria encaminhá-lo a um terapeuta competente.

Depois que a bomba explode

O dano causado pelo sexo entre paciente e terapeuta pode ser enorme. A dor e o dano psicológico se tornam aparentes depois que o paciente descobre que foi explorado sexualmente. O dano psicológico inclui: a piora e a exacerbação das condições psiquiátricas preexistentes; o surgimento de novas patologias, como ansiedade, transtornos depressivos ou mesmo psicose; o dano às relações pessoais; a possível destruição das possibilidades de tratamento futuro; e o suicídio. Quase sempre, o paciente que foi explorado sexualmente só fica ciente de que foi abusado após uma rejeição, percebida ou real, pelo terapeuta. Esses sentimentos de rejeição podem surgir como uma consequência do fato de a terapia ter terminado, de o terapeuta ter saído de férias, do saber que outros pacientes fazem sexo com o terapeuta, da recusa do terapeuta em deixar sua esposa ou em se casar com o paciente, e várias outras formas, reais ou percebidas, de rejeição. A percepção pode ser súbita ou gradual, mas é sempre devastadora. Podem surgir novos sintomas psicológicos, ou sintomas antigos podem ser amplificados, quando o sexo entre o paciente e o terapeuta se interrompe, o que é chamado por alguns de "fenômeno da cessação". Alguns pacientes regridem de maneira dramática e se tornam profundamente deprimidos e com tendências suicidas. Para o terapeuta, não existe um paraquedas mágico, não há uma saída fácil para essa situação. De modo invariável, tanto o paciente quanto o terapeuta são lesados. O paciente, no relacionamento sexual com o terapeuta, é lesado de várias maneiras pelas violações de limites que quase sempre precedem o sexo real entre ambos. Nessas situações, o problema original para o qual buscou tratamento é agravado e se perde uma oportunidade importante de tratá-lo. Além disso, quando o paciente percebe que foi explorado, seu senso de ser algo especial para o terapeuta evapora, deixando no lugar sentimentos profundos de traição, raiva e solidão.

O alicerce de qualquer terapia é a confiança. Os pacientes que foram explorados sexualmente pelos terapeutas podem ter grande dificuldade de se submeter novamente a um tratamento significativo, pois sua confiança foi abalada. A exploração atinge o coração da psicologia do paciente: a capacidade crítica de confiar em si mesmo e nos outros. Os fundamentos para a confiança básica são estabelecidos nos primeiros anos de vida. Por exemplo, as crenças fundamentais de que o mundo é um lugar previsível e racional, que as coisas ruins não acontecem com as pessoas boas, que temos controle sobre os eventos da vida e que as pessoas em posições de confiança e de autoridade têm boas intenções e são dignas de confiança são crenças que se desenvolvem cedo na vida de crianças criadas por bons pais. A maioria das pessoas faz ajustes graduais nessas crenças à medida que enfrenta as vicissitudes da vida. É nos momentos em que essas crenças fundamentais são estilhaçadas de modo repentino e traumático que surge o dano psíquico e que a confiança é destruída. Algum grau de confiança básica é necessário na condução de quase todos os aspectos da vida. Por exemplo, não poderíamos sequer sair de casa ou atravessar a rua sem confiança. O indivíduo psicótico paranoico geralmente é debilitado pela incapacidade de confiar.

Muitos indivíduos explorados não buscam tratamento novamente, perdendo, de uma vez por todas, a oportunidade de reaver a saúde mental. Mesmo que eles tentem uma nova terapia, seu senso de limites apropriados do tratamento foi distorcido de forma grave. Como parte de qualquer novo tratamento, deverá haver um trabalho duro do paciente e do novo terapeuta para restabelecer os limites. Se esse trabalho não for feito, esses pacientes continuarão vulneráveis a serem explorados outra vez. Para quebrar esse ciclo, às vezes é necessário encaminhar um paciente sexualmente explorado a um terapeuta do mesmo sexo que ele, para aliviar parte da ansiedade relativa à vulnerabilidade à exploração.

Para o terapeuta, um olhar perspicaz para esse assunto mostra que o envolvimento sexual com um paciente equivale a cometer um suicídio profissional. Sua reputação profissional é, em geral, prejudicada, se não destruída por completo, quando a exploração sexual é divulgada. O terapeuta corre o risco de ter sua licença profissional suspensa ou revogada. As organizações profissionais podem puni-lo com processos por falta de ética ou mesmo com a expulsão. O terapeuta corre o risco de sofrer grandes efeitos colaterais que atingem sua família ou seus colegas. Estudos mostram que o conhecimento de que um colega próximo e de confiança teve relações sexuais com um paciente é um estresse tão grande para o clínico quanto ter um paciente que comete suicídio. O terapeuta que fica conhecido por exploração sexual corre o risco de ser processado, com grande cobertura pela mídia sensacionalista. Em certos estados, pode haver acusações criminais. Os danos financeiros impostos pela justiça contra o terapeuta podem não ser cobertos pelo seguro de má prática. No final, o terapeuta explorador pode perder tudo porque teve relações sexuais com um paciente.

Além de poder buscar uma reparação legal nos tribunais, o paciente explorado possui recursos por meio de organizações profissionais e órgãos de licença médica do estado. No entanto, precisará se preparar psicologicamente para percorrer esses caminhos com um terapeuta, pois está cheio de dor e de estresse emocional consideráveis. O paciente deve resistir à tentação de agir de modo impulsivo e deve somar os recursos psicológicos necessários para se manter ao longo de um período muito difícil. Em muitos casos, o terapeuta usará todos os meios legais disponíveis para combater as acusações. Em geral, a jornada do paciente explorado pelo sistema jurídico é outra experiência abusiva. A lei é um instrumento cego.

A seguir estão citadas as ações legais e profissionais que podem ser levantadas contra um terapeuta explorador por um paciente prejudicado:

- Processo civil
- Ação de quebra de contrato
- Sanções criminais
- Ação civil por dano intencional (p. ex., fraude, agressão)
- Revogação da licença
- Sanções éticas de sociedades profissionais
- Desligamento de organizações profissionais

O que está em questão, em alguns desses casos, é o prazo de prescrição. Na maioria das vezes, o período em que uma das partes pode entrar com um processo é de 1 a 2 anos após a descoberta do dano. Em certos casos de exploração sexual, a lei reconhece que a negligência do terapeuta pode ter comprometido a capacidade do paciente de estar ciente dos danos psicológicos incorridos. A questão da caridade do paciente pode impedir que o prazo de prescrição decorra. A omissão fraudulenta pelo terapeuta também pode barrar o prazo de prescrição. Alguns pacientes são explorados durante anos sem perceber as terríveis consequências emocionais, pois o diferencial de poder entre o terapeuta e o paciente acentua os mecanismos de negação deste. A omissão fraudulenta pode ocorrer quando o terapeuta informa, de forma errônea, ao paciente que o sexo é parte da terapia, ou quando deixa de informá-lo que aquilo que ele sente pelo terapeuta não é amor, mas um fenômeno de transferência.

E conhecereis a verdade

A psicoterapia eficaz é um trabalho em conjunto, com base na confiança mútua entre o terapeuta e o paciente. No entanto, o público ainda não está totalmente ciente de que o sexo entre terapeuta e paciente é má prática. Os futuros pacientes precisam ser educados acerca do estabelecimento de limites apropriados do tratamento. O paciente bem informado pode melhorar suas chances de sucesso por saber o que é esperado entre um terapeuta e um paciente. Os programas de televisão e de rádio, os livros e os materiais educacionais específicos podem educar as pessoas acerca desses assuntos. A Internet é uma ferramenta útil para verificar as credenciais de um possível terapeuta, assim como quaisquer processos contra ele. As páginas dos conselhos de regulamentação profissional devem ser consultadas.

Muitos pacientes que iniciam uma terapia, em especial pela primeira vez, não sabem ao certo o que constitui um tratamento apropriado, nem têm ideias claras acerca dos limites deste. Também existe uma necessidade de educação sobre o que um paciente pode ou deve fazer caso seja explorado sexualmente ou caso sinta que o comportamento do terapeuta foi inapropriado e de alguma forma prejudicial. Estudos mostram que as pacientes exploradas sexualmente não têm conhecimento dos procedimentos de queixa, embora não deixem de ter motivação para agir em benefício de sua própria causa.

A diferença é da surpresa desinformada para a constatação consciente. Pacientes que sentem que estão sendo explorados muitas vezes têm uma reação do tipo surpresa em relação ao que está acontecendo. Entretanto, pacientes que recebem o devido benefício por seu tratamento terão, com frequência, uma reação do tipo constatação feliz em relação aos *insights* e ao crescimento psicológico.

Para aqueles que desejam avaliar sua própria experiência na terapia, o Grupo de Trabalho sobre Transgressão Sexual de Wisconsin publica diretrizes (em inglês) que recomendam opções de proteção para pacientes que se sintam ameaçados de exploração ou que já tenham sido explorados.

As questões a seguir podem alertar os pacientes, ou os próprios terapeutas, para a possibilidade de que os limites do tratamento estejam sendo ultrapassados:

1. O terapeuta está pedindo ou pressionando o paciente a fazer alguma tarefa pessoal, ou a juntar-se a ele em alguma atividade que pareça ser para o benefício primário do terapeuta?

2. O relacionamento entre o terapeuta e o paciente está se tornando menos profissional e mais social com o tempo?
3. O terapeuta está revelando informações próprias muito pessoais?

A prevenção requer esforços em várias direções, além da educação pública. Entre outras diretrizes, está a seleção de candidatos apropriados como futuros terapeutas; a educação e a supervisão profissional de terapeutas em treinamento; e o aumento do rigor das sanções éticas, profissionais e legais contra os terapeutas culpados. A prevenção nunca será total ou perfeita. Todos os terapeutas são seres humanos e, portanto, imperfeitos. O envolvimento sexual entre terapeutas e pacientes, embora repreensível, tem grande chance de se tornar uma ameaça ocupacional para os terapeutas e um perigo para os pacientes. O lado obscuro do ser humano faz com que esse perigo nunca possa ser eliminado por completo.

9

Só se Morre Uma Vez – Mas Era Isso o que Você Queria?

O Psiquiatra Forense no Papel de Detetive

> A dúvida não é muito agradável, mas a certeza é absurda.
>
> — *Voltaire*

O que é, de fato, suicídio?
Vincent W. Foster Jr.

Na terça-feira, 20 de julho de 1993, ao sair de seu escritório na ala oeste da Casa Branca, o assessor jurídico Vincent W. Foster Jr. disse à sua secretária que ela podia ficar com um pacote de confeitos de amendoim que ele havia deixado em sua bandeja de almoço. Em seguida, dirigiu pela George Washington Parkway em direção a Virgínia até chegar a um local bonito e sossegado do parque Fort Marcy, onde se matou com um tiro.

Sob vários aspectos, Foster era a versão moderna de "Richard Cory", do poema de E. A. Robinson. Como advogado de empresas privadas em Little Rock, no Arkansas, Foster era um profissional respeitado e ganhava 300 mil dólares por ano. No entanto, em Washington, D.C., ao lado dos Clintons, a vida era diferente, e difícil. Na semana anterior à sua morte, Foster se mostrara preocupado com uma possível investigação do Congresso sobre a agência de viagens da Casa Branca. Suas conexões com a agência desacreditada haviam sido condenadas por veículos como o *The Wall Street Journal*. Ele procurou indicações de psiquiatras, mas depois teve medo que suas sessões pudessem ser "grampeadas". Conversou com a esposa sobre renunciar e voltar para Little Rock, para a vida confortável que tinham antes. Na sexta-feira, 16 de julho, confidenciou à sua irmã que vinha tentando combater a depressão. Ela lhe deu algumas indicações de psiquiatras que deveria procurar em Washington. Ele tentou contatar um desses psiquiatras duas vezes, mas não conseguiu.

Foster tirou um fim de semana de folga, que pareceu lhe trazer algum alívio, já que, quando retornou ao escritório, na Casa Branca, parecia estar rejuvenescido. No dia anterior à sua morte, ligou para o médico da família e conseguiu uma receita de antidepressivos, mas, de fato, até o último momento, ele apresentava poucos sinais evidentes de transtorno.

A morte de Foster deixou Washington em polvorosa. Ele não deixou nenhum bilhete nem havia falado com ninguém sobre suicídio. As pessoas que o conheciam mal podiam acreditar. Como um homem de tamanha estatura e aparente estabilidade, um homem que o presidente Clinton dizia ser "o rochedo de Gibraltar", poderia ter cometido suicídio? A capacidade de julgamento e o intelecto de Foster eram tão respeitados por seus colegas na Casa Branca que ele era considerado um candidato à Suprema Corte. O funcionário do parque que encontrou seu corpo comentou que suas calças estavam com o vinco perfeito; sua camisa branca, engomada; e seu cabelo, bem penteado, sem um fio fora do lugar.

Os danos ao profissionalismo de Foster foram apontados como a única causa de sua morte, mas, como psiquiatra forense, rejeito essa explicação simplista. Ideias enlatadas sobre suicídio não servem para se compreender, verdadeiramente, esse tema tão complexo. Na melhor das hipóteses, a definição mais abrangente do suicídio é que sua meta é escapar a um sofrimento mental excruciante e insuportável e aos problemas da vida, cuja solução exigiria a autodestruição.

As circunstâncias específicas de cada caso de suicídio são únicas e devem ser investigadas de forma minuciosa. No caso de Foster, a explicação mais plausível é um transtorno psiquiátrico não reconhecido e não tratado. Em 30 de junho de 1994, o promotor especial do caso Whitewater, Robert Fiske, com base em evidências forenses conclusivas, declarou, oficialmente, que a morte de Foster fora causada por suicídio. O relatório descreve sua grave depressão e sintomas de pânico. Consumido por essa depressão, ele não conseguia comer nem dormir. O pânico fazia seu coração disparar e seu estômago ferver. Ele não conseguia se concentrar.

Tive pacientes que toleraram a depressão durante vários anos, mas não conseguiram suportar a combinação de depressão e pânico. Uma coisa é a pessoa se sentir deprimida e impotente, mas a vida pode se tornar insuportável quando ela também está permanentemente aterrorizada. A combinação de depressão grave com crises de pânico incapacitantes provavelmente foi fatal para Vincent Foster.

Ambos os transtornos estão associados a um aumento do risco de suicídio, o que é particularmente trágico, já que ambos os quadros podem ser tratados, de modo eficaz e simultâneo, com antidepressivos. Entretanto, é provável que as teorias de conspiração continuem proliferando, porque é difícil obter respostas definitivas em casos de suicídio aparente.

A morte de Vincent Foster foi rapidamente julgada como suicídio. Esse também foi o caso, durante algum tempo, das mortes de duas outras pessoas famosas, Marilyn Monroe e Robert Maxwell. No dia 5 de agosto de 1962, às 4h e 30min da manhã, a polícia de Los Angeles encontrou Marilyn Monroe morta em sua residência. A causa da morte era desconhecida, mas alguns consideraram que havia sido suicídio. No dia 4 de novembro de 1991, o corpo nu do magnata da imprensa Robert Maxwell foi encontrado boiando em águas calmas próximo às ilhas Canárias. Mais uma vez, vários consideraram que se tratava de suicídio. Mas será que foi isso mesmo? Vamos examinar os fatos.

Marilyn Monroe

Naquela manhã, em 1962, Marilyn Monroe foi encontrada nua, deitada de bruços, com um lençol sobre o corpo. Ela tinha o hábito de dormir nua. Não foi encontrado nenhum bilhete suicida. Na noite anterior à sua morte, os vizinhos não ouviram nada de anormal; eles a conheciam e a consideravam uma boa vizinha. Na manhã após a sua morte, a autópsia foi feita pelo médico legista substituto Thomas Noguchi. Cinco dias depois, o legista de Los Angeles emitiu um laudo preliminar em que afirmava que Marilyn havia morrido de uma possível *overdose* de barbitúricos. Em 17 de agosto, o laudo foi retificado para provável suicídio. Dez dias depois, o legista emitiu o laudo final, segundo o qual ela havia morrido de envenenamento agudo por barbitúricos em consequência de uma *overdose*.

A conclusão do legista se baseou na análise toxicológica, já que não havia nenhum sinal externo de violência no corpo da atriz. Os testes no sangue revelaram a presença de 8 mg de hidrato de cloral, um sedativo não narcótico, e 4,5 mg de pentabarbital, um sedativo barbitúrico. Uma concentração de pentabarbital bem mais elevada (13 mg) foi encontrada no fígado. A teoria foi que o hidrato de cloral pode ter interferido com o metabolismo do pentabarbital e aumentado seu potencial letal.

Na mesa de cabeceira de Marilyn Monroe foram encontrados muitos frascos de medicamentos, alguns cheios, outros vazios. Um dos frascos continha anti-histamínico para sinusite. Uma embalagem vazia, com data de 3 de agosto – somente dois dias antes da morte – havia contido, originalmente, 25 cápsulas de

100 mg de pentabarbital. Também havia 10 cápsulas de 500 mg de hidrato de cloral, além das sobras de um frasco de 50 cápsulas, com data de 25 de julho, reabastecido em 31 de julho, conforme a prescrição do Dr. Ralph Greenson, que há muito tempo era o psiquiatra de Marilyn.

O Dr. Greenson conversou com um grupo de trabalho sobre prevenção de suicídio que o legista havia formado para compilar um perfil psicológico de Marilyn Monroe no momento de sua morte. A ideia era permitir que o legista tivesse uma base mais sólida para julgar se, de fato, havia ocorrido suicídio. Nem o Dr. Greenson nem Eunice Murray, governanta de Marilyn, achavam que ela tivesse tirado sua própria vida deliberadamente. Outras provas reunidas pelo grupo de trabalho mostravam que Marilyn Monroe não tinha nenhum desequilíbrio mental nem era fisicamente dependente de drogas. Seu consumo de medicamentos foi considerado leve ou moderado. Pressionado a tomar uma decisão – conforme admitiu, mais tarde, um dos membros da equipe –, o grupo concluiu que Marilyn havia cometido suicídio ou tivera um gesto suicida que veio a ser fatal. Era clara, segundo consta, a ansiedade do legista para concluir a investigação, emitir o atestado de óbito e ver encerrado o caso Marilyn Monroe.

Como a controvérsia sobre a morte da atriz permanece até hoje, esse objetivo não foi alcançado. A pressa com que a investigação de suicídio foi conduzida praticamente garantiu que o caso nunca se encerrasse, ao menos na visão da opinião pública. Segundo relatos, o Dr. Noguchi e outros especialistas forenses familiarizados com os fatos daquela época não acreditavam que Marilyn tivesse cometido suicídio. Por exemplo, ficaram sabendo que ela tinha planos positivos para o futuro. Além disso, a diferença nos níveis de drogas encontrados no sangue e no fígado sugeriam que ela havia permanecido viva durante muitas horas após ingerir o pentabarbital. Os especialistas forenses também citaram o fato de não terem sido encontrados vestígios das drogas no estômago ou no duodeno. Para eles, isso significava que ela não poderia ter ingerido uma dose letal de pentabarbital pela boca, tampouco por via injetável, já que o exame do corpo com lente de aumento concluiu que não havia marcas de picada de agulha.

Na biografia de Marilyn Monroe, o escritor Donald Spoto avaliou de forma cuidadosa e rejeitou todas as teorias fantasiosas de que a morte de Marilyn havia sido encomendada porque ela "sabia demais" sobre a família Kennedy. Entretanto, Spoto estava convencido de que as duas empregadas da atriz, o Dr. Greenson e sua assistente eram cúmplices da morte. A tese do autor é de que eles não puderam suportar ver Marilyn se tornar, de maneira progressiva, mais independente, capaz de buscar sua própria felicidade sem a ajuda deles. Spoto acredita que o Dr. Greenson estava tão imiscuído na vida pessoal de Marilyn que os planos da atriz para, em breve, mudar de vida representaram uma rejeição intolerável para ele, pois interferiam em sua condução profissional do caso. Spoto alega que o enema de hidrato de cloral prescrito pelo Dr. Greenson foi uma forma sutil de colocar a vida da atriz em risco. Entretanto, não há qualquer evidência de que ele tenha tentado, conscientemente, prejudicá-la.

A morte de Marilyn Monroe teria sido suicídio, assassinato ou acidente? Talvez nunca venhamos a saber, porque não houve oportunidade para uma autópsia psiquiátrica forense completa ou para uma avaliação *post mortem* de como ela teria passado seus últimos dias ou semanas de vida.

Robert Maxwell

Poucos dias antes de sua morte, Robert Maxwell havia dado ordens repentinas ao capitão do seu iate para que velejasse em direção às ilhas da Madeira e Tenerife, ao largo da costa noroeste da África. Ao se aproximar das ilhas Canárias, o capitão circundou o arquipélago, já que Robert Maxwell não havia determinado nenhum curso específico. Por volta das 5 horas da manhã daquele dia de 1991, Maxwell chamou a ponte de comando para reclamar que sua cabine estava muito fria. Em seguida, sem que ninguém o visse, subiu ao convés e, então, caiu, pulou ou foi empurrado para a morte. Foi suicídio? Foi acidente? Foi assassinato? Ou uma morte por causas naturais? A resposta não era apenas um detalhe: se fosse determinado que a morte de Robert Maxwell havia sido acidental, a família teria direito aos 36 milhões do seguro de vida.

Robert Maxwell era um bilionário, um homem exuberante, que exercia enorme poder por meio de seus jornais e outros empreendimentos, bem como por sua amizade com estadistas. Considerando-se que ele já havia demonstrado grande capacidade de se recuperar de escândalos pessoais e desastres comerciais, o suicídio parecia uma opção fora de propósito em seu caso, embora ele parecesse ter – muito mais que Marilyn Monroe – boas razões para cometê-lo. A adversidade sempre fora uma fonte de inspiração para ele, que parecia ter atração por desafios. Muitos dos que o conheciam, contudo, chegaram à conclusão de que sua morte não foi decorrente de acidente ou de causas naturais, como, por exemplo, uma parada cardíaca antes da queda no mar ou no momento do choque com a água. Essas pessoas acreditavam que Maxwell havia cometido suicídio para evitar a desgraça total e a prisão, que possivelmente o aguardavam em seu retorno à Inglaterra. Banqueiros e membros do conselho de sua própria empresa, indignados, haviam planejado interpelá-lo sobre o desaparecimento de ativos da companhia e de dinheiro dos fundos de pensão. Seus conhecidos mais íntimos acreditavam que, para Robert Maxwell, que buscava, de forma desesperada, obter o respeito de pessoas do alto escalão, a humilhação que teria se seguido às revelações sobre os ativos desaparecidos teria sido insuportável, levando-o a cometer um suicídio lamentável.

Alguns acreditavam que Maxwell não havia morrido e que o corpo identificado pela família era de outra pessoa. As autoridades espanholas que recolheram o corpo se recusaram a fazer uma comparação de arcadas dentárias. Também não puderam usar as impressões digitais do arquivo, pois eram muito antigas. A autópsia realizada foi suspeita, pois descrevia o cadáver como tendo cabelos castanhos, quando, na verdade, o cabelo de Robert Maxwell era grisalho, tingido de preto. Outras pessoas – seus familiares – levantaram a hipótese de que ele havia sido morto por um membro traidor de sua tripulação ou por um homem-rã assassino.

O que se conhecia da personalidade de Maxwell dava margem a essas e outras teorias, porque ele era um homem bastante complexo, cheio de contradições, de comportamentos caprichosos, de humor instável e de recessos obscuros da mente. Os amigos íntimos achavam que ele tinha múltiplas personalidades, e um deles chegou a mencionar 20, cada uma lutando com as demais pelo controle.

Não era difícil encontrar sinais de que Maxwell vivia em um mundo de fantasia. Havia inventado seu passado, seu nome e partes dele mesmo. Seu nome verdadeiro era Jan Ludwik Hock, mas ele o trocou várias vezes, para Leslie DuMaurier, James Maxwell, Ian Maxwell e, finalmente, Robert Maxwell. Dizia ter lutado na clandestinidade contra os nazistas na Tchecoslováquia durante a Segunda Guerra Mundial, mas suas histórias não tinham fundamento e conflitavam com os fatos reais acerca do movimento de resistência da Tchecoslováquia no local onde ele vivera. Certa vez, recusou-se a dar entrevista a uma revista judaica alegando que havia se convertido à Igreja Anglicana, porém, mais tarde, disse que a história sobre a conversão era só uma brincadeira com o jornalista.

A teoria mais provável sobre a morte de Maxwell é que ele tenha se matado porque havia chegado a um ponto em sua vida em que a identidade final que forjara para si estava prestes a ser destruída. A ideia da múltipla personalidade também pode ser uma explicação, se ele, de fato, sofria desse transtorno. Não é de todo impossível que, em razão do estresse acentuado provocado pelos acontecimentos, uma personalidade assassina tenha emergido e assassinado Maxwell. A explicação para a sua morte também pode ser bem mais simples: um patologista espanhol registrou que o estômago de Maxwell continha uma banana mal digerida, o que o levou a supor que ele tenha escorregado em uma casca de banana e caído no mar.

Suicídio, acidente, assassinato ou morte natural? Que fale o psiquiatra forense

O que aconteceu nas mortes de Vincent Foster, Marylin Monroe e Robert Maxwell é comum em casos de suicídio, ou seja, apesar das análises científicas sofisticadas, não foi possível estabelecer, de modo definitivo, a intenção suicida, tampouco excluir essa hipótese. Embora a maioria dos suicídios seja intencional – alguns não o são, como explicarei adiante, neste capítulo –, o que parece ser suicídio, mesmo não intencional, pode ser assassinato. Por exemplo, os resultados preliminares do recente exame forense do corpo exumado de Frank R. Olson, que fazia pesquisas sobre guerra biológica, parecem contradizer as conclusões do governo de que ele teria se atirado da janela de um hotel em Manhattan, em 1953, após ter feito uso de LSD, sem o saber, em um experimento da CIA. Os achados recentes, por fim, confirmaram as suspeitas, que a família Olson sempre teve, de que ele havia sido assassinado.

Assassinato simulando suicídio

O assassinato que simula um suicídio não é raro. É menos provável que ocorra com uma figura pública ou celebridade, porque a investigação atenta pode desmascarar a farsa. O assassinato que simula suicídio costuma ficar sem solução quando a vítima tem história de doença mental.

> Angela, de 36 anos de idade, separada do marido, foi encontrada nua, enforcada dentro do armário do quarto, pelo senhorio do prédio. Seus joelhos estavam a cerca de 10 cm do chão. A polícia não encontrou sinais de luta no apartamento, nem um bilhete suicida. Angela havia dito a amigos e colegas de trabalho que ia tirar alguns dias de folga para finalizar um romance que estava escrevendo. Em sua mesa de trabalho, foi encontrado um manuscrito. Ela não tinha problemas financeiros significativos.
>
> A corda foi cortada de modo a preservar o nó corredio. Foram coletadas impressões digitais, mas foram inconclusivas. A patologista forense chamada pela promotoria comentou, no laudo, que a morte era suspeita. Segundo ela, o suicídio por enforcamento não é o método de escolha das mulheres. A laçada continha tufos do cabelo da vítima emaranhados na corda. A patologista forense declarou que as pessoas que se enforcam, em geral, o fazem com uma laçada simples, que não costuma ter cabelo emaranhado. Primeiro a corda é atada ao redor do pescoço e, em seguida, o nó corredio é posicionado sobre a cabeça, sem que o cabelo fique preso. A corda em torno do pescoço de Angela estava em posição horizontal, como se tivesse sido amarrada primeiro, antes que qualquer força fosse aplicada. A patologista explicou que o deslocamento na diago-

nal é mais acentuado nos suicidas. A marca da corda no pescoço de Angela não era tão pronunciada quanto se costuma ver em mortes por enforcamento. Além disso, a patologista observou que mulheres suicidas geralmente não se matam nuas. Também não foi possível determinar se Angela sofreu algum traumatismo em seu corpo devido ao avançado estado de decomposição. Não havia sinais de violência sexual. A análise do sangue não indicou traços de drogas ou álcool. A patologista concluiu que Angela fora assassinada.

O laudo do patologista da defesa diz que não é raro haver cabelo emaranhado no nó corredio, que não se podem tirar conclusões a respeito dos nós utilizados e que, em sua experiência, as mulheres se enforcam em vários graus de nudez. O ângulo da laçada no pescoço também não podia ser tomado como evidência inequívoca. Ele concluiu dizendo que a morte de Angela era um tipo "banal" de suicídio.

Continuando com as investigações, a polícia descobriu que o marido de Angela, de 49 anos de idade, militar reformado, tinha ficha criminal por violência doméstica. Após 10 anos de casamento, Angela pretendia se divorciar. Um ano antes de sua morte, havia conseguido um mandado de proteção contra o marido que a perseguia. Testemunhas disseram que ela tinha medo de voltar a ser perseguida por ele, que já havia ameaçado matá-la. Angela havia iniciado um novo relacionamento com um colega de trabalho e contara aos amigos que o marido havia dito que preferia matá-la a "entregá-la" a outro homem. Os vizinhos testemunharam sob juramento que haviam escutado uma discussão, vozes alteradas e ruído de móveis caindo próximo ao horário da morte de Angela. Uma das testemunhas viu o carro do marido dela no estacionamento e observou quando ele entrou no prédio, por volta da hora em que ela morreu. Foram encontrados fios de cabelo no apartamento de Angela que eram compatíveis com os do marido.

Ele foi interrogado, mas negou ter conhecimento da morte de Angela. Disse que não falava com a mulher há mais de um ano. Segundo ele, Angela tinha uma longa história de transtornos psiquiátricos e havia tentado suicídio várias vezes. Seu álibi era que estava fora da cidade, assistindo a uma regata, quando ela morreu, mas isso não pôde ser comprovado.

Devido às circunstâncias suspeitas, o promotor distrital solicitou uma avaliação psiquiátrica *post mortem* para determinar a presença ou ausência de fatores de risco de suicídio no momento da morte de Angela. Foram obtidos e analisados os depoimentos das testemunhas e os laudos médicos e psiquiátricos. Os registros indicavam que ela desenvolvera um quadro de bulimia nervosa aos 17 anos. O rompimento de uma relação amorosa havia resultado em depressão, em uma tentativa superficial de cortar os punhos e em um breve período de internação hospitalar aos 19 anos. A avó materna havia tentado suicídio durante um quadro de depressão pós-parto. O psiquiatra do hospital onde Angela foi atendida havia diagnosticado transtorno adaptativo com depressão.

Ela se casara aos 26 anos, após a formatura e o mestrado em administração de empresas. Tendo sofrido violência física e psicológica do marido – um episódio de espancamento grave –, procurou atendimento ambulatorial. Suas lesões corporais incluíam seis costelas fraturadas e uma fratura na face. O marido foi preso, ficou detido por um curto período e depois foi encaminhado para um programa de tratamento de agressores domésticos. O novo psiquiatra de Angela diagnosticou uma distimia (depressão crônica). Ele observou que ela havia apresentado breves crises de ideação suicida espontânea após ter sido agredida, mas não tinha intenção ou plano de suicídio. Para mitigar os sintomas de estresse causados pela situação conjugal, Angela algumas vezes bebia vinho em excesso. Ela ficou em tratamento psiquiátrico por três anos, que terminou um ano antes de ela obter o mandado de proteção.

Outras informações importantes foram fornecidas por seus pais, que revelaram que ela estava prestes a receber uma herança de 500 mil dólares de uma tia recém-falecida. Angela e o marido sabiam desse legado. O marido de Angela era o beneficiário secundário da herança, desde que continuassem legalmente casados.

Ele foi indiciado por homicídio doloso, condenado e sentenciado à prisão perpétua.

Era isso o que você queria?

Um indivíduo pode não ter qualquer intenção de morrer ao fazer um gesto suicida, o único propósito desse gesto pode ser enviar um pedido desesperado de ajuda ou obter um resultado almejado em um relacionamento ou ante o mundo exterior.

Friedrich Nietzsche, na obra *Para além do bem e do mal,* disse que "a ideia de suicídio é um grande consolo: por meio dela, a pessoa consegue vencer muitas noites ruins". Para alguns pacientes com graves transtornos mentais, a possibilidade de dar fim à própria vida é reconfortante. Estimativas conservadoras indicam que 30 mil pessoas cometem suicídio a cada ano. Na verdade, é provável que o número real seja muito maior. A Organização Mundial da Saúde estima em quase um milhão o número de pessoas que cometem suicídio em todo o mundo, anualmente, e em cerca de 10 a 20 milhões as que o tentam. Quase todas as pessoas já pensaram em tirar a própria vida em algum momento, em geral em situações de grave depressão ou durante crises pessoais de difícil solução. Embora a intenção suicida cubra um amplo leque de variações, só existe uma tênue linha divisória entre as pessoas que pensam em suicídio e as que efetivamente o cometem.

Segundo a minha experiência clínica, há pacientes que têm ideias suicidas por alguns segundos, minutos ou horas. Outros mantiveram uma ideação suicida séria por vários dias, semanas, meses, anos ou mesmo por quase toda a vida. Às vezes, um simples truque do destino faz toda a diferença entre sobreviver ou não a uma tentativa de suicídio. Uma de minhas pacientes, antes de me procurar, sobreviveu a uma *overdose* maciça de comprimidos, que ingeriu imersa em uma banheira cheia d'água, em pleno inverno. A água esfriou de maneira rápida e ela foi perdendo a consciência, o que diminuiu seu metabolismo o suficiente para que sobrevivesse até o dia seguinte, quando foi encontrada pela empregada. Após essa tentativa de suicídio fracassada, ela nunca mais teve qualquer compulsão autodestrutiva. Entretanto, se considerarmos as pessoas que, de fato, cometeram suicídio, entre 9 e 33% já haviam feito tentativas anteriores. Estima-se que para cada suicídio concretizado ocorram de 8 a 25 tentativas. Entre 7 e 12% dos pacientes que tentam suicídio acabam por realizá-lo dentro de 10 anos, o que significa que a tentativa de tirar a própria vida é um significativo fator de risco para suicídio.

Nos Estados Unidos, as estatísticas de suicídio mostram alguns fatos irrefutáveis. A incidência de suicídio na população geral em 2005 foi de 11:100.000 pessoas por ano. Essa taxa permaneceu estável por muitos anos. Entre as pessoas com esquizofrenia e transtornos do humor e entre as viciadas em álcool ou drogas, essa taxa sobe para 180:100.000. Em um estudo, os principais métodos de suicídio encontrados foram:

- Armas de fogo, 60% (homens 65%, mulheres 40%)
- Enforcamento, 14% (homens 15%, mulheres 12%)
- Envenenamento por gás, 10% (homens 8%, mulheres 11%)
- Venenos líquidos/sólidos, 9% (homens 6%, mulheres 27%)
- Todos os outros métodos, 7% (homens 6%, mulheres 10%)

A família e os amigos das vítimas de suicídio também têm maior risco de cometer suicídio. Também são mais propensos a distúrbios físicos e psicológicos. A intenção suicida é um aspecto abordado com frequência nos casos criminais em que é preciso determinar se a vítima foi assassinada ou cometeu suicídio. Nos litígios civis, é necessário determinar a intenção para receber benefícios por morte previstos em apólices de seguro, em ações que envolvam pagamento de benefícios a trabalhadores, em casos de erro médico e quando o suicídio foi supostamente resultante de ações injuriosas de terceiros. O terreno mais escorregadio é o dos benefícios de seguro. Quando há a suspeita de suicídio, a seguradora pode lançar mão da cláusula de exclusão da apólice e se negar a pagar o benefício, mesmo que os familiares do indivíduo afirmem que a morte foi acidental. As importâncias em jogo na discussão sobre a intenção suicida podem chegar, como no caso da morte de Robert Maxwell, a 36 milhões de dólares.

Por que a nudez do suicida?

Conta a lenda que, quando cometeu suicídio deixando que uma víbora a mordesse, Cleópatra estava nua. Um famoso quadro que retrata a morte de Cleópatra tem um evidente viés erótico. Tanto Marilyn Monroe quanto Robert Maxwell estavam nus quando foram descobertos mortos, ela na cama, ele flutuando no mar. Há pouco mistério acerca da nudez de Marilyn, pois se sabia que ela dormia assim. Mas é um mistério o porquê de Maxwell estar nu, e as autoridades parecem ter dado pouca importância a esse fato na autópsia. Mas não deveriam. Como perito chamado a testemunhar em diversos casos de suicídio, observei que, em aproximadamente 5% deles, os indivíduos cometeram suicídio nus. Apesar disso, os advogados e outros especialistas quase sempre mostram pouco interesse pela nudez do suicida. Somente em um caso esse detalhe fez a diferença; os advogados de defesa em um caso de erro médico seguido de suicídio postularam que o paciente fora encontrado nu, enforcado, em consequência de um ato de autoerotismo por asfixia que acabou dando errado. O caso foi encerrado.

A maioria dos suicídios com nudez é carregada de significado psicológico, embora nem sempre se possa discernir esse significado. A literatura especializada tem poucos dados a respeito. A maior parte das informações provém de casos isolados de indivíduos que tentaram suicídio nus mas sobreviveram. As razões apresentadas refletem, em cada caso, uma psicodinâmica muito individual. Perguntei a vários psiquiatras experientes qual era sua interpretação do suicídio nu e muitos citaram, de modo espontâneo, o versículo Jó 1, 21: "Nu eu saí do ventre de minha mãe, nu voltarei". Outros psiquiatras postularam que o suicídio nu simboliza um recomeço, um renascimento e o ato de lavar-se ou despir-se de um mundo insuportável. O suicídio nu desafia as habilidades investigativas do psiquiatra forense.

Mortes misteriosas: a autópsia psicológica

A autópsia psicológica teve origem em 1958, no Centro de Prevenção ao Suicídio de Los Angeles, como um meio de auxiliar o Serviço de Perícia Médica do condado de Los Angeles a distinguir *overdose* de drogas e suicídio. Na ocasião, foram estabelecidos os princípios básicos para a realização da autópsia psicológica e também seu objetivo: a autópsia psicológica é um procedimento que auxilia na classificação de mortes questionáveis, nas quais o modo pelo qual se deu a morte não está claro. A prática da autópsia psicológica é bastante limitada pela falta de padronização do procedimento, o que levanta suspeitas quanto ao caráter admissível das evidências, tanto na justiça criminal quanto na civil.

Os psiquiatras forenses são especialistas que compreendem as questões legais pertinentes e sua aplicação aos casos psiquiátricos que chegam aos tribunais. Eles traduzem os princípios da psiquiatria para a linguagem da intenção, conforme definida pelo sistema judicial. A psiquiatria forense é uma subespecialidade reconhecida da psiquiatria, e os profissionais que se dedicam a ela podem se candidatar ao título de especialista. No passado, os psiquiatras forenses eram conhecidos apenas por seu trabalho relativo a criminosos. Hoje, também prestam consultoria em diversos assuntos da justiça civil, legislativa e administrativa, alguns dos quais envolvem casos de suicídio.

O psiquiatra forense é frequentemente chamado em processos relativos a seguro, para avaliar a intenção suicida, às vezes pelo queixoso – a parte que moveu a ação –, às vezes pelo réu, ou seja, a seguradora. Oliver Wendell Holmes certa vez disse que "até um cachorro sabe a diferença entre alguém tropeçar nele e alguém chutá-lo"; apesar disso, quando se trata de estabelecer a intenção suicida, a tarefa do psiquiatra forense pode ser complexa e intimidante. O problema básico é que a psiquiatria e a lei têm pontos de vista diferentes ao analisarem o enigma da intenção suicida. As teorias psiquiátricas sobre o comportamento são deterministas, ou seja, postulam que o indivíduo luta com forças psicológicas que, muitas vezes, estão além do seu controle. A tese do direito, ao contrário, baseia-se na premissa de que o ser humano tem livre arbítrio, ou seja, é contrária ao determinismo. Portanto, ao avaliar a intenção suicida, o psiquiatra forense deve ter em mente essas duas abordagens e adaptar os princípios da psiquiatria ao contexto legal, realizando, em essência, o que se chama autópsia psicológica.

A *cláusula de exclusão de lesão intencional* nas apólices de seguro destina-se a evitar o enriquecimento ilícito resultante de atos delituosos ou imorais cometidos por um indivíduo legalmente *capaz*. No entanto, a definição de "capaz" também é vaga e complexa. Quando alguém é ou não capaz? Em casos de suicídio, é preciso determinar se a vítima teve intenção de dar fim à própria vida. Cerca de 90 a 95% das pessoas que cometem suicídio sofrem de algum transtorno mental. A questão é se o indivíduo entendia ou não que seu gesto autodestrutivo poria fim à sua existência física.

Um dos fatores que afetam a definição legal de "intenção" é a pressuposição contrária ao suicídio, padrão em muitas jurisdições. Essa pressuposição é a reafirmação legal da crença generalizada de que o instinto de autopreservação em uma pessoa racional torna o suicídio improvável. É óbvio que nem sempre esse é o caso. Existem os chamados suicídios "racionais", por exemplo, indivíduos com doença terminal.

Em relação a idosos ou a pessoas que sofrem de doenças crônicas ou terminais, pode ser bastante difícil determinar se o suicídio foi "racional". Já fui chamado a avaliar pessoas idosas que recusavam alimento, água e medicamentos essenciais. Em muitos casos, o cuidador da pessoa supunha que ela havia decidido que já vivera o suficiente e havia tomado uma decisão consciente de morrer. No entanto, na maioria dos casos, essas pessoas estão deprimidas e tentam, de fato, cometer um suicídio silencioso. A resposta a antidepressivos nesses casos costuma ser rápida e gratificante.

As evidências de intenção em geral têm duas origens básicas. A primeira fonte de informação são as pessoas que conhecem o comportamento do indivíduo e seus desejos no período anterior à morte – familiares, amigos, vizinhos, colegas de trabalho e médicos particulares. A segunda fonte é a investigação forense, feita por especialistas e baseada na obtenção de todas as informações relevantes sobre o indivíduo, no momento da morte ou no período próximo a ela. Em um caso de litígio em torno de pagamento de seguro, esta última fonte de informação é o psiquiatra forense, que procura determinar a causa ou razão psicológica "mais provável" para o suicídio.

Ao fazermos nosso trabalho em um caso de suicídio duvidoso, procuramos obter um panorama detalhado da vida do morto, porque o modo como viveu tem relação com o modo e a razão pela qual morreu. Portanto, a chave para se estabelecer se houve intenção é definir o motivo. Quais teriam sido as razões para que a pessoa quisesse morrer, ou seja, para que tivesse a intenção de cometer suicídio? Um paciente terminal que recusa tratamento pode parecer estar cometendo suicídio, mas este não é, necessariamente, o caso. A pessoa talvez não tenha intenção de morrer e sim de viver sem ter de suportar os tratamentos médicos dolorosos, incômodos e inúteis. Em especial no que diz respeito aos idosos e pacientes com doenças crônicas, o psiquiatra forense precisa distinguir entre o suicídio e o desejo de não prolongar o processo da morte. Os bilhetes suicidas podem demonstrar o motivo, mas costumam ser encontrados apenas em cerca de um terço de todos os casos.

Reconstruir a vida psicológica de um indivíduo que possivelmente cometeu suicídio equivale a realizar uma autópsia psicológica. Na avaliação de risco sistêmico, o psiquiatra forense examina de modo detalhado o estilo de vida da pessoa, as circunstâncias, os sentimentos, os pensamentos e os comportamentos dos dias e das semanas anteriores à morte. Assim, é possível obter um melhor entendimento dos eventos psicológicos desse período e das circunstâncias que podem ter contribuído para a morte, levando em consideração tanto o risco de suicídio quanto os possíveis fatores de proteção. A Tabela 9-1 contém um modelo conceitual de avaliação de risco aplicado a pacientes potencialmente suicidas, para determinar se a pessoa cometeu suicídio ou se morreu por outras causas. Há outros modelos de avaliação de risco suicida, mas nenhum deles foi testado quanto à validade e confiabilidade.

Na autópsia psicológica, o que se busca são meios de avaliar a capacidade da pessoa que morreu de *conceber, planejar* e *executar* o suicídio, e avaliar tudo isso dentro do conceito legal de *intenção*. A falta de qualquer uma dessas três fases básicas do processo mental pode indicar que o morto não tinha capacidade mental para formar uma intenção suicida. Entretanto, a presença da capacidade de conceber, planejar e executar o suicídio não garante, necessariamente, que a pessoa tinha capacidade mental suficiente para formar a intenção de se suicidar. Por exemplo, alguém pode conceber e planejar atos violentos com o máximo de diligência e executá-los com notável elegância, mas ser mentalmente perturbado por alucinações e, portanto, considerado como incapaz, do ponto de vista mental, de ter uma intenção completa de cometer um ato violento. Para alguns tribunais, a constatação de que o indivíduo sofria de alguma doença mental grave pode anular qualquer indicação de intenção. Em outras jurisdições, mesmo que a pessoa seja totalmente psicótica, ainda se pode considerar que ela teve intenção de cometer suicídio. Se o indivíduo psicótico não entendia o que estava fazendo, isso significa que não houve intenção? Por exemplo, houve intenção de morrer no caso de uma pessoa que, sob efeito do LSD, convenceu-se de que podia voar, sem sofrer qualquer traumatismo, se pulasse de um prédio? Nesse caso, eu concluiria que não houve intenção de cometer suicídio.

Com frequência, ao se tentar determinar a intenção de cometer suicídio, surgem questões médico-psiquiátricas complexas e cheias de nuances. O psiquiatra puramente clínico, ou que em raras ocasiões pensa nos aspectos forenses, tem uma tendência a identificar-se em demasia com a família do morto, emitindo um julgamento que a favorece em detrimento da seguradora. O psiquiatra forense, treinado para separar de forma clara o componente terapêutico do papel de perito, está mais apto a minimizar ou a evitar conclusões tendenciosas do ponto de vista emocional no contexto jurídico.

É importante avaliar o estado de espírito da pessoa com relação à questão legal que se está examinando, por exemplo, avaliar a intenção de cometer sui-

TABELA 9-1 A avaliação sistemática do risco de suicídio: um modelo conceitual

Fatores a serem avaliados[a]	Risco	Proteção
Individuais		
Características clínicas distintas (pródromos)		
Crenças religiosas		
Razões para viver		
Clínicos		
Tentativa atual (letalidade)		
Aliança terapêutica		
Adesão ao tratamento		
Benefícios do tratamento		
Ideação suicida		
Intenção suicida		
Plano suicida		
Desesperança		
Tentativas anteriores (letalidade)		
Ataques de pânico		
Ansiedade psíquica		
Perda do prazer e do interesse		
Uso abusivo de álcool/drogas		
Depressão agitada (estados mistos)		
Diminuição da concentração		
Insônia geral		
Diagnósticos psiquiátricos (Eixo I e Eixo II)		
Gravidade dos sintomas		
Comorbidades		
Alta recente de hospital psiquiátrico		
Impulsividade		
Agitação (acatisia)		
Doença física		
História familiar de doença mental (suicídio)		

(continua)

TABELA 9-1 A avaliação sistemática do risco de suicídio: um modelo conceitual *(continuação)*

Fatores a serem avaliados[a]	Risco	Proteção
Abuso físico/sexual na infância		
Capacidade mental		
Relações interpessoais		
Trabalho ou escola		
Família		
Cônjuge ou parceiro(a)		
Filhos		
Situacional		
Circunstâncias de vida		
Situação profissional ou escolar		
Situação financeira		
Acesso a armas		
Contexto de atendimento de saúde		
Demográficos		
Idade		
Sexo		
Estado civil		
Raça		
Classificação global do risco[b]		

[a] O risco e os fatores de proteção são classificados como baixo (B), moderado (M), alto (A), fator não relevante (0) ou faixa de variação (p. ex., B-M, M-A).

[b] Julgamento sobre o risco global de suicídio como sendo baixo, moderado, alto ou variável dentro de uma faixa.

Fonte: Adaptada, com permissão, de Simon and Hales, 2006.

cídio conforme a definição contida na apólice de seguro assinada pelo segurado e nas leis da respectiva jurisdição. No contexto legal, avalia-se o *motivo*, a *intenção* e o *ato*, com respeito a um acontecimento específico. No contexto da psiquiatria clínica, avalia-se a *concepção*, o *planejamento* e a *execução*, e esses dois conjuntos de parâmetros têm apenas uma semelhança grosseira. Nessa situação, assim como em outros contextos clínico-legais, o casamento entre a psiquiatria e a lei não é perfeito.

Concepção (motivo)

É preciso analisar com um olhar crítico, em especial em casos judiciais, como, quando e por que surgiu na pessoa a ideia de tentar ou de cometer suicídio. Foi um ato súbito e impulsivo ou planejado detalhadamente? O suicídio foi cometido em meio a uma crise de raiva ou em um estado de embriaguez? Foi um subproduto de depressão ou esquizofrenia? É possível identificar um plano suicida, ou seja, encontrar evidências de que o indivíduo estava mergulhado em problemas financeiros e talvez esperasse que sua morte trouxesse benefícios à sua família, por meio do recebimento de um seguro? Consideremos o caso a seguir:

> Um homem de 57 anos de idade, presidente do conselho diretor de uma empresa outrora bem-sucedida, por ele construída ao longo de muitos anos de trabalho duro, enfrenta agora algumas escolhas difíceis. Os negócios malsucedidos e a intensa concorrência colocaram a empresa em crise. Os bancos estão exigindo o pagamento de empréstimos vencidos que se recusam a refinanciar. O presidente enterra toda a sua fortuna pessoal na empresa, na tentativa de mantê-la de pé. Ele faz um corte substancial em seu próprio salário. Sua esposa, com quem está casado há 28 anos, está preocupada porque nunca havia visto o marido tão aborrecido. Ele parece estar em pânico em relação a suas finanças pessoais.
>
> Os três filhos do casal estão na faculdade, e ele quer que continuem estudando. Ele próprio nunca pôde cursar uma faculdade. Não suporta a ideia de que, se a situação financeira continuar piorando, talvez não consiga pagar as mensalidades. Ele diz à mulher e aos amigos que tem um plano para melhorar sua situação financeira. No trabalho, parece agir sem dificuldade. Não procura nenhum profissional da saúde mental nem parece deprimido aos olhos dos colegas de trabalho.
>
> Um dia, pela manhã, trabalha na empresa até as 11 horas e depois sai de carro para uma reunião em outra parte da cidade. O tempo está bom. A caminho da reunião, dirigindo a 130 km/h, ele bate o carro na pilastra de um viaduto e morre na hora.
>
> O exame pericial da cena do acidente não revela marcas de frenagem dos pneus do carro. Não houve outros veículos envolvidos no acidente. Não foi possível descobrir se o carro tinha qualquer problema mecânico antes da colisão. A autópsia encontra sinais controversos de um possível ataque cardíaco. Não havia bilhete suicida. O atestado de óbito relata morte de causa natural. Entretanto, a seguradora responsável pelo pagamento de acidentes de trabalho conduz sua própria investigação e conclui que a morte foi suicídio, recusando-se a pagar o seguro.
>
> A psiquiatra forense contratada pela família do morto e encarregada de fazer a autópsia psicológica não aceita nem rejeita de modo automático o que diz o atestado de óbito. Muitas vezes, o atestado de óbito não aborda a ques-

tão da presença ou da ausência de intenção suicida. O atestado de óbito é um documento cuja finalidade é fornecer dados para estatísticas vitais. Ele não se baseia na totalidade das evidências, que podem se tornar disponíveis mais tarde. A psiquiatra forense não podia simplesmente aceitar os achados *post mortem* de um possível ataque cardíaco, porque eles não eram compatíveis com o que apontavam as demais evidências. Por exemplo, descobriu-se que pouco antes da morte, ele havia colocado todos os seus papéis em ordem.

O exame da vida do executivo pela psiquiatra forense revelou um homem muito disciplinado, que raras vezes agia por impulso. Ele levava uma vida sossegada, tinha hábitos e gostos conservadores. Não tinha história de uso abusivo de álcool ou de drogas, nem de jogar a dinheiro. A família, a estabilidade financeira e o sucesso e realização profissionais já não eram fatores de proteção contra o suicídio.

A lei sobre acidentes de trabalho nos Estados Unidos diz que a seguradora pode se recusar a pagar o seguro "se a lesão ou a morte resultarem da intenção da pessoa de se ferir ou de se matar". A psiquiatra forense concluiu que, apesar da falta de provas de transtorno mental, como depressão ou psicose, a maior parte das evidências disponíveis indicava (com maior probabilidade) que o executivo tinha a intenção de se matar, simulando um acidente, para beneficiar, de forma financeira, sua família. A concepção ou motivo do suicídio foi provavelmente resultante do declínio de sua situação financeira e da percepção de que, caso a deterioração continuasse, sua família sofreria graves consequências. Seu plano foi causar a própria morte simulando um acidente e permitindo, assim, que a família recebesse seu vultoso seguro. A execução do plano de suicídio consistiu na colisão do carro contra o pilar do viaduto. As três condições necessárias para definir a intenção suicida estavam, portanto, atendidas. A psiquiatra forense apresentou sua tese à família, que dispensou seus serviços e decidiu procurar uma segunda opinião especializada.

Quando se trata de concepção ou motivo, há suicídios sem motivo ou sem intenção. Algumas pessoas que sofrem de distúrbios cerebrais podem ser consideradas incapazes de conceber ou de ter um motivo para cometer suicídio, mas se matam – ou matam outras pessoas –, algumas vezes de modo aleatório ou impulsivo. O traumatismo craniano ou a intoxicação por álcool ou por drogas são possíveis causas de uma disfunção cerebral que pode desencadear a violência. Os atos resultantes, mesmo quando dirigidos contra a pessoa doente, podem não preencher os critérios legais de intenção suicida, em parte porque é muito evidente que as outras duas condições – planejamento e execução – não estão presentes.

Certos "suicídios" também são claramente não intencionais, embora não envolvam qualquer distúrbio cerebral orgânico. Por exemplo, a pessoa pode planejar um gesto suicida cuja motivação demonstra apenas a intenção de expressar a necessidade de ajuda ou o desejo de manipular uma situação ou alguém. No entanto, por um erro de cálculo, tal gesto acaba resultando em sua morte. Os erros de cálculo também ocorrem em outras situações fatais que podem parecer, em princípio, suicídios. É o caso da asfixia autoerótica, uma tentativa feita por jovens de aumentar o prazer sexual diminuindo o fluxo sanguíneo para o cérebro. Se houver um erro de cálculo, o procedimento pode levar à morte por enforcamento, embora a intenção real fosse apenas potencializar a experiência sexual durante a masturbação.

Planejamento (intenção)

É possível a pessoa conceber a ideia de suicídio, mas fracassar na intenção ou no planejamento. As pessoas que se conduzem por impulso – durante surtos psicóticos que produzem um rompimento com a realidade ou sob o efeito de drogas tóxicas – podem perder a capacidade de planejar um ato violento, embora tenham pensado nisso por algum tempo. O evento, no entanto, ainda pode ser concretizado, mesmo sem planejamento. As drogas tóxicas podem desestabilizar a pessoa e precipitar, de forma prematura, um ato violento. Vejamos o caso a seguir:

> Um jogador de beisebol da segunda divisão, de 33 anos de idade, nutre uma rivalidade contra seu antigo treinador da primeira divisão. Outros jogadores o ouviram muitas vezes fazer ameaças de agressão física ao treinador, que ele acredita tenha sido o responsável pelo fracasso de sua carreira na primeira divisão. Uma noite, sob efeito de álcool e cocaína, ele golpeia e mata outra pessoa com um bastão de beisebol – era o treinador de outro time da segunda divisão. Em seguida, comete suicídio com um tiro.
>
> Citando a cláusula de lesão intencional da apólice de seguro do time do jogador morto, a seguradora não paga o seguro à família. Esta entra com uma ação judicial. O psiquiatra forense entrevista jogadores de ambos os times, que revelam que o treinador assassinado era uma pessoa querida e admirada pelo jogador que o matou. A análise *post mortem* do sangue do jogador revela a presença de cocaína e um nível de álcool de 0,23 (intoxicação).
>
> Nesse caso, o psiquiatra forense chegou à conclusão, analisando os fatos, de que o estado mental do jogador, que estava sob efeito de drogas tóxicas – cocaína e álcool –, desencadeou a violência não intencional contra a vítima. Ficou assim caracterizada a incapacidade de planejar. O assassinato seguido de suicídio foi, portanto, não intencional, e sim, um ato impulsivo.

Outro caso ilustra uma causa diferente de falta de intenção:

> Uma mulher de 28 anos, religiosa devota, acorda, uma semana após o nascimento de seu primeiro filho, com fortes alucinações auditivas. Ela escreve um bilhete

para o marido, dizendo: "Deus ordenou, hoje pela manhã, que eu vá, imediatamente, até Ele levando o bebê. Deus disse que não vamos morrer, mas viver para sempre. Tenho de obedecer. Sei que você compreenderá". Após deixar o bilhete endereçado ao marido, segurou o filho nos braços e se jogou da janela do apartamento, do 18º andar.

O exame feito pelo psiquiatra forense revelou que a mulher tinha personalidade estável até o nascimento do filho, mas apresentou uma grave depressão psicótica após o parto. O bilhete suicida indicava de forma clara uma psicose puerperal aguda. O bebê recém-nascido não foi um fator protetor contra o suicídio, como acontece em muitos outros casos. Em seu relato ao tribunal, o psiquiatra disse que, nesse caso, a fase de planejamento do suicídio não existiu, porque a mulher teve alucinações auditivas que a compeliram a agir de imediato. Essas alucinações autoritárias podem ser sintomas psicóticos extremamente poderosos, capazes de obrigar o indivíduo a agir de imediato. Outro fator que influenciou o entendimento do caso pelo psiquiatra é que mulheres que têm intenção suicida em geral não usam métodos que as deixem desfiguradas. Elas costumam escolher métodos que não envolvam esmagar seu corpo na queda, por exemplo. Esse testemunho foi contestado pelo perito da parte oposta como carente de valor científico. A justiça decidiu que a mulher não teve intenção suicida porque, ao se jogar, ela não queria ou não esperava morrer.

Execução (ato)

Um indivíduo pode ser capaz de conceber e planejar um ato violento, mas o modo como a violência se manifesta pode indicar que sua capacidade de execução está comprometida. A morte não intencional, os atos bizarros e a incapacidade de adiar ou de controlar um determinado comportamento são fortes indicadores da presença de um grave transtorno psiquiátrico. Consideremos o seguinte caso:

> Um fazendeiro divorciado gasta toda a sua herança e se vê em dificuldades financeiras, sob risco de perder sua fazenda. Seu irmão mais velho, ao contrário, investiu sua parte da herança com inteligência e acumulou uma riqueza considerável. Os dois tiveram um desentendimento, e o irmão rico se recusa a emprestar dinheiro ao irmão fazendeiro. Este concebe a ideia de matar a cunhada, a esposa querida do irmão, e depois se suicidar. Não se trata de mera fantasia, pois o fazendeiro já esteve envolvido em brigas diversas vezes e tem reputação de ser violento.
>
> Ele aguarda até que o irmão viaje a negócios e se prepara para agir. Antes de sair, toma três doses de Martini. Também deixa um bilhete descrevendo em

detalhes suas intenções. O bilhete contém comentários desencontrados sobre antigas rixas com o irmão, além de menções aos "bons tempos" dos dois. O fazendeiro espera mudar de ideia acerca do assassinato da cunhada antes de chegar à casa do irmão. No caminho, ele se envolve em um acidente automobilístico de pequena monta. Começa uma discussão, ele mata o outro motorista com um tiro e comete suicídio em seguida.

A família do motorista assassinado entra com um pedido de indenização por conta da apólice de seguro de responsabilidade civil, por danos a terceiros, de propriedade do fazendeiro. Essa apólice contém uma cláusula de exclusão, que prevê o não pagamento do seguro em caso de danos corporais ou à propriedade, cometidos "intencionalmente" ou por ordem do segurado.

O psiquiatra forense entrevistou amigos, conhecidos e empregados do fazendeiro, e vasculhou os registros disponíveis. A análise revelou que o fazendeiro tinha um histórico de profunda inveja e ambivalência com relação ao irmão, além de um comportamento perdulário e impulsivo quanto a gastos materiais. Os arquivos da escola, do serviço militar e da polícia revelaram anos de alcoolismo e brigas. O teor de álcool em seu sangue no momento da morte era 0,15 (intoxicação). Não havia, ou havia muito poucos, fatores de proteção contra o suicídio, em especial a abstinência do álcool.

O psiquiatra concluiu que o fazendeiro tinha capacidade mental para conceber e para planejar o ato violento, mas não para executar o plano como pretendia. Enquanto dirigia para a casa da cunhada, segundo o testemunho do psiquiatra, sua inveja e seu ódio eram tão grandes que o pequeno acidente e a discussão em que ele se envolveu, combinados ao álcool que havia ingerido, desencadearam a violência, de forma prematura, contra uma vítima imprevista e contra ele mesmo.

O tribunal decidiu aplicar um conceito estreito de intenção e determinou que o assassinato seguido de suicídio havia resultado da altercação que se seguiu ao acidente. O juiz considerou que o fazendeiro sabia que estava atirando no outro motorista e queria produzir um resultado fatal. Os sentimentos ambivalentes expressos no bilhete, segundo o juiz, indicavam que o assassino talvez tivesse mudado de ideia sobre seu alvo original. A decisão da corte, portanto, foi de manter a cláusula de exclusão da apólice, negando o pagamento do seguro à família do motorista que fora assassinado.

Todo suicídio é um assassinato?

Como vimos pelos diversos casos apresentados neste capítulo, a tarefa do psiquiatra forense na avaliação retrospectiva de atos letais é árdua e difícil. Além disso, nesse processo, ele não tem a última palavra. A lei é pragmática. Ela só exige um "razoável grau de certeza médica", mas alcançar qualquer grau que seja de certeza pode ser muito difícil. As evidências costumam ser conflitantes, e cabe ao juiz decidir que peso atribuir a cada parte delas. Além disso, a decisão legal sobre se houve ou não suicídio pode depender muito dos critérios de intenção aplicados pela justiça. Em última análise, a interpretação psicológica do emaranhado de fatos e de fantasia que cerca uma morte misteriosa é uma arte baseada na ciência, e a arte é subjetiva. Cabe ao tribunal a decisão legal sobre se houve suicídio, acidente ou assassinato.

No universo da psiquiatria, as linhas divisórias não são e não podem ser tão nítidas. Reações de ódio violento podem mudar de direção em segundos. O ódio assassino que irrompe contra alguém pode, no último instante, se voltar contra a própria pessoa. No entanto, alguém que tenciona cometer suicídio pode, no último instante, dirigir sua raiva assassina contra outra pessoa e matá-la. Ou podem ocorrer as duas coisas: após o assassinato, como parte do mesmo ato de violência, o assassino se volta contra si mesmo.

Há muitos anos, Karl Menninger, famoso psicanalista norte-americano, disse que quase todo suicídio é um assassinato. O reconhecimento de que o ódio mortal pode se dirigir para qualquer um dos lados – para fora ou para dentro – tem importância crítica na avaliação do último estado mental do suicida ou do assassino. O suicídio costuma ser tentado ou concretizado em meio a um turbilhão de sentimentos ambivalentes, confusos e obscuros. Na verdade, somente uma coisa é clara sobre o suicídio: a intenção de morrer raramente é absoluta.

10

A Loucura Messiânica

Cultos Assassinos para Guerreiros Sagrados

Do fanatismo à barbárie é apenas um passo.

— *Diderot*

Na manhã de 11 de setembro de 2001, 19 membros de um grupo suicida da Al-Qaeda embarcaram em quatro aviões comerciais em três cidades dos Estados Unidos. Seu líder, Mohammed Atta, disse a eles: "O céu está sorrindo, meu filho", uma expressão de alegria em relação à morte. Dentro de alguns minutos, os membros da seita sequestrariam os aviões e voariam contra as torres do World Trade Center, em Nova York, contra o Pentágono, no norte da Virgínia, e provocariam a queda do quarto avião em um campo na região oeste da Pensilvânia, cometendo suicídio e provocando a morte de centenas de passageiros dos voos e mais de 3.000 pessoas nos prédios atingidos.

No Rancho Apocalipse, perto de Waco, Texas, o autoproclamado "messias" David Koresh reúne, em sua seita, pessoas originárias de Israel, Jamaica, Grã-Bretanha, Nova Zelândia e Austrália, além de adeptos dos Estados Unidos. Diz a eles que ninguém sobreviverá à batalha que se aproxima, que será o Armagedom. Em Jonestown, na Guiana, o reverendo Jim Jones convoca seu rebanho pelo alto-falante para sua última comunhão, e lhes diz: "Vamos nos encontrar em outro lugar" – que todos entendem ser o paraíso. No Rancho Santa Fé, na Califórnia, o líder da seita Portal do Paraíso, Marechal Herff Applewhite, alega ser "King Do", o mesmo espírito celestial que, no passado, habitou o corpo de Cristo. Ele convence 39 membros da seita a cometerem suicídio bebendo um coquetel de vodca e tranquilizantes; eles acreditam que a morte os levará para um OVNI que segue o cometa Hale-Bopp. E em três episódios distintos, ocorridos ao longo de vários anos, foram encontrados 69 corpos calcinados de membros da misteriosa Ordem do Templo Solar, alguns assassinados, outros tendo cometido suicídio, em três locais, no Quebec e na Suíça. Os adeptos da Seita Internacional do Juízo Final, que aparentemente ainda existe com pouco menos de mil membros, acreditam que o suicídio ritual leva ao renascimento em um planeta chamado Sirius.

Armagedom no Texas

A seita dos adeptos do Ramo Davidiano surgiu com as profecias visionárias de um ex-pastor, rejeitado pela igreja dos Adventistas do Sétimo Dia, o búlgaro Victor Houteff. Ele dizia ter sido nomeado por Deus para "limpar" as religiões dos falsos crentes. Havia cerca de 2 a 3 mil adeptos do Ramo Davidiano nos Estados Unidos, alguns dos quais seguiram David Koresh quando o grupo se dividiu. Os membros da facção de Waco, no Texas, incluíam um advogado formado em Harvard, um enfermeiro, um carpinteiro e um especialista em computadores.

Koresh tinha a capacidade de cativar seu público com uma voz suave e uma entonação texana de efeito calmante. Seus sermões do tipo maratona muitas vezes duravam 15 horas. Há muito ele pregava a profecia do Apocalipse Já: a maioria de seus sermões se inspirava no Livro das Revelações, que contém os aterrorizantes Quatro Cavaleiros do Apocalipse, arautos do Juízo Final. Koresh alegava que podia abrir os "sete lacres" do pergaminho que Deus seguraria, pergaminho esse que profetizaria as calamidades que precederão o apocalipse.

Em 28 de fevereiro de 1993, oficiais da Agência Federal de Combate ao Álcool, Tabaco e Armas de Fogo (ATF), dos Estados Unidos, tentaram, pela primeira vez, entrar no complexo Monte Carmel, do Ramo Davidiano, localizado próximo a Waco, no Texas, chamado de Rancho Apocalipse pelo próprio Koresh. Eles planejavam prendê-lo por posse ilegal de armas automáticas e explosivos. O mandado de busca permitia que os agentes da ATF procurassem granadas, explosivos, metralhadoras e rifles de assalto militares. Os davidianos, armados, abriram fogo, mataram quatro agentes da ATF e feriram outros 16. Seis membros da seita morreram no confronto e muitos ficaram feridos, inclusive Koresh.

Seguiram-se várias semanas de negociações frustrantes entre os davidianos e as autoridades federais. Durante todo esse tempo, as famílias que tinham membros dentro do complexo e ex-adeptos do culto alertaram as autoridades de que o grupo estava se preparando para o confronto final e estava disposto a cometer suicídio coletivo. À medida que o cerco se prolongava, chegando ao final do segundo mês, o comportamento de Koresh se tornava cada vez mais errático, e ele falava cada vez mais sobre o fim do mundo. Em longas sessões de estudo da Bíblia, Koresh fazia estranhas interpretações do texto e resmungava palavras incoerentes. Estava convencido de que a ATF havia se infiltrado no grupo e estava disposta a capturá-lo. Ele estava pronto, com armas suficientes para um pequeno exército, em um complexo bem fortificado, onde havia uma espécie de *bunker* de segurança.

No dia 19 de abril de 1993, depois de 51 dias de cerco pelo FBI e por outras autoridades federais, agentes em tanques especialmente equipados perfuraram as paredes do complexo de Monte Carmel e inundaram o prédio com um gás paralisante, não letal. Em poucos instantes, todo o complexo ardia em chamas, matando 82 davidianos, inclusive Koresh e diversas crianças. Dezenove membros da seita (inclusive Koresh) tinham ferimentos a bala, segundo relatos, alguns autoinfligidos. Havia fortes evidências de que o incêndio fora causado deliberadamente pelos membros da seita. Mais tarde, os autos dos processos criminais acusavam Koresh e seu assistente imediato, Steve Schneider, de terem decidido queimar as instalações no início de abril, várias semanas antes do ataque pelas forças do governo. No julgamento dos davidianos sobreviventes, uma testemunha disse que Koresh planejara um suicídio coletivo.

A comunhão letal na Guiana

No dia 18 de novembro de 1978, o Reverendo James Warren Jones convocou os mais de 900 membros do Templo do Povo, em Jonestown, na Guiana, para sua última comunhão, no pavilhão central, onde lhes disse que todos deveriam morrer. "Se vocês me amam tanto quanto eu amo vocês", ele disse, "devemos todos morrer ou seremos destruídos por forças externas". Ao saber que o Armagedom estava próximo, mães abraçavam os filhos e perguntavam: "O que eles fizeram?". A uma ordem de Jones, a equipe médica trouxe o "vinho sagrado" – uma velha banheira estava cheia com uma mistura de refresco de morango e cianeto. Enquanto guardas portando armas de fogo e arcos e flechas cercavam a multidão, prontos a atirar em qualquer um que tentasse escapar, Jones ordenava que os bebês fossem trazidos primeiro. Em seguida, vieram as crianças maiores, juntas, e seguiram suas ordens, fazendo fila para receber a comunhão – canecas com veneno. Por fim, vieram os pais e os idosos. O pacto suicida chamado "noite branca" havia sido treinado várias vezes antes desse dia. Envolvidas pela escuridão, as pessoas recebiam um pequeno copo de líquido vermelho, e Jones lhes dizia que a morte viria em 45 minutos. A última comunhão não foi um treinamento. Os membros da seita ouviam dizer que morreriam hoje, mas amanhã seria a ressurreição. Algumas famílias se apresentaram voluntariamente. Quando alguém resistia, os guardas arrancavam os bebês dos braços das mães e os seguravam para que as "enfermeiras" injetassem o cianeto diretamente na garganta das crianças, com uma seringa hipodérmica. Uma mãe que insistia em manter seu filho de 1 ano de idade protegido em seus braços foi ameaçada pelos guardas, que colocaram o cano da arma nas suas costas, gritando: "Sua vaca estúpida. É melhor fazer isso logo ou vamos dar cabo de você". Com as lágrimas escorrendo, ela mesma injetou a mistura de cianeto na boca da criança. Quase de imediato o menino começou a gritar e a ter convulsões. Um homem idoso que resistia de modo violento foi jogado no chão e teve sua boca aberta à força, sendo obrigado a engolir o cianeto. Durante todo esse tempo, Jones exortava seu "rebanho" pelo alto-falante. "Há muita dignidade na morte", ele dizia. "Morrer é uma grande demonstração para todos."

Os membros da seita que já haviam tomado o refresco envenenado eram levados pelos guardas e instruídos a se deitar no chão, formando fileiras. Famílias e grupos de amigos se davam as mãos. Alguns se abraçavam. Logo todos começaram a sufocar e a ter ânsias de vômito. O sangue escorria de seus narizes e de suas bocas. Jones não parava de dar sua bênção, repetindo sem cessar: "Eu tentei. Eu tentei. Eu tentei". Por fim, ele gritou "mãe" seis vezes. Ouviu-se um tiro e Jones se curvou para trás, morto com uma bala na têmpora direita. Quando o silêncio total se abateu sobre a comunidade rural e o "serviço" havia terminado, 914 membros da seita jaziam mortos.

Definição de seita

O que é uma seita? Isso depende da pessoa que responde e em que momento na vida do grupo a pergunta é formulada. Hoje, o termo "seita" é quase sempre pejorativo. Chamar um grupo de "seita" implica um julgamento subjetivo que talvez não coincida com a opinião dos próprios membros do grupo. Alguns muçulmanos consideram o grupo politicamente radical al-Qaeda, que incentiva missões suicidas, uma seita dissidente. Os primeiros cristãos eram considerados membros de uma seita dissidente, e, por isso, foram perseguidos, mas, hoje em dia, ninguém consideraria o cristianismo uma seita. Entretanto, quando os protestantes se separaram da Igreja Católica, foram tratados como uma seita herege. Já foram consideradas seitas, no passado, a Igreja de Jesus Cristo dos Santos dos Últimos Dias, os Cientistas Cristãos e as Testemunhas de Jeová. Hoje, todas essas são correntes religiosas bem estabelecidas e respeitadas. Existem muitos grupos de tratamento carismático, não religiosos, que enfatizam o uso da psicologia contemporânea. Por exemplo, a Meditação Transcendental, muito popular nos anos de 1970 e 1980, continua ganhando adeptos. Ela é uma seita? Mais uma vez, depende de quem responde à pergunta.

Talvez a análise mais racional seja a dos sociólogos, que dividem os grupos religiosos em três categorias: a igreja, a fé sectária e a seita. As igrejas tendem a ser grandes grupos religiosos com uma abordagem acolhedora, aberta e com uma identificação com a cultura prevalente. As igrejas sectárias (seitas, na origem da palavra) seguem, em muitos aspectos, a fé original da qual derivaram; porém, são mais rigorosas do ponto de vista doutrinário e nas exigências de comportamento aos seus membros. As igrejas Quaker e Menonita, pacifistas, são exemplos clássicos: muitos não conformistas são oriundos dessas religiões. As seitas têm uma estrutura religiosa completamente diversa, por serem, em essência, estranhas e isoladas das principais comunidades religiosas ativas. Entre as entidades mais conhecidas dessa categoria estão a Igreja Universal e Triunfante (Farol do Cume), a Élan Vital (Missão da Divina Luz); a Sociedade Internacional da Consciência Krishna ("Hare Krishna"); a Igreja da Unificação (seus membros são chamados "moonies", devido ao nome do fundador da seita, o reverendo Sun Myung Moon) e a Igreja da Cientologia. No entanto, é importante lembrar que o que pode parecer uma seita para uma pessoa pode ser uma religião para outra.

O psiquiatra Marc Galanter se refere às seitas como "grupos carismáticos". Esses grupos, em geral, têm pelo menos uma dezena de membros, mas às vezes têm muito mais adeptos. Os membros seguem um sistema de crenças mutuamente aceito e profundamente enraizado; são muito unidos e seu comportamento individual é altamente influenciado pelos padrões do grupo. Buscam ou se envolvem em experiências de alteração da consciência e atribuem ao grupo ou a seus líderes poderes carismáticos (de inspiração divina).

Segundo J. Gordon Melton, autor do *Encyclopedic Handbook of Cults in America* (Manual Enciclopédico dos Cultos na América), há cerca de 500 a 600 seitas nos Estados Unidos. Dessas, cerca de 100 são grupos étnicos compostos de imigrantes de primeira e de segunda gerações que só recrutam adeptos dentro de sua própria comunidade étnica. Outras estimativas apontam para um número muito maior de seitas nos Estados Unidos, por volta de 2.500. O serviço denominado Cult Hotline and Clinic calcula que existam de 3 a 5 mil seitas e que de 5 a 7 milhões de norte-americanos já tenham se associado a seitas ou grupos assemelhados em algum momento da vida. Ao contrário do que diz a opinião pública, as seitas são tão comuns nos Estados Unidos atualmente quanto o foram em décadas passadas. Hoje, elas estão mais sofisticadas, adotam novos nomes ou imitam grupos há muito estabelecidos; também se subdividem em outros grupos, se extinguem e assumem novas configurações. O serviço Hotline calcula em 180 mil o número de novos adeptos a essas seitas a cada ano.

Especialistas no assunto ressaltam que as seitas praticam tanto atos terríveis quanto atos positivos. Algumas já cometeram agressões horríveis contra seus vizinhos, enquanto outras proporcionam às pessoas experiências estimulantes e produtivas. A maioria das seitas fica no meio-termo entre esses extremos de negativo e positivo, e suas práticas e aspirações são bem simples e corriqueiras. As seitas assassinas constituem um extremo de aberração, porém muitas de suas práticas – por exemplo, o modo como atraem adeptos e como os lideram – estão representadas ao longo de todo o espectro de seitas. Em muitos casos, as mais benignas têm pontos em comum com as mais letais.

A maioria das seitas tem estruturas e funções relativamente estáveis. Em geral elas possuem um livro onde estão escritas as suas ideias e as crenças que governam as relações entre as pessoas, com o líder, com o mundo, com o cosmos e com Deus. O Princípio Divino, a chamada "bíblia do moonismo", foi escrito pelo reverendo Moon, da Igreja da Unificação. Assim como as obras de outros líderes de seitas, essa também é considerada como tendo inspiração divina. Na seita, o lema é "todos por um e ninguém por si". O valor do indivíduo e sua sobrevivência são vistos como ligados de maneira íntima à sobrevivência do grupo. Embora a maioria das seitas tenha líderes carismáticos, não é uma exigência que o líder tenha carisma. Alguns grupos, por si, são carismáticos, evangélicos, e exigem muito de seus membros. Os líderes podem ser jovens ou velhos, homens ou mulheres. O Maharaj Ji, da Missão da Divina Luz, tinha apenas 15 anos e estava no auge de sua popularidade. O reverendo Moon tem quase 90 anos. Embora seja mais comum encontrar líderes homens, também há mulheres, sendo a principal delas Elizabeth Clare, a profeta da Igreja Universal e Triunfante.

As seitas emergem sempre que a estrutura da sociedade é gravemente ameaçada. Durante o período conturbado da Revolução Industrial na Inglaterra, na Revolução Francesa e na época da grande corrida para o oeste, nos Estados Unidos, muitas seitas se formaram. Mais recentemente, quando a sociedade norte-americana foi abalada pela guerra do Vietnã, em meados dos anos de 1960, muitos jovens foram atraídos por políticos carismáticos e por líderes religiosos. Essa também foi uma época de fragmentação dos valores fundamentais da sociedade – a família, a escola e as igrejas estabelecidas. Muitas pessoas ficaram vulneráveis ao apelo sedutor de seitas que ofereciam todas as respostas para as perguntas da vida neste e no outro mundo. A necessidade de fazer parte de alguma coisa é irresistível para a maioria dos seres humanos. Para muitas pessoas daquela época, essa necessidade era preenchida pela adesão a um "novo" grupo.

Quem adere a uma seita e por quê?

Segundo meu ponto de vista como psiquiatra, o perigo da adesão a uma seita está na inibição do crescimento individual e no fato de se abrir mão das responsabilidades, em troca, na melhor hipótese, de segurança espiritual, e, na pior hipótese, de uma dependência passiva. Como sugeriu Erich Fromm em seu livro *O medo e a liberdade*, deixar que outros pensem por você dificilmente pode ser uma experiência de vida enriquecedora.

A maioria das seitas procura um tipo específico de adeptos. Charles Dederich, o guru de Synanon, especializou-se em reabilitação de dependentes de drogas que estivessem dispostos a assumir um compromisso vitalício com a seita. Jim Jones recrutava os oprimidos, em particular negros pobres, prostitutas e outros indivíduos marginalizados, interessados em viver dentro de uma comunidade, buscando uma utopia socialista. Os hare krishnas, os moonies e os meninos de Deus preferem recrutar pessoas idealistas, inteligentes, com nível superior, que tragam uma boa imagem para a seita.

A maioria das pessoas que aderiram a seitas nos anos de 1960 e 1970 supostamente vinha de famílias de classe média alta. Eram jovens (22 anos de idade, em média), brancos, bem educados e provenientes de lares intactos. A maioria dos membros de seitas tão diversas, quanto a Élan Vital e a Igreja da Unificação, frequentava a faculdade. Segundo eles mesmos, pelo menos um de seus pais também tinha nível superior.

Alguns psiquiatras conduziram estudos para determinar a saúde ou doença mental das pessoas que aderem a seitas. Alguns observadores externos podem argumentar que qualquer pessoa que decida entrar para uma seita é perturbada do ponto de vista mental, mas os estudos não confirmam essa pressuposição. Uma estimativa arrojada indica que não mais de um terço dos membros das seitas tem algum transtorno mental significativo. Alguns psiquiatras e psicólogos argumentam que não há qualquer evidência de que os membros de seitas sejam mais doentes que seus pares não adeptos.

Apesar disso, um número considerável de membros de seitas se diz perturbado do ponto de vista psicológico. Na verdade, verificou-se que um transtorno psicológico é um importante precursor da decisão de aderir a uma seita. Os problemas psicológicos não indicam necessariamente a presença de uma doença mental. As entrevistas conduzidas por médicos com membros, ex-membros e parentes de membros de seitas descrevem um quadro característico de adultos jovens que estão passando por depressão e por sérios transtornos da personalidade. Pessoas que recentemente aderiram a uma seita referem sentimentos de inadequação, tristeza, solidão e rejeição pouco antes de ingressarem no grupo; muitas delas tinham, na época, pouco contato social com outros indivíduos. Algumas, em meio a uma crise pessoal, relatam ter experimentado uma importante redução de seu sofrimento psicológico ao aderirem a uma seita – ao menos por algum tempo. No entanto, outras pessoas buscam e adotam religiões mais comuns pelas mesmas razões.

As seitas podem exercer um grande poder de sedução sobre indivíduos que tenham uma forte necessidade, consciente ou inconsciente, de amor e carinho. Elas podem dar a essas pessoas carentes orientação, senso de propósito, amor, carinho, sensação de fazer parte de algo, alívio dos seus conflitos pessoais e autocontrole pelos quais tanto anseiam. Grande parte do processo ocorre quando o novo adepto estabelece uma relação pessoal com o líder carismático da seita. As seitas religiosas oferecem contato direto com Deus através de seus próprios líderes carismáticos, o que constitui um forte apelo para os novos adeptos que buscam uma experiência espiritual reveladora ou transcendental.

A seita como um todo é uma extensão da personalidade e dos ensinamentos do líder. A megalomania do líder, aliada à sua associação com a divindade, confere aos membros da seita um sentimento essencial de serem especiais e importantes. Para as pessoas que não se adaptam ao seu ambiente ou que se veem como desajustadas ou marginalizadas, essa conexão com o líder é muito poderosa. A relação com o líder pode "curar" ou, no mínimo, aliviar algumas das deficiências e das carências que essas pessoas têm em relação a suas próprias famílias. Simbolizando essa conexão, o líder costuma ser chamado de "pai" ou alguma outra versão equivalente da palavra, como "baba". Os ensinamentos do líder contêm receitas abrangentes para alcançar uma visão do cosmos e do mundo, além de rigorosos códigos de conduta para o dia a dia. Dessa maneira, a poderosa figura paterna provê uma consciência suplementar aos membros da seita que precisam de apoio contra seus próprios comportamentos agressivos, sexuais, relacionados ao uso de drogas que, no passado, ameaçavam escapar ao seu controle. Assim, a estrutura e o direcionamento oferecidos pela seita limitam o lado obscuro de alguns de seus membros.

Fica fácil, portanto, compreender por que muitos adeptos têm tanta dificuldade em abandonar uma seita ou em rejeitar um líder que se desviou do caminho e se revelou uma fraude. Fazer isso significa perder uma figura idealizada e idolatrada que lhes deu um sentido de autocoesão, emprestou significado à sua vida e lhes proporcionou apoio psicológico. Os membros vulneráveis, bastante perturbados, da "família" de Charles Manson viam nele a força vital de suas vidas desesperadas e sem propósito. Mesmo depois de presos, alguns continuaram a defender as crenças de Manson. Sem uma conexão com ele, é provável que seus seguidores acreditassem que suas vidas desmoronariam.

Segundo Melton, em seu livro *Encyclopedic Handbook of Cults in America*, cerca de 90% das pessoas que aderem a uma seita abandonam o grupo dentro de um ano. Mais de 1 milhão de pessoas fizeram o curso de Meditação Transcendental, mas o número de membros nos Estados Unidos permaneceu constante, nos anos de 1980, entre 10 e 20 mil. Centenas de milhares de pessoas fizeram o curso básico introdutório da Igreja da Unificação, ministrado em um final de semana; 30 a 40 mil aderiram, mas em 1990, menos de 6 mil pessoas continuavam fazendo parte da seita. Muitos membros deixam as seitas de modo voluntário, sem ter sido "desprogramados" e, aparentemente, sem grandes consequências psicológicas. Para os felizardos que conseguem sair ilesos, o período na seita foi apenas uma fase que atravessaram. Ao considerarmos as experiências psicológicas e espirituais dos membros de seitas, lembramo-nos do clássico de William James, *The Varieties of Religious Experience* (As Variedades da Experiência Religiosa). James disse que a experiência religiosa pode ser normal ou patológica e que a experiência espiritual pode ser sublime ou dolorosamente distorcida por uma disfunção mental. Da mesma forma, dependendo das necessidades psicológicas dos membros, a seita pode ser usada para causar doença ou para levar à saúde.

Práticas sectárias

Recrutamento

Um dos principais deveres dos membros de seitas é o recrutamento ou o aliciamento. Absolutamente essencial para a sobrevivência da seita, ele é praticado pela maioria delas, sob a forma de arte ou de ciência. Ao tentar converter pessoas, o momento adequado é crucial. Os aliciadores vão às universidades, por exemplo, nos momentos em que os alunos estão mais vulneráveis, como próximo aos exames finais ou nos primeiros meses dos calouros nas faculdades. Eles ficam na biblioteca, atentos ao contato visual com alunos que apresentam alguma dificuldade, na esperança de encontrar nesses alunos sinais das sequelas de um romance desfeito, de notas ruins ou de incerteza sobre o futuro. Nas cidades e em locais de veraneio, os aliciadores vasculham o ambiente à procura de jovens de mochila nas costas que declararam guerra à escola ou que estejam lutando com problemas de autoidentidade. Especialistas em seitas reconhecem que todos nós somos suscetíveis a alguma forma de aliciamento organizacional ao longo da vida. Richard Delgado, professor de direito da UCLA e especialista em seitas, diz que "todas as pessoas são vulneráveis. Eu ou você poderíamos ser hare krishnas se eles nos abordassem no momento certo".

As seitas mexem com os desejos universais do homem, de carinho, segurança e certeza. O "Grande Inquisidor" do livro *Irmãos Karamazov*, de Dostoievski, ao ver Cristo voltar à Terra e falar em dar liberdade ilimitada ao homem, disse àquele "estranho" que fosse embora e nunca mais voltasse. O Grande Inquisidor dizia que as pessoas não podem suportar a carga da liberdade e da responsabilidade por seus próprios atos durante toda a vida. Elas preferem entregar a direção de sua existência a alguma outra autoridade. Na história, Cristo parece concordar que esse "peso" estaria melhor nas mãos da igreja, da qual o Grande Inquisidor era um ilustre representante do alto escalão.

A Igreja da Unificação talvez seja a que tem os métodos mais sofisticados de recrutamento de novos adeptos em potencial. A primeira fase é chamada "bombardeio de amor". O estudante solitário é identificado, envolvido em uma conversa amigável e convidado para jantar. Logo, ele se vê cercado por rostos sorridentes e mãos cálidas, e envolvido em elogios. Ele é, então, convidado a passar um fim de semana no retiro da seita. Lá, os convidados são incentivados a participar de intermináveis sessões de exercícios, canto, prática de jogos e discussões religiosas dissimuladas. O novo convidado tem pouco tempo para dormir. Eventuais perguntas que ele faça e tenham tom de dúvida são descartadas de modo sutil. Os monitores o acompanham por toda parte, inclusive ao banheiro. Quando chega o domingo, os possíveis convertidos são convidados a ficar para uma última festa. Se o novato telefonar para a família ou para o patrão dizendo que não estará disponível na segunda-feira, os aliciadores moonies já sabem que ele permanecerá no grupo durante todo o programa de sete dias.

É essencial que eles permaneçam e cumpram o programa, segundo os aliciadores, porque uma das premissas básicas do processo de conversão à maioria das seitas é isolar o novato do mundo exterior, em especial da família e dos amigos. Durante a fase intensiva de conversão, os novatos são levados a sentir culpa em relação a suas vidas e a seus atos passados. Eles são exortados a renascer e se unir a seus "irmãos e irmãs" já purificados e oniscientes da família da seita.

Muitas seitas atribuem novos nomes aos recém-chegados. A seita do Portal do Paraíso acrescentava o sufixo "ody" aos nomes dos membros para distingui-los das pessoas comuns. Algumas seitas enfatizam a nova realidade do adepto redefinindo a noção de tempo. Por exemplo, o dia é dividido em tarefas e deveres prescritos – fora deles, o dia é atemporal. Outras seitas tentam produzir, em seus membros recém-chegados, uma nova personalidade, por meio de privação sensorial, de dietas especiais, de privação de sono, bem como forçando o indivíduo a participar de intermináveis e extenuantes sessões de canto, oração e doutrinação, cujo foco está na visão do líder da seita.

Embora muitas seitas recrutem pessoas vulneráveis, em geral o que se vê são indivíduos que vivem à margem da sociedade aderirem ao grupo – como ocorreu no caso do Templo do Povo, do pastor Jim Jones, na seita liderada pelo ex-detento Charles Manson e em tantas outras. Entretanto, os membros do Ramo Davidiano vinham de estratos mais elevados da sociedade. Os adeptos do Portal do Paraíso tinham tão bom nível educacional que chegaram a formar uma empresa de criação de páginas de Internet. Poderíamos supor que uma seita formada por pessoas razoavelmente bem educadas, provenientes de famílias de classe média e alta, bem constituídas, não cairia na armadilha suicida de um líder perturbado do ponto de vista mental. Infelizmente, isso já aconteceu, como resultado do poder psicológico exercido pela seita e da dominância de um líder doentio.

O local é tudo

Todas as seitas procuram manter locais definidos de reunião para a realização de suas atividades. Mesmo quando há subgrupos espalhados, seus locais de encontro exibem uma aparência notavelmente uniforme. Esse fenômeno também pode ser observado na aparência uniforme das igrejas das religiões dominantes, mesmo que estejam em diferentes cidades e, às vezes, em diferentes países. Da mesma forma, os templos Hare Krishna e os ashrams da Missão da Divina Luz mantêm uma uniformidade reconfortante que transmite continuidade e certeza, e que se expressa independentemente da localização geográfica. Quando uma seita tem muitas ramificações em um país ou ao redor do mundo, é mais difícil que ela descambe para práticas assassinas. O que mantém o grupo vivo e funcionante é o contato com outras culturas e a dispersão da autoridade, ambos os fatores servindo para contrabalançar as forças regressivas presentes na seita.

Entretanto, quando o grupo se isola fisicamente, é bom ter cuidado. Esse isolamento dá espaço aos líderes aberrantes e seus ensinamentos. A seita de Jim Jones era relativamente inofensiva enquanto se reunia de modo regular em um auditório adaptado, na Geary Street, em São Francisco. No entanto, ela se tornou muito mais do que isso quando seus membros se isolaram em uma área muito diferente, na selva da Guiana. Da mesma forma, quando os membros do Ramo Davidiano fixaram residência perto de Waco, no Texas, onde haviam comprado 77 acres de terras há alguns anos, não foi somente o endereço da seita que mudou. O grupo Portal do Paraíso não era perigoso quando se reunia em um hotel na costa do Oregon, mas quando se mudou para um local isolado no sul da Califórnia, seus membros estavam prontos para a morte e para a transfiguração.

Tesouros terrenos

Em seus locais de encontro, sejam eles isolados ou não, as seitas impõem aos seus membros normas e regulamentos rígidos. Muitas dessas regras são calculadas para incentivar atividades de coleta de fundos. O dinheiro, um bem aparentemente tão sem importância na vida espiritual da seita, é, na verdade, essencial, pois é necessário para conduzir as operações rotineiras. Os membros das seitas podem ser explorados, trabalhando sem remuneração para o grupo, ou podem ter sua renda expropriada para benefício da seita e do seu líder. Em vários casos, os líderes – em geral dispensados de obedecerem às regras impostas aos membros da seita – vivem na opulência, enquanto os adeptos aprendem a viver apenas com o básico. Os seguidores do Bhagwan Rajneesh, da Fundação Osho Internacional, presentearam seu líder com uma frota de mais de cem automóveis Rolls Royce, para que ele fizesse seus passeios diários. David Koresh tinha sua própria suíte privativa, com equipamentos eletrônicos, televisão e ar-condicionado, enquanto os outros davidianos viviam em comunidade, em instalações onde os banheiros e a água corrente eram abaixo do padrão desejável. O líder, graças à sua conexão divina, fica isento das restrições mundanas e dos esforços impostos aos membros da seita. Os prazeres excessivos concedidos a ele são apenas uma metáfora terrena da recompensa espiritual que aguarda os adeptos.

Em troca dos bens materiais e do conforto deste mundo, os membros da seita têm a promessa da salvação e da cura. Muitos apreciam mesmo a recompensa altruística de uma vida modesta. Com a promessa do que terão no além, muitos se dizem felizes, satisfeitos e realizados do ponto de vista espiritual. Voltados para o grupo e para os seus ideais, os membros mais comprometidos acabam acreditando que suas próprias dificuldades são insignificantes e devem ser ignoradas.

Caminho para o apocalipse

As seitas assassinas não surgem de uma hora para outra, elas são forjadas com o tempo. Os líderes em geral são psicopatas, psicóticos ou ambos. À medida que se afundam na loucura, levam consigo seus seguidores. Os líderes doentios costumam reunir um grupo de adeptos inicialmente benigno e transformá-lo, de forma gradual, em seguidores de uma visão fatal de autorrealização na qual, ao menos para eles, o apocalipse final irá ocorrer ainda dentro do período de vida do grupo.

Como um grupo ou seita se transforma em uma máquina assassina? As seitas, assim como as pessoas, podem adoecer e morrer? Existe alguma forma de identificar uma seita que começa a mostrar sinais de transformação assassina?

Para fins de discussão, as seitas podem ser divididas em duas categorias: as não aberrantes (saudáveis) e as aberrantes (doentias). Essa divisão é arbitrária porque, por definição, uma seita é um grupo que se desviou da sociedade em geral. Além disso, a ideia de que qualquer coisa possa ser dividida em cestos onde se colocam os sadios e os doentes é mera ficção. Os psiquiatras gostam de dizer que não existem indivíduos "normais". Como, então, poderia existir essa classificação para um grupo de pessoas? Apesar disso, o uso da dicotomia saudável-doente pode nos ajudar a compreender algumas das diferenças fundamentais entre as seitas e nos possibilita identificar aquelas que, em potencial, estão destinadas a ter problemas.

A seita teoricamente saudável tem um estilo de liderança menos autoritário e mais benevolente que a seita doentia. Práticas humanitárias e caritativas são incentivadas e se harmonizam com os ideais abraçados pela seita. Os membros se sentem mais ligados aos ideais da seita do que à figura do líder. Esse tipo de seita saudável mantém abertos os canais de comunicação com a sociedade em geral. A honestidade, a sinceridade e a benevolência caracterizam as relações entre os membros e entre eles e o mundo exterior. A seita não está em guerra com a comunidade externa ou com o país, e seus membros não adotam uma atitude defensiva. A mensagem espiritual da seita é universal, não idiossincrática. Seus membros buscam, e possivelmente encontram, a paz espiritual e a autorrealização. Genuinamente felizes com suas vidas, não precisam ser coagidos a permanecer no grupo, tendo a liberdade de deixar a seita quando assim o decidirem. Esse tipo de seita serve para investir cada um de seus membros de poder pessoal, facilitando sua jornada em busca da revelação espiritual. A seita saudável canaliza os sonhos de homens bons e os atos de homens maus para finalidades construtivas.

As seitas adoecem quando seus líderes se tornam perturbados ou mentalmente doentes. Os piores problemas costumam vir à tona porque um líder perturbado ou doente acaba atraindo adeptos igualmente disfuncionais. Jim Jones, do Templo do Povo, aliciava muitas pessoas carentes do ponto de vista psicológico, social e econômico. Esses membros tinham necessidades pessoais tão profundas que era relativamente fácil para eles entregar sua vida – e, em aguns casos, sua morte – nas mãos de um líder perturbado.

Uma seita pode se manter doente de maneira crônica sem evoluir para uma patologia terminal. Algumas permanecem sempre nessa condição doentia. A liderança de uma seita doentia é autoritária e rígida. O sistema de valores desse tipo de seita, escondido sob uma capa de idealismo, é orientado pela busca do líder por poder, dinheiro e sexo. Em vez de buscar o enriquecimento espiritual de seus seguidores por meio de práticas humanitárias e caritativas, a seita demonstra, ao observador astuto, que essas práticas são apenas superficialmente conduzidas, e que o líder só tem por objetivo seu próprio engrandecimento. Nesse tipo de seita, a mensagem espiritual é assustadoramente apocalíptica e promete benefícios especiais apenas às pessoas que são e que continuam sendo membros da seita. Essas pessoas são exploradas e não instruídas. São sujeitas à lavagem cerebral, e as informações que entram e saem da seita são censuradas. Escudos protetores rígidos escondem os segredos da seita do mundo exterior. Os membros encontram-se sob um regime de terror psicológico imposto pela mente doentia do líder, e a seita costuma se armar para a batalha final. Os sonhos dos homens bons e os atos dos homens maus são inflamados e canalizados para os fins espúrios do perturbado líder da seita.

MOVE foi uma seita da Filadélfia que pregava uma mistura mal definida de primitivismo e anarquia. Armados e perigosos, seus membros mantiveram péssimas relações com os vizinhos da cidade e com as autoridades locais durante vários anos na década de 1980. Em um trágico confronto final, em 1985, a prefeitura decidiu tentar desalojar os membros da seita de seu gueto cercado. A polícia usou, sem sucesso, milhares de galões de água, atirados com mangueiras de alta pressão, e 7 mil cargas de munição. Foi então decidido que a polícia precisaria "neutralizar" o *bunker*, localizado no alto do prédio. Um helicóptero deixou cair uma bomba contendo explosivo. O incêndio que irrompeu destruiu 61 casas da vizinhança e deixou 250 famílias desabrigadas. No confronto, 11 membros da MOVE foram mortos, inclusive quatro crianças.

A história de duas seitas assassinas

Para que uma seita chegue ao ponto de assassinar seus próprios membros, como ocorreu no Templo do Povo e no Ramo Davidiano, o líder precisa se tornar doente e perturbado ao extremo. Jim Jones pregava, repetidas vezes, um final apocalíptico para seus seguidores, nas mãos do FBI, da CIA, da Ku Klux Klan e em razão de uma guerra nuclear. Por isso, exigia que os adeptos praticassem o ritual da "noite branca" – suicídio coletivo por envenenamento. Próximo ao momento em que esse desfecho se concretizou, Jones já não conseguia separar a realidade da fantasia. Ele acreditava ser a reencarnação de Cristo, de Lênin e de outros personagens históricos. David Koresh também falava repetidas vezes sobre um final apocalíptico do seu ministério, referindo-se de modo específico aos sete selos da profecia de Deus sobre o advento do Apocalipse. No julgamento dos membros do Ramo Davidiano, houve testemunhas oculares que relataram que a seita também havia ensaiado e se preparado para o suicídio em massa.

A falta de compreensão sobre vários fatores importantes relativos às seitas assassinas contribuiu para o terrível desfecho dos seguidores de Jim Jones e de David Koresh. O poder da profecia apocalíptica não foi avaliado de forma correta, tampouco o fato de um grupo se tornar ainda mais unido quando acredita estar ameaçado de perseguição. A coesão da seita em situação de conflito deveria ter sido esperada, bem como a paranoia que acompanha e faz parte da atitude de temor defensivo. Além disso, a atitude de desconfiança, o isolamento e a percepção da realidade como "nós contra eles" confirmam a profecia de destruição inevitável. Basta apenas que aconteça um evento desencadeante.

Relatos sobre possíveis atividades secretas do Tempo do Povo – grandes compras de armas de fogo, abusos cometidos contra membros da seita, membros mantidos em cativeiro – levaram o deputado norte-americano Leo Ryan e um grupo de jornalistas à Guiana para uma investigação. Jim Jones encarou a chegada do deputado Ryan e de seu grupo como uma confirmação de sua crença de que o Templo do Povo estava prestes a ser atacado pelas forças do governo dos Estados Unidos. Os membros da seita mataram Ryan e dois jornalistas e feriram 16 outras pessoas na pista de pouso de Jonestown. Quando Jones soube do ocorrido, ativou o procedimento de suicídio coletivo.

O estoque de armamento sofisticado havia começado no Rancho Apocalipse muito antes de os agentes federais se aproximarem dos portões. Incentivado por expectativas paranoicas de um final apocalíptico, Koresh ordenou a prática de exercícios militares simulados e a construção de abrigos. Quando os agentes federais tentaram forçar a entrada no Rancho Apocalipse para confiscar as armas, esse evento desencadeou o cumprimento da profecia de destruição apocalíptica.

Tanto Koresh quanto Jones haviam se declarado Deus. Quando um líder de seita faz esse tipo de declaração, isso é um sinal de grave transtorno mental. Deuses não precisam obedecer às regras impostas a meros mortais. Assim, Koresh e Jones tinham vários parceiros sexuais entre os membros da seita. Segundo consta, Koresh teria feito sexo com várias meninas, algumas de 12 anos de idade. Supostamente, boa parte das crianças pequenas que viviam no complexo eram seus filhos; 12 das 17 que morreram, segundo um relato. Jones aparentemente mantinha relações sexuais tanto com homens quanto com mulheres da seita. E ambos os líderes mantinham relações sexuais com as esposas de alguns membros. Eles destruíam os laços familiares existentes para que não houvessem outros grupos competindo dentro da seita. Jones ordenava que alguns casamentos fossem desfeitos e arranjava novas uniões. Com frequência, ele mandava que os membros da seita se abstivessem de sexo, considerado um mal, exceto quando era ele quem o praticava. Segundo relatos sobre o Rancho Apocalipse, Koresh tomava para si, à sua vontade, qualquer mulher que lhe despertasse interesse, enquanto os demais homens da seita viviam um "celibato angustiante". Em outras palavras, em ambas as seitas, o sexo era usado, assim como vários outros métodos, para manter os adeptos sob controle.

As atividades sexuais eram parte integrante da gradual e generalizada regressão da seita e de seus membros em direção a formas primitivas de pensar e agir. Em ambos os casos, esses sinais de regressão estavam presentes de forma clara. Em 1987, Koresh foi acusado de tentativa de assassinato de um líder que competia com ele dentro da seita, mas foi inocentado. Jim Jones se envolvera em um processo de paternidade movido por um dos membros da seita e já havia sido preso por ter feito investidas sexuais contra uma oficial de polícia disfarçada em um cinema de filmes pornográficos.

À medida que o líder se torna cada vez mais tirânico, exigindo obediência a ele mesmo e não às ideias da seita, começam a ocorrer episódios de conflito com a lei. A desconfiança e a paranoia crescem. Surgem barricadas. Na Guiana, guardas armados patrulhavam a comunidade do Templo do Povo. O acesso ao Rancho Apocalipse, em Waco, também era cuidadosamente controlado. A paranoia se transforma em fiscalização dos membros do grupo à procura de qualquer sinal de traição. A espionagem era uma prática disseminada tanto em Waco quanto na Guiana. Jim Jones exigia que seus seguidores assinassem bilhetes suicidas sem data, que seriam usados como parte do disfarce, caso ele precisasse, um dia, eliminá-los.

No interior das comunidades, a violência se multiplica. As crianças eram espancadas com mais frequência e de modo mais violento. Nos últimos dias da seita de Jim Jones, por ordens dele, crianças pequenas eram amarradas por cordas e mergulhadas em poços profundos por qualquer mínima infração às regras. As crianças são um grave problema para os líderes de seitas. Embora sejam vistas como aqueles que perpetuarão a seita, também são fardos, na visão dos líderes "doentes". Elas demandam tempo e esforço consideráveis, não trazem dinheiro e distraem a atenção que deveria ser dedicada ao líder. Crianças rebeldes podem questionar a autoridade do líder mesmo muito tempo depois de os adultos já não a questionarem mais. Além disso, em tempos de crise, elas reagem ao estresse com comportamentos extrovertidos e tumultuosos. Um dos motivos para a destruição dos laços familiares é tornar as crianças vulneráveis e, assim, criá-las dentro da comunidade, de modo que só obedeçam ao grupo.

Nas fases finais, Jones e Koresh faziam sermões e preleções intermináveis. Os membros eram levados à exaustão pelas exortações inflamadas e incoerentes dos líderes para que se preparassem para o Apocalipse. Jones passava seis horas por dia, em média, no alto-falante, chamando a atenção de todos para os "fascistas" que estavam para chegar. Koresh chamava atenção para os agentes federais, que certamente voltariam a atacar, comprovando sua profecia sobre o desfecho cósmico.

Com a deterioração do quadro mental do líder, a paranoia e a atitude de defesa se acentuam. Os membros da seita precisam trabalhar até a exaustão para prover a dieta de subsistência. Mais uma vez, são privados de sono, agora pelas preleções intermináveis. A mera ideia de fuga se desenha como algo impossível. Ninguém conseguia escapar ao som da voz de Jones, amplificada pelos alto-falantes, na Guiana, dizendo que, embora todos devessem morrer, logo viria a ressurreição e eles teriam todas as condições de ficar juntos, sem serem caçados, perseguidos e dispersados como aqui na Terra. Em Waco, Koresh decidia quem podia sair e quem deveria ficar. Durante as primeiras quatro semanas do cerco, 34 membros da seita, inclusive 21 crianças, saíram de forma voluntária. Mas, nas últimas duas semanas, ninguém mais teve permissão para sair. Mais tarde, depois de tudo acabado, o FBI acredita ter encontrado evidências de que 20 davidianos que teriam tentado sair haviam sido mortos a tiros como um alerta para os demais.

Os membros de seitas que talvez tenham vontade de sair travam uma batalha com eles mesmos. A ansiedade e o medo que se instalam nessas pessoas são negados, desviados contra outros membros, percebidos, com desconfiança, como possíveis desertores. A imagem do líder todo-poderoso e onisciente é preservada por meio de atos cada vez mais frequentes de devoção e submissão. Os membros do grupo muitas vezes projetam sua raiva e seu desapontamento com o líder no mundo exterior, aumentando sua própria paranoia. Essas defesas psicológicas paradoxalmente os levam a confiar ainda mais no líder. Embora o rei esteja nu, nenhum dos súditos é psicologicamente capaz de admiti-lo.

Nas últimas semanas, a perspectiva da morte pode ser bem-vinda para os membros da seita, já que sua vida se tornou tão miserável. Privados de alimento e de sono, trabalhando em turnos extenuantes, sem tempo para relaxar ou mesmo para um descanso espiritual, podem ser levados a acreditar que o descanso eterno é desejável. Eles temem a ira do seu líder, agora perturbado, e a punição certa que virá se descumprirem suas instruções. Isolados do restante do mundo e de seus antigos laços familiares, praticamente não resistem à perspectiva do suicídio coletivo. Deborah Leighton, confidente de Jim Jones na Guiana, conseguiu escapar do Templo do Povo, mas explicou que, nos últimos dias da comunidade, "surgiu o conceito de um suicídio coletivo pelo socialismo. Como nossa vida já estava totalmente deteriorada e tínhamos muito medo de contradizer o reverendo Jones, esse conceito não foi questionado".

Próximo ao final, a mente dos membros da seita está totalmente sob o controle tirânico do líder. Eles se tornaram dependentes e já deixaram de pensar por si mesmos há muito tempo. Quando soa a chamada para a morte, a maioria caminha resoluta para encará-la, seja por envenenamento, por fogo ou por fuzilamento, perpetrados por eles mesmos ou por outras pessoas. O Apocalipse chegou.

O líder letal: por dentro da mente transtornada

Ao longo da história da humanidade, líderes assassinos conduzem seus seguidores à destruição. Em nossa era, Adolf Hitler, usando seu carisma, arrastou o país inteiro na busca fanática da supremacia ariana. No processo, ele mergulhou o mundo em uma guerra e comandou o assassinato de milhões de inocentes. Joseph Stalin, cujo império foi mais tarde rotulado por seu sucessor, Nikita Krushchev, como "culto da personalidade", assassinou mais de 20 milhões de seus concidadãos. Jim Jones e David Koresh conduziram seus seguidores ao assassinato e ao suicídio. O domínio de Charles Manson sobre sua "família" resultou no espancamento e na morte a tiros de sete pessoas. O país ficou perplexo ao ver que os jovens – moças e rapazes – do grupo de Manson eram capazes de matar repetidas vezes ao seu comando. Líderes de seitas que causam a morte de pessoas já foram considerados psicopatas, psicóticos ou, na melhor hipótese, personalidades *borderline*. É provável que os líderes assassinos que mencionamos tenham manifestado todos esses quadros em vários momentos (ver Tabela 10-1) ou todos ao mesmo tempo, especialmente à medida que o fim se aproximava.

É difícil fazer um diagnóstico preciso, porque a maioria dos líderes de seitas nunca passou por exame psiquiátrico. As dificuldades do diagnóstico correto são agravadas pelas circunstâncias especiais nas quais essas aberrações mentais ocorreram. Mesmo as pessoas de fora podem avaliar quanto a mente é submetida a efeitos deletérios quando alguém passa por situações de nível extremo de estresse.

Quando os líderes de seitas são isolados das influências normatizantes de outras comunidades, ficam sujeitos à validação mútua, entre eles mesmos e seus seguidores. A concepção megalômana que o líder tem de si mesmo, seus medos, sua paranoia e o senso de uma visão apocalíptica que aguarda para se concretizar são todos devolvidos a ele como em um espelho, distorcendo ainda mais

TABELA 10-1 Características psicológicas típicas dos líderes de seitas assassinas

- Transtorno mental
- Complexo de divindade (Cristo)
- Desvios sexuais/exploração
- Crenças de perseguição
- Defesas psicológicas primitivas (cisão, projeção, negação, regressão sob estresse)
- Carismático
- Visão apocalíptica (suicídio)
- Atrai adeptos disfuncionais
- Busca por isolamento e controle
- História de abusos na infância
- Materialista

seus processos mentais. Quando a seita é colocada sob cerco de fato, como ocorreu com o Ramo Davidiano em Waco, fatos e fantasias começam a se misturar. Todos os processos mentais aberrantes são acentuados. Ao se aproximar o fim, o comportamento de Koresh se tornou mais errático. Ele dormia até o meio da tarde, enquanto os membros da seita trabalhavam. À noite, quando todos estavam exaustos e queriam dormir, ele corria pelos dormitórios badalando bem alto um sino que marcava o início de verdadeiras maratonas de estudo da Bíblia. Durante essas sessões, Koresh fazia, com frequência, um discurso sem sentido. É possível que, fora dessa panela de pressão cataclísmica, o líder pareça bastante normal e apresente um comportamento racional ante outras pessoas.

Os líderes psicóticos apagam os limites entre a realidade e a fantasia. Têm ideias grandiosas sobre eles mesmos, crenças de perseguição e a convicção de que o fim do mundo está próximo. O homem cujo nome de batismo era Vernon Howell combinou os nomes de dois reis bíblicos e, como David Koresh, declarou ser a encarnação "pecaminosa" de Jesus Cristo. Vernon Howell havia sofrido abusos na infância, fora um carpinteiro itinerante e tentara ser um astro do *rock*. David Koresh era diferente. Estava convencido de que podia abrir o sétimo selo do livro que Deus segura na mão direita, conforme descrito no Livro das Revelações, que profetiza todas as calamidades que teriam lugar antes do Apocalipse. Ao ser preso, Charles Manson insistiu em ser fichado como "Charles Manson, vulgo Jesus Cristo, Deus".

O problema que se cria para a pessoa que se identifica com Jesus Cristo é que ele ou ela precisa morrer para que possa haver a ressurreição. Quando as autoridades confrontam um líder psicótico que alega esse tipo de divindade, deveriam se lembrar desse problema potencial e recuar para acalmar os delírios paranoicos e megalômanos. Reduzir o grau de intimidação e retirar a crise do centro das atenções são medidas úteis quando se lida com alguém que tem uma identificação tão óbvia com a divindade.

Os líderes psicopatas de seitas que não sejam psicóticos nunca poderão alcançar esse nível (ou profundidade) de delírio. Durante todo o período em que estão no comando, eles mantêm a noção básica da realidade. Sua liderança se baseia no autoengrandecimento, na exploração dos adeptos e no acúmulo de riqueza e de poder e em favores sexuais. Se encurralados pelas autoridades, sem possibilidade de escapar, e percebendo que não sairão vivos, os líderes psicopatas podem escolher o suicídio de forma impulsiva, levando outros com eles.

Os líderes de seitas podem ter algumas características da personalidade *borderline* durante uma crise. Por exemplo:

- Tendência a dividir o mundo, as pessoas e eles mesmos em bons e maus
- Relações pessoais intensas, embora instáveis, que alternam entre extremos de idealização e de desvalorização
- Impulsividade no sexo, no uso do dinheiro e no abuso de drogas
- Súbitas mudanças de humor
- Raiva intensa e mal controlada
- Ameaças recorrentes de suicídio ou comportamento suicida
- Esforços repetidos para evitar o abandono real ou imaginário
- Incerteza sobre sua autoimagem ou identidade sexual
- Sob estresse, quebra temporária do vínculo com a realidade ou manifestações de pensamento paranoico transitório

Todos esses traços de personalidade se exacerbam quando o estresse psicológico cataclísmico se instala e se aproxima o fim da seita. Essas reações também são intensificadas pela psicologia da própria seita. A cisão bom-mau se dissemina. O mundo passa a ser dividido em "nós" e "eles". O exterior é visto como mau e ameaçador, enquanto o interior da seita é visto como bom e ameaçado. O reforço mútuo dessa visão pelo líder e por seus seguidores pode disparar sentimentos de hostilidade e agressão contra o mundo exterior. Hitler via os judeus como o mal e exigia seu extermínio. Seus seguidores não discordaram da tarefa que ele lhes deu. Jim Jones via como inimigos a CIA, o FBI e a Ku Klux Klan.

Charles Manson via nos negros a fonte do mal e da destruição. Ele esperava que seus assassinatos provocassem os negros e que estes iniciassem uma guerra racial, que traria o armagedom ou, como ele o chamava, o Helter Skelter. Manson e seus seguidores brancos seriam transformados em divindades e governariam a Terra quando os negros descobrissem que eram incapazes de governá-la. Para Charles Dederich, líder de Synanon, o governo e a imprensa representavam o império do mal. Para outras seitas religiosas, os inimigos são os pais biológicos ou adotivos de seus adeptos.

Líderes de seitas que têm transtornos mentais muitas vezes usam três mecanismos principais de defesa psicológica: 1) a cisão bom-mau; 2) a projeção; e 3) a identificação projetiva. Esses mecanismos são particularmente evidentes em pessoas com transtorno da personalidade *borderline*.

Na cisão bom-mau, o líder da seita desvaloriza e rejeita as partes "más" do mundo (e dele mesmo), idealizando e adotando as partes "boas". Jim Jones via sua seita como uma utopia socialista. Odiava as forças externas do mal que, segundo ele, iriam destruir aquela utopia. Para aqueles que dividem o mundo dessa forma, a consciência de uma parte odiada de si mesmo submerge e é *projetada* no mundo exterior. Na seita, esse mecanismo incentiva o líder a distanciar ainda mais seu grupo da sociedade. Essa projeção do "mau" e do "eu odiado" no mundo exterior também contribui para a atitude de desconfiança e de temor defensivo do grupo. Quando ficou claro para Jim Jones que a proteção das fronteiras de sua seita não mais poderia ser mantida, ele optou, de modo doentio, porém claro, por preservar a identidade espiritual da seita, apesar de não poder mais conservá-la na realidade – e escolheu o suicídio coletivo.

Entender a *identificação projetiva* também é crucial para decifrar os massacres do tipo ocorrido em Jonestown e Waco. A identificação projetiva é um mecanismo mental primitivo que passa por três fases:

1. A pessoa projeta (atribui a outrem) sentimentos interiores intoleráveis, mas ainda mantém um certo grau de consciência do que está sendo projetado.
2. A pessoa que projeta tenta controlar o indivíduo no qual os sentimentos intoleráveis foram projetados.
3. De maneira inconsciente, ao interagir com aquele indivíduo, a pessoa que projetou o leva a experimentar o que foi projetado nele.

O exemplo a seguir esclarece o processo:

John, que teme perder o controle de seus impulsos agressivos, é convencido a acompanhar alguns amigos em uma caçada. Enquanto caminha junto aos caçadores, John é tomado pelo medo de que eles virem as armas contra ele. Embora reconheça a relação com seus próprios temores do passado – de matar alguém caso tivesse uma arma e perdesse o controle momentaneamente –, John continua ansioso e com medo de ser morto. Ele tenta controlar os caçadores dissuadindo-os da caçada e sugerindo que todos voltem para casa mais cedo. Eles, notando a ansiedade de John, percebem seu medo de armas e também começam a ficar preocupados com sua própria segurança.

A identificação projetiva leva a uma profecia autorrealizada. Ao negar seus sentimentos e atribuí-los a outra pessoa, o indivíduo se comporta de tal maneira que provoca a mesma resposta nos demais. Assim, quando a hostilidade dessa pessoa com personalidade *borderline* é revidada, ela confirma suas ideias paranoicas originais.

Negociando com o demônio

O negociador que lida com uma crise em uma seita deve compreender o mecanismo de defesa de identificação projetiva. A falta de conhecimento sobre essa defesa pode favorecer as profecias apocalípticas autorrealizáveis do líder mentalmente transtornado. Considerando seu conhecimento sobre projeção, os profissionais da saúde mental podem ajudar os negociadores em situações de crise. É necessária uma janela crítica pela qual se possa perceber o estado mental do líder da seita. Se os sentimentos provocados no negociador pelo líder da seita puderem ser captados, examinados e adequadamente interpretados do ponto de vista psicológico – sem qualquer ação imediata –, será possível obter dados importantes sobre o estado mental do líder e continuar obtendo esses dados de forma contínua.

Por exemplo, o líder de uma seita, sob estresse devido a um confronto, pode ter seus sentimentos de impotência, medo e raiva acentuados. Embora consciente desses sentimentos ameaçadores, o líder pode não perceber de modo adequado sua origem e projetá-los no adversário. Os esforços do líder para controlar o adversário podem criar sentimentos semelhantes de impotência, medo e raiva no negociador. É preciso que tais sentimentos sejam decifrados e levados em conta antes que qualquer medida seja tomada. O que às vezes ocorre, no entanto, é que esses sentimentos se refletem nas autoridades, e estas desencadeiam um ataque que cumpre o objetivo das projeções do líder e suas fantasias apocalípticas.

Ninguém pode saber, com certeza, até que ponto esses mecanismos de cisão bom-mau, de projeção e identificação projetiva entraram em jogo nos assassinatos e no suicídio coletivo dos 82 membros do Ramo Davidiano. No entanto, é provável que tenham desempenhado um papel importante. Por exemplo, alegou-se que Koresh havia sofrido abusos na infância. Foram os relatos de seus abusos físicos e sexuais contra as crianças do Rancho Apocalipse que produziram um sentimento real de impotência nas autoridades. Elas perceberam a necessidade de agir, de modo ostensivo, para proteger as demais crianças. Talvez os abusos cada vez piores contra crianças perpetrados por Koresh tenham sido um sinal da crescente cisão bom-mau dentro dele e da projeção de seu lado mau sobre algumas das crianças.

O sentimento de frustração crescente das autoridades também foi agravado pelas promessas repetidas de Koresh de se render de forma pacífica, promessas que nunca cumpriu. Ele, e não as autoridades, parecia ter o controle da situação. Dentro do complexo, conforme o testemunho posterior de um membro da seita no julgamento dos davidianos sobreviventes, Koresh "mandava que as mulheres fizessem 50 peitorais, 50 abdominais e 50 flexões a cada duas horas... para nos tornar fortes, para barrar o exército norte-americano, os assírios, e impedi-los de nos estuprarem". É provável que Koresh visse os davidianos como tudo de bom e o mundo exterior como tudo de mau. Do ponto de vista psicológico de Koresh, o mal não se escondia em seu coração, mas sim nas mentes e nas intenções dos agentes do governo que o cercavam. Os membros da seita atiraram nos agentes federais porque "sabiam" que eles iriam matá-los. Esses seguidores não entendiam que estavam estocando armas destinadas a matar outras pessoas porque Koresh havia projetado seus próprios medos, seu ódio e sua raiva (assim como os sentimentos dos seus seguidores) sobre o mundo exterior. Koresh projetou esses terríveis sentimentos sobre o FBI e depois tentou controlar seus agentes e a probabilidade de retaliação contra ele e seus seguidores.

Por fim, segundo um porta-voz do FBI, "o que houve foi simplesmente um acúmulo de frustrações: as negociações não chegavam a parte alguma, eles estavam convencidos de que Koresh estava ganhando tempo e torcendo por um confronto". Até que ponto essa opinião reflete uma avaliação correta dos pensamentos de David Koresh? É possível que a decisão de atacar o complexo tenha sido provocada por sentimentos transmitidos por Koresh em seu estado mental alterado e que esses sentimentos não tenham sido bem avaliados do ponto de vista psicológico?

Em ambos os casos, com Jim Jones ou com David Koresh, os representantes do governo cometeram um erro grosseiro de interpretação das forças psicológicas que operavam no âmago dessas seitas e nas mentes de seus líderes. As autoridades não compreenderam a atitude defensiva ou a intenção suicida das seitas. Não parecem ter conseguido avaliar ou decifrar mecanismos como a cisão bom-mau, a projeção e a identificação projetiva. O resultado foi que, 15 anos depois que o deputado Leo Ryan pisou na Guiana e desencadeou, sem saber, o fim apocalíptico para mais de 900 seguidores de Jim Jones, as autoridades do governo repetiram o erro em um primeiro assalto a Waco, no qual quatro agentes federais foram mortos. Depois disso, o destino apocalíptico inflamado dos membros do Ramo Davidiano estava selado – foi o que se viu na televisão.

Durante os 51 dias de cerco, a Unidade de Ciência Comportamental do FBI compôs um perfil psicológico de David Koresh. Em um memorando detalhado, os especialistas em comportamento concluíram que havia uma alta probabilidade de o líder da seita cometer suicídio se fosse atacado de forma direta pelo FBI. Apesar disso, os agentes que conduziam as negociações no local teriam ficado impacientes e negligenciado a orientação de seus próprios especialistas em ciência comportamental. Quando as forças do governo atacaram, ocorreu o apocalipse que Koresh teria desejado – transmitido ao vivo pela televisão. A futilidade e a loucura do uso de técnicas de intimidação e do posterior ataque frontal a um mártir potencial que nutria uma visão apocalíptica já deveriam ter ficado claras para as autoridades, mas parece que não foi o caso.

Apagado o incêndio, um psiquiatra especializado que integrou a junta de análise da estratégia de cerco do governo discordou do que havia sido feito para "resolver" a crise. Ele criticou o FBI por usar táticas de pressão e gás lacrimogêneo, que podem ter forçado Koresh a concretizar seu plano de suicídio coletivo. No futuro, espera-se que negociadores em situações semelhantes – e haverá outras situações semelhantes – usem o conhecimento de psicologia disponível sobre os líderes de seitas e seus seguidores para evitar serem os executores involuntários de seus desejos de morte.

A análise da mente de um líder de seita tem suas limitações. Eles não podem passar por exames psiquiátricos no momento da crise. Além disso, suas personalidades são muito variadas, em particular quanto à motivação e ao grau de aberração mental. Diferenças étnicas e culturais, quando presentes, também podem complicar a análise psicológica. Além disso, os psiquiatras não podem fazer uma distinção clara entre experiências místicas, como as relatadas pelos líderes de seitas, e estados de confusão mental. No entanto, quando um desses líderes se torna psicótico, há um razoável grau de certeza de que o resultado será trágico.

Os psiquiatras forenses e as seitas

Há vários tipos de processos relativos a seitas e a seus membros nos quais os psiquiatras forenses podem se envolver e, de fato, se envolvem. Por exemplo, o psiquiatra forense pode testemunhar em processos de suposta fraude, encarceramento ilícito ou sofrimento emocional infligido de modo intencional. A nossa tarefa é tentar resolver as seguintes questões: O trauma emocional relatado teria sido causado pelas experiências vividas na seita ou poderia ser relacionado a outra causa? O trauma emocional já existia antes de a pessoa aderir à seita? O trauma foi exacerbado pela adesão? Qual é a extensão do dano psicológico incorrido?

Todas as intervenções psiquiátricas que envolvem avaliação ou tratamento não solicitado de um membro de seita enfrentam dilemas legais e éticos espinhosos. Alguns psiquiatras que testemunharam negando a aptidão mental de um membro de seita ou contra a própria seita sofreram processos na justiça civil e até mesmo ameaças de violência física. Nunca se deve tentar examinar um membro de seita à revelia, sem uma consulta prévia com psiquiatras e advogados experientes em lidar com seitas.

O psiquiatra forense também pode ajudar em incidentes que envolvam seitas durante uma crise ou um confronto em andamento. A maioria dos psiquiatras forenses tem conhecimento e experiência com a relação sempre sombria entre doença mental e violência. Os psiquiatras não têm a capacidade de prever a violência com exatidão, mas, em conjunto com outros especialistas em saúde mental, os psiquiatras forenses às vezes são chamados a avaliar o risco de atos violentos.

Os profissionais da saúde mental podem prestar consultoria a negociadores, geralmente em situações em que existam reféns, seja em um sequestro doméstico ou em um ato terrorista. Um papel muito importante desses profissionais é no tratamento e no controle dos indivíduos que sofreram trauma psicológico por atos terroristas.

Al-Qaeda e a mente do soldado da Jihad

Os psiquiatras e outros especialistas em saúde mental não podem prestar o mesmo tipo de consultoria quando se trata de grupos terroristas como a al-Qaeda. Como já foi mencionado, o perfil psicológico de terroristas é pouco confiável. Psiquiatras e psicólogos já tomaram parte em interrogatórios de terroristas capturados, mas esse é um papel bastante controverso. É antinatural e antiético para um psiquiatra participar de uma sessão de tortura de detentos para fins de interrogatório. Já houve psiquiatras e psicólogos que atuaram como consultores de interrogadores, mas não há uma linha clara que separe a consultoria da participação.

Seria a al-Qaeda, cujo nome significa "A Base", uma seita assassina? À primeira vista, parece haver semelhanças entre ela e as seitas assassinas discutidas anteriormente. Por exemplo, Osama bin Laden é um líder carismático, sendo considerado por muitos no mundo islâmico como sendo o *Mahdi*, o mensageiro messiânico desaparecido e há muito esperado, o valente guerreiro do apocalipse. Assim como as seitas assassinas, alguns membros do grupo de bin Laden e de outros grupos da al-Qaeda vivem isolados, escondidos de seus inimigos. A exemplo das seitas assassinas, a al-Qaeda adota uma ética mortal, mas suas razões estão na revolução islâmica. A marca registrada desses grupos é o homem-bomba. O terrorista se sente irado, humilhado e acossado pelos "cruzados" que ocupam os territórios árabes. Um eminente imame saudita emitiu um *fatwa*, ou decreto religioso, concedendo a bin Laden e a outros terroristas islâmicos permissão para usar armas nucleares e matar 10 milhões de norte-americanos. A visão de bin Laden não é a de um apocalipse autodestrutivo, mas a de um armagedom nuclear lançado sobre os Estados Unidos. Sua visão inclui uma revolução islâmica mundial feita na ponta da espada sempre que não houver conversão voluntária ao islã.

A dicotomia muçulmano-infiel é um exemplo clássico de cisão bom-mau. Esse é o mecanismo psicológico que permite demonizar os "infiéis", ou seja, as pessoas de outras religiões. A cisão bom-mau é endêmica à condição humana, mas é levada a extremos pelas seitas assassinas e pelas organizações terroristas. Existem, no entanto, poucas semelhanças entre a al-Qaeda e seitas assassinas como o Templo do Povo e o Ramo Davidiano. A al-Qaeda é governada por um conselho de líderes, e as grandes decisões tomadas por esse conselho são aprovadas por bin Laden. Sabe-se que há um segundo homem no comando, Ayman al-Zawahiri, um cirurgião egípcio. Ao contrário das seitas assassinas, cujos membros estão presos sob as ideias delirantes (e o controle) de um líder mentalmente perturbado, a al-Qaeda tem uma infraestrutura de governança bem clara, baseada em células organizadas para fins bem definidos e que incluem serviços de logística, arrecadação de fundos e um sofisticado sistema de gestão midiática. O lançamento de um único homem-bomba exige vários níveis de coordenação, por exemplo, um intendente que obtém explosivos e outros materiais (pregos, engrenagens, porcas e parafusos), um técnico para fabricar a bomba, um grupo de reconhecimento do terreno e alguém que identifique o alvo específico. Antes da operação, uma escolta esconde o homem-bomba em um local seguro, longe da família e dos amigos, providencia a filmagem de um vídeo sobre o martírio do homem-bomba para fins de propaganda e aliciamento (e para que o mártir não desista) e, por fim, coloca o homem-bomba o mais próximo possível do alvo.

A infraestrutura administrativa é muito sofisticada; a al-Qaeda é gerenciada de modo muito semelhante a uma grande empresa multinacional cujas atividades se estendem por vários países. Em vez de fabricar produtos, ela planeja exportar a revolução islâmica e a morte. É inovadora, resistente e determinada. As baixas são substituídas por um fluxo aparentemente interminável de leais e novos adeptos. A organização aprende com seus erros e se reinventa de forma permanente.

Outra diferença entre a al-Qaeda e as seitas assassinas pode ser observada na interação da primeira com o mundo exterior. Quase sempre, as seitas são microcomunidades isoladas que têm pouco contato com o mundo externo. A visão da seita tem a ver com defesa e sobrevivência. O recrutamento de novos membros já se encerrou há muito tempo quando o líder começa a se afundar na loucura e a seita começa a se desintegrar. Não resta nenhuma estrutura de liderança para contrabalançar a paranoia do líder e permitir a sobrevivência do grupo. A sólida organização da al-Qaeda desmente os desejos dos seus detratores, que acreditam que ela seja apenas uma seita assassina não convencional que mais cedo ou mais tarde caminhará para a autodestruição. Além disso, o estilo de liderança é diferente. Enquanto os líderes das seitas assassinas são quase sempre indivíduos marginalizados e desfavorecidos, os líderes da al-Qaeda têm um bom nível educacional e vêm das classes média e alta, muitas vezes de famílias ricas. Alguns dos sequestradores dos aviões do 11 de setembro também tinham essas origens. O próprio Osama bin Laden é um multimilionário. E apesar da crença contrária de muitos observadores externos, não há evidências de que bin Laden ou outros membros que ocupam posições de liderança na al-Qaeda sejam doentes mentais.

O que as pessoas do mundo ocidental e os cristãos têm mais dificuldade para compreender acerca dos terroristas islâmicos é a vontade, e até mesmo o desejo ardente, de morrer que esses indivíduos manifestam. Esse desejo, segundo nossa forma de pensar, é contrário ao instinto básico de sobrevivência do homem. No entanto, o homem-bomba não pensa assim. Ele (ou ela, em alguns casos) fica exultante por poder se engajar na Jihad de Alá contra os infiéis, pois a recompensa é muito boa – a graça eterna no jardim do paraíso de delícias sensuais. Nas palavras do aiatolá Ruhollah Khomeini, do Irã, "a alegria mais pura do islã é matar e morrer por Alá". O martírio é o único caminho certo que leva ao paraíso. As atitudes honradas, as boas ações e a devoção a Deus não garantem o ingresso no paraíso.

Pessoas que sobreviveram ao bombardeio suicida de um ônibus descrevem o terrorista caminhando para a morte com um sorriso nos lábios. Ele olha para os passageiros, sorri e, em seguida, detona a bomba. Na tradição islâmica xiita, essa atitude é conhecida como o "sorriso da alegria", que precede o martírio iminente e a entrada no paraíso. Em seu último registro, seu testamento, o líder do grupo de sequestradores do 11 de setembro, Mohammed Atta, usou a frase "O céu sorri, meu filho".

Fanatizados por sentimentos de injustiça, humilhação e ódio aos "cruzados" que ocuparam as terras sagradas árabes, os "guerreiros santos" aceitam o martírio em nome de Alá. Eles sabem que a morte é inevitável, é o destino de todos os homens, e decidem sacrificar suas vidas por amor a Alá e por sujeição à causa de Alá, expressão mais elevada de sua fé islâmica. O terrorista fundamentalista islâmico troca de bom grado alguns míseros anos a mais de vida na terra pela graça eterna no paraíso.

Quando se descobriu que os fracassados atentados com carros-bomba, na Inglaterra e em Glasgow, no verão de 2007, haviam sido praticados por terroristas islâmicos que eram médicos e estudantes de medicina, esse fato pareceu inconcebível para a mente ocidental. Como seria possível que médicos, cuja missão é salvar vidas, fossem empreender um assassinato em massa da população civil? O juramento de Hipócrates, pedra angular da ética médica, exige que os médicos cumpram a promessa de "Antes de tudo, não fazer mal". A contradição entre esse juramento e as tentativas de explosão de carros-bomba é uma charada para o homem ocidental.

Entretanto, diversos médicos se tornaram revolucionários com muitas mortes em seus currículos. Che Guevara era médico e revolucionário marxista. George Habash, pediatra, liderou a milícia conhecida como Frente Popular para a Libertação da Palestina. Radovan Karadzic, psiquiatra que escrevia poesia e livros infantis, liderou os sérvios da Bósnia e foi julgado responsável por crimes de "limpeza étnica" contra dezenas de milhares de muçulmanos. E, como já foi mencionado, o cirurgião Ayman al-Zawahiri é o segundo na linha de comando da al-Qaeda. Nenhum desses médicos terroristas tem qualquer evidência de doença mental declarada.

Embora os médicos islâmicos sejam devotos de uma ética humanitária, eles não estão imunes à radicalização e podem ser levados a servir Alá acima de qualquer outra causa. Um desses médicos terroristas poderia dizer que a adesão às leis de Deus supera toda e qualquer obediência à ética meramente humana.

Como sugere o exemplo dos médicos, não há um perfil psicológico confiável que identifique terroristas islâmicos ou homens-bomba. A descrição do trabalho de um terrorista poderia incluir um alerta de que a função é "muito exigente". O candidato a terrorista deve ser capaz de conceber, planejar e executar ordens muitas vezes bastante complexas. O homem-bomba é a bomba inteligente por excelência, e o terrorista deve ser capaz de controlar bem esse homem. Entretanto, seu compromisso de matar e morrer deve ser voltado apenas para a causa do islã. Os homens-bomba são, na maioria das vezes, jovens cheios de zelo e idealismo. Nas escolas, conhecidas como *madrassas*, mesmo as crianças pequenas já são educadas para se transformarem em homens-bomba. As mulheres e os homens mais idosos em geral não desempenham esse tipo de papel. A idade tempera o idealismo. As relações familiares – esposa, filhos, parentes – se tornam laços terrenos. Há exceções: homens de meia-idade, casados e até mesmo com filhos.

Não há dúvida de que a psicodinâmica individual desempenha um papel importante na escolha do terrorista islâmico. O Dr. Varnik D. Volkan, psiquiatra e psicanalista que estudou a psicologia dos homens-bomba, diz: "Os relatos mostram que as pessoas que selecionam candidatos a homens-bomba são *experts* em perceber quais deles possuem 'falhas' na identidade pessoal mais adequadas para serem preenchidas com elementos de identidade do grupo maior". Além disso, segundo o Dr. Volkan, o uso de "elementos emprestados, sancionados por Deus, [para substituir] o universo interior da pessoa a tornam onipotente e reforçam seu narcisismo individual".

Entretanto, é preciso cautela. Os psiquiatras não examinam nem fazem triagem de indivíduos para a função de homem-bomba. Isso seria abominável aos olhos de um guerreiro da Jihad. Tampouco são examinados por psiquiatras os homens-bomba que sobreviveram graças a um mau funcionamento dos detonadores – isso seria ainda mais abominável. Portanto, até que os profissionais da saúde mental tenham a oportunidade de examiná-los, haverá poucos fatos concretos acerca da psicologia individual dessas pessoas.

Eu gostaria de ouvir a opinião de meus colegas psiquiatras nascidos e criados em sociedades muçulmanas para saber mais sobre a mente do terrorista islâmico, um assunto que, como psiquiatra ocidental, escapa à minha compreensão. Os processos psicológicos da mente do terrorista islâmico têm imenso interesse para os profissionais da saúde mental. A história da humanidade mostra que não há nenhuma classe de pessoas, ricas ou pobres, educadas ou analfabetas, velhas ou jovens, que seja imune à radicalização capaz de lhes dar poder para matar em nome da causa de Deus. Ao longo da história, mulheres e homens bons e comuns, de várias religiões, cometeram crimes terríveis contra a humanidade, supostamente agindo em nome de Deus.

Organizações antisseitas

O surgimento das seitas foi contrabalançado, até certo ponto, pela criação das organizações antisseitas. Uma rede informal, original, composta por pais cujos filhos foram membros de seitas – a American Family Foundation (Fundação da Família Americana) – se tornou uma organização de destaque no combate às seitas e atua como centro de coordenação do movimento antisseita. Ela dissemina informações, coloca à disposição das famílias um sistema de apoio, conduz programas educativos e publica jornais e relatórios. Nos Estados Unidos, a Cult Hotline, o Jewish Board of Family and Children's Services e o Watchman Fellowship (grupo cristão) também fornecem informações atualizadas sobre seitas. Essas organizações em princípio apoiavam iniciativas de "desprogramação" de membros de seitas, mas essa prática vem declinando.

Às vezes, quando um de seus membros adere a uma seita, a família é tomada por um fanatismo contrário a ela. Essa atitude pode alienar ainda mais o membro da família que entrou para a seita, dificultando ou impedindo a comunicação com ele. Os sentimentos compreensivelmente radicais (mas desagregadores) da família precisam ser equilibrados para que se tornem mais produtivos. Esse objetivo pode ser alcançado com a ajuda de profissionais da saúde mental experientes e com o apoio dos grupos e fontes de informação recém-mencionados. Um importante problema no combate às seitas, nos Estados Unidos, é que a liberdade religiosa é garantida pela Primeira Emenda. Não importa quanto as práticas religiosas de uma seita pareçam inaceitáveis para a família de um de seus membros, essas práticas são consideradas legais. A única maneira de contestar uma seita dentro dos limites da lei é provar que ela usou métodos coercitivos de controle mental que reduziram a capacidade mental da vítima à condição de incapacidade aos olhos da lei.

Muitos profissionais da saúde mental têm um viés contrário a seitas. É compreensível, já que têm formação humanista, que favorece a autonomia e a liberdade individual. Além disso, esses profissionais, em geral, não entrevistam, e portanto não estão familiarizados com pessoas que tiveram experiências positivas com alguma seita. Ao contrário, comumente são encarregados do tratamento de membros atuais ou de ex-membros de seitas que apresentam transtornos mentais e de suas famílias, muitas vezes arrasadas e sob grande sofrimento psicológico.

É fato que algumas pessoas sofrem danos psicológicos em sua passagem por uma seita. E não há dúvida de que outras extraem benefícios, de vários tipos, de sua adesão a uma seita. As estatísticas sobre o fluxo de entrada e saída de pessoas nas seitas indicam que a maioria dos indivíduos que entram e depois saem de uma seita saem basicamente incólumes e levam adiante sua vida após um breve flerte com experimentos pessoais e sociais.

Apocalipse já: o futuro de um delírio

Existem hoje seitas assassinas apocalípticas em vários estágios de incubação. Em algum momento – mais cedo do que se pensa – uma nova seita assassina virá à tona de forma violenta. Seitas semelhantes às atuais, com suas mensagens apocalípticas, fazem parte da vida do homem há séculos ou milênios. Elas estarão sempre conosco, porque algumas pessoas sempre precisarão atribuir a outras pessoas seus impulsos mais obscuros, e depois terão de matar essas outras pessoas ou escapar delas pelo suicídio. No Japão, uma seita apocalíptica chamada Aum Shinrikyo, ou Verdade Suprema, praticou um ataque ao metrô de Tóquio usando um gás de efeito nervoso fatal. O gás, denominado Sarin, matou 12 passageiros e deixou outros 5.500 doentes. Shoko Asahara, guru do juízo final que liderava a seita da Verdade Suprema, disse que havia sido atacado pela CIA com gás venenoso. Asahara fez diversas profecias de que o fim do mundo estava próximo. Entre seus muitos inimigos estão listados os militares do Japão e dos Estados Unidos. Asahara e vários de seus principais discípulos foram presos e acusados de assassinato e tentativa de assassinato. Muitos deles, inclusive Asahara e o membro da seita que preparou o gás Sarin, foram julgados culpados e condenados à pena de morte.

Quando uma seita assassina se autodestrói, a violência não necessariamente termina. Em 19 de abril de 1995, no segundo aniversário do ataque das forças do governo que levou à morte os 82 davidianos em Waco, no Texas, o edifício público Alfred P. Murrah, em Oklahoma City, foi bombardeado. A polícia acredita que uma vingança contra o episódio de Waco foi a principal razão que levou Timothy McVeigh e seu comparsa a alvejarem o prédio onde funcionavam os escritórios da Agência Federal de Controle do Álcool, Tabaco e Armas de Fogo, além de uma creche. O bombardeio em Oklahoma City voltou a atenção das autoridades para o surgimento de milícias civis na sociedade norte-americana. Hoje, elas existem em quase todos os estados. Algumas, mais virulentas, têm características sinistras, semelhantes às de seitas assassinas, como a visão apocalíptica e um conceito irado e paranoico sobre o governo e sobre o mundo. Ao contrário da maioria das seitas, algumas milícias adotam posturas racistas e antissemitas.

O futuro do delírio do "apocalipse já" é uma calamidade autoanunciada tão horrível e tão aterrorizante quanto a que foi prevista para o armagedom no Livro das Revelações. As seitas assassinas apocalípticas e as organizações terroristas não nascem de uma hora para outra, elas evoluem, passando por vários estágios. Houve muitos avisos sobre os avanços determinados da al-Qaeda que culminaram na tragédia do 11 de setembro. Atentar para esses sinais de alerta é um dos possíveis meios de prevenção do poder destruidor das profecias apocalípticas.

11

Assassinos Sexuais em Série

Vidas em Troca de Orgasmos

> Embora nada seja mais fácil que denunciar um
> criminoso, nada é mais difícil que compreendê-lo.
>
> *Fiodor Mikhailovich Dostoievski*

Poucos transeuntes que circulavam pelas escadarias da biblioteca de Rostov notaram Andrei Romanovich Chikatilo, típico funcionário público russo, 44 anos, óculos, bem vestido, portando uma pasta e conversando de modo amigável com uma estudante de 17 anos, Larisa Tkachenko. Quando viajava a trabalho, o que acontecia várias vezes por ano, ele gostava de ler jornais e revistas literárias nas bibliotecas públicas das cidades por que passava. Larisa era uma bonita menina loura, órfã, natural da Moldavia, que nas férias da escola viera ajudar na colheita na fazenda estatal de Kirov, não muito distante de Rostov. Ela decidira descansar alguns dias em Rostov e esperava o ônibus que a levaria, junto com outras adolescentes, de volta à escola. Depois de conversarem por alguns minutos sobre futilidades, Chikatilo convidou-a para um passeio até uma área de lazer onde havia restaurantes, cafés e diversão. Ficou claro para os dois que eles tomariam um refrigerante e depois procurariam um local sossegado para fazer sexo. Larisa achava que Chikatilo era velho e inofensivo. Não imaginava quanta força ele tinha em seu corpo, escondido pelo austero sobretudo. Ela não se assustou quando ele a conduziu a uma área deserta, no centro do bosque. Larisa não sabia que aquele seria seu último dia de vida, nem Chikatilo sabia que seria o primeiro dia de sua vida futura, produto de uma monstruosa revelação.

Já na clareira, Chikatilo saltou sobre Larisa e, com seu corpo musculoso de mais de 1,80 m de altura, a dominou com facilidade. Ele rasgou todas as roupas da adolescente, inclusive as íntimas. A inútil tentativa de resistência de Larisa só contribuiu para excitá-lo ainda mais. A luta da jovem funcionava, para ele, como afrodisíaco. Seus gritos de terror, angustiados, soavam como um canto de sereia para Chikatilo, levando-o a um verdadeiro frenesi erótico. Tudo isso era bem diferente das relações sexuais sem graça, cansativas e banais que ele tinha com sua mulher na privacidade do lar. Larisa era uma presa a ser devorada, consumida. Para ele, ela já não era um ser humano com sentimentos e uma vida pela frente. Como uma besta selvagem, ele iria devorar sua vítima. Ela pertencia a ele, por completo. Ele poderia fazer o que quisesse com ela.

Os últimos esforços de Larisa foram em vão. Chikatilo abafou seus gritos enchendo a boca da jovem de terra. Em seguida, desferiu-lhe um violento soco na cabeça, que a deixou desacordada, e começou a estrangulá-la com a força animal da qual estava possuído naquele momento. À medida que o corpo de Larisa Tkachenko se batia e se contorcia, o poder exercido sobre ela excitava Chikatilo ainda mais. Ele experimentava fortes sensações sexuais, um grau de excitação que nunca havia alcançado durante uma relação sexual comum. Enquanto a vida da menina se esvaía, os sentimentos de poder e de excitação dele aumentavam. Em um momento de êxtase libertador, Chikatilo ejaculou sobre o corpo de Larisa, enquanto ela morria sob seu olhar. Em seguida, começou a atacar o corpo da menina com suas unhas e dentes, rasgando pedaços de carne. Com Larisa já morta, ele mordeu e arrancou um de seus mamilos.

Ao ver o corpo mutilado de Larisa Tkachenko esmagado sob seu peso, Chikatilo iniciou um ritual primitivo de aceitação. Tomou as roupas rasgadas da jovem e correu em volta do corpo, soltando gritos de prazer. Abriu os braços e deixou voar algumas das peças de roupa, que foram se prender no alto das árvores. Ele estava intoxicado de emoção. Esse total fracassado de meia-idade sentia que havia vingado e vencido todos os males e as humilhações que tinham sido infligidos a ele por Deus, pelo país, pela família e pelas mulheres que lhe haviam causado impotência. Ele flutuava no ar. Por um momento, ajoelhou-se diante do corpo profanado. Sentia-se muito poderoso, como se fosse um de seus heróis de guerra, que haviam combatido e matado os nazistas invasores da pátria. Naquele instante, sabia que Larisa havia sido sacrificada no altar de sua nova identidade. Ele já havia matado uma vez, mas não havia sido tão gratificante. Ele tinha fantasias, mas nunca as havia concretizado de maneira total. Agora, encontrara sua verdadeira identidade e sua vocação na vida: a partir daí, viria a ser um dos mais prolíficos e monstruosos assassinos sexuais em série de todos os tempos.

O ataque sexual e o assassinato de Larisa Tkachenko deram enorme ímpeto à realização das fantasias de Chikatilo. Durante anos, ele havia nutrido fantasias sádicas e assassinas, como um câncer em sua mente, sem saber exatamente aonde elas o levariam. Agora sabia. Quando matou pela primeira vez – Yelena Zakatovna, de 9 anos –, ele ficou terrivelmente chocado e jurou nunca mais repetir o feito. Mas dessa vez, com Larisa, não sentiu quase nada. Agora, poderia matar outras mulheres sem arrependimento.

Desde a infância, na escola, Chikatilo sabia que era diferente: um renegado que não conseguia se relacionar com facilidade com as outras crianças. Em seus primeiros relacionamentos fracassados com meninas, que foram motivo de chacota, ele sofreu de forma intensa do ponto de vista emocional. Mais tarde, casou-se, mas era impotente, e sua vida conjugal era bastante insatisfatória. Ele sentia uma atração crescente pelas crianças das classes em que lecionava. Enquanto isso, em seu outro emprego de funcionário anônimo de uma fábrica, era vítima de constantes abusos e humilhações.

Impotente com as mulheres, desprezado e ignorado por todos, ele só conseguia tolerar sua vida por meio de fantasias sexuais cada vez mais violentas. No início, para realizar tais fantasias, só precisava tocar suas vítimas. Mais tarde, passou a necessitar de um poder total sobre as meninas, torturando-as e matando-as. Chikatilo precisava que elas sofressem e era viciado nesse sofrimento, porque não se satisfazia com o sexo, mas com o ato de esfaquear o corpo de suas vítimas. Ele se masturbava sobre elas e depois tentava freneticamente empurrar seu esperma para dentro delas com as mãos.

Em suas paródias de paixão, Andrei Chikatilo chegou a matar e mutilar pelo menos 52 vítimas em 12 anos, até ser finalmente preso. Cada um desses assassinatos sexuais era mais horripilante e sádico que o anterior. Os policiais que o perseguiram e prenderam passaram a chamá-lo o "Estripador Vermelho", porque retalhava os corpos das vítimas e esfaqueava seus olhos, mutilando-as de um modo que passou a ser identificado como sua marca e "assinatura". Mais tarde, Chikatilo declarou publicamente: "O propósito da vida é deixarmos nossa marca neste mundo".

Chikatilo teve seu último apelo por clemência negado e foi levado da cela à sala de execuções por um corredor de paredes de pedra. Fizeram-no ajoelhar enquanto sua sentença era lida em voz alta. Em seguida, o executor sacou uma Makarov automática e disparou um único tiro contra a nuca do assassino. Ao contrário de suas vítimas, Andrei Romanovich Chikatilo morreu de forma rápida e sem sofrimento.

Como uma terrível epígrafe, Chikatilo serviu de modelo para Alexander Pichushkin, que confessou ter decidido matar 64 pessoas – uma para cada casa do tabuleiro de xadrez –, para ultrapassar sua marca. Ele foi condenado por 48 assassinatos e confessou 61.

Se os desejos fossem cavalos

Quando homens maus fazem o que homens bons sonham, os psiquiatras são chamados para explicar o porquê. O assassinato é o crime dos crimes. Ele inspira sentimentos extremos de repugnância, medo e fascínio relativos à violação do mandamento de Deus "não matarás". São intermináveis as representações de assassinato em músicas, livros, peças de teatro, filmes e videogames. Para muitos, essas representações são uma fonte inesgotável de prazer, excitação e terror.

Considerando as horríveis circunstâncias que cercam vários assassinatos, a primeira entrevista do psiquiatra forense inexperiente com um assassino costuma ser uma experiência assustadora. Isso porque o assassino em geral não é um monstro sanguinário, mas se apresenta como um ser humano calmo, razoavelmente cooperativo, um cidadão comum e, de modo incômodo, semelhante a qualquer um de nós – inclusive ao psiquiatra. A comparação entre esse cidadão comum e o monstro sanguinário se torna ainda mais enervante quando percebemos que a consciência dos homens bons é periodicamente assaltada por fantasias e sonhos de assassinato. Nas palavras de Theodore Reik, pioneiro da psicanálise, "Se os desejos fossem cavalos, eles puxariam os carros fúnebres de nossos amigos mais queridos e de nossos parentes mais próximos. Todos os homens são assassinos no fundo da alma". No julgamento de O. J. Simpson, um amigo de longa data testemunhou dizendo que Simpson tinha sonhos em que matava a esposa. A estratégia da promotoria foi expor o estado de espírito de Simpson (ou seja, sua obsessão fatal pela esposa, Nicole). Entretanto, a lei pune atos criminosos, não pensamentos antissociais. Se pensamentos e sonhos de assassinato fossem crimes capitais, todos nós estaríamos no corredor da morte.

O FBI define assassinato como o ato *ilícito* de tirar a vida de alguém para alcançar ou expressar poder, brutalidade, ganho pessoal e, algumas vezes, sexualidade. No sistema judicial criminal, o assassinato é considerado uma subdivisão do homicídio, que também engloba outras formas pelas quais se tira a vida de alguém, como acidente automobilístico fatal não premeditado, homicídio simples e homicídio por negligência criminoso e não criminoso. Neste livro, os termos homicídio e "matar" são usados, de forma indistinta, como sinônimos de assassinato.

No ano de 1960, houve cerca de 10 mil assassinatos nos Estados Unidos. Entre 1976 e 1992, segundo os relatórios oficiais, o número de assassinatos variou do nível mais baixo, 16.605, em 1976, até o nível mais alto, 24.703, em 1991, caindo um pouco no ano seguinte, 1992. Em 2006, houve 17.034 assassinatos. A incidência de assassinatos vinha caindo de forma significativa desde 1991, mas aumentou em 1,8%, pelo segundo ano consecutivo, em 2006. Nos Estados Unidos, estima-se que 50% de todos os crimes violentos nem cheguem a ser registrados. Esses números indicam que o assassinato é uma ocorrência terrivelmente comum.

Apesar do aumento da incidência de assassinatos de "estranhos" – tiroteios e crimes por preconceito social –, as estatísticas mostram que dois terços das vítimas de homicídios são membros da família, amigos ou conhecidos do assassino. Em 2004, 3.233 pessoas foram assassinadas por conhecidos, 1.694 por membros da família e 1.046 por amigos ou vizinhos. Em 1993, pela primeira vez, o *Uniform Crime Reports* (UCR) do FBI revelou uma estatística assustadora: um estranho tem tanta probabilidade de matar alguém quanto um familiar ou um amigo da pessoa. O FBI diz que cada norte-americano tem uma "chance real" de ser assassinado. Em uma pesquisa feita em 25 países, a incidência de homicídios de crianças foi igual ou maior à de adultos. A maioria dos crimes contra crianças é cometida por mulheres. Os homens que matam os filhos em geral têm grave retardo mental ou um transtorno emocional explosivo.

Pesquisas recentes mostram que, de modo geral, há uma discreta, embora importante, correlação entre violência e transtorno mental. Um estudo feito pela área de Epidemiologia do National Institute of Mental Health estima que 90% das pessoas com alguma doença mental não se tornarão violentas no período de um ano. Se a pessoa não está passando por um episódio de psicose nem tem sintomas psicóticos como parte de seu problema psiquiátrico, a probabilidade de tornar-se violenta é igual à média geral dos demais cidadãos. Entretanto, doentes mentais que se tornam violentos têm maior probabilidade de matar familiares ou conhecidos do que de matar estranhos. A maioria das mães assassinadas é vítima de filhos esquizofrênicos que vivem sozinhos com elas. Segundo um estudo, uma parcela significativa das pessoas inocentadas por insanidade em casos de assassinato apresenta esquizofrenia paranoide. É mais provável que essas pessoas matem o pai, a mãe ou um filho que o cônjuge ou um estranho.

Em um estudo feito com assassinos adolescentes, verificou-se que mais de dois terços das vítimas eram familiares ou conhecidos. Quando os adolescentes matam um membro da família, é mais provável que seja o pai, após um longo período de conflito entre pai e filho. O assassinato é, na maioria das vezes, cometido com arma de fogo, mas se a vítima é um conhecido, a arma mais comum é a faca. Em geral, esses assassinatos são cometidos quando o criminoso se encontra dominado por uma forte emoção ou quando o pratica junto com outro ato criminoso.

As estatísticas sobre homicídios são de difícil interpretação, além de carecerem de detalhes sobre o comportamento humano e de serem, provavelmente, subestimadas. Cada assassinato é único e desafia nossas tentativas de classificação devido à complexidade dos fatores pessoais inter-relacionados, dos motivos e das circunstâncias. Como o número de assassinatos de familiares e conhecidos é muito elevado, fica claro que muitos desses crimes ocorrem no contexto de um relacionamento existente entre o criminoso e a vítima.

O termo assassino em série foi cunhado pelo agente especial do FBI Robert K. Ressler, especialista nessa modalidade de crime, durante a série de assassinatos cometidos por David Berkowitz, o "Filho de Sam", em Nova York, nos anos de 1970. Naquela época e nos anos que antecederam os fatos, havia talvez apenas meia dúzia desse tipo de criminoso nos Estados Unidos. Mais recentemente, as estimativas para o número desses assassinos variam de 50 a 500. O FBI calcula que existam 500 assassinos em série à solta, que matam pelo menos 3.500 pessoas todos os anos. Outra estimativa, mais conservadora, considera que 200 assassinos em série matam cerca de 2.000 pessoas por ano, ou seja, aproximadamente 10% de todos os assassinatos. Gary Leon Ridgway, o assassino de Green River, provavelmente o mais prolífico de todos os assassinos sexuais em série da história dos Estados Unidos, confessou ter estrangulado e cometido abusos sexuais contra o cadáver de 48 mulheres jovens entre 1982 e 1998. "Eu escolhia prostitutas porque achava que poderia matar quantas quisesse sem ser preso", ele disse aos promotores.

Os assassinos em série são raros – 50 a 200 assassinos em toda a população não é um número muito grande. Não precisamos sair correndo e fazer um seguro contra assassinos em série. Entretanto, seus crimes nos aterrorizam porque o número de vítimas é exagerado e porque estas são pessoas estranhas a eles. No entanto, os assassinos em série são diferentes dos criminosos que cometem atos aleatórios ou mortes por ódio racial ou social, porque atuam com base em intensas fantasias de relacionamento com suas vítimas. Na verdade, os assassinos sexuais em série preferem que suas vítimas sejam pessoas anônimas, sobre as quais executam suas fantasias letais para alcançar o que desejam: um orgasmo altamente estimulante.

Os assassinos em série são classificados pelo FBI em um grupo separado de outros criminosos que cometem assassinatos em massa, ou seja, que matam várias pessoas ao mesmo tempo. Um desses, Colin Ferguson, um imigrante jamaicano de 35 anos, percorreu o corredor do trem de Long Island atirando contra os 23 passageiros do vagão, matando seis e ferindo vários outros, até acabar sua munição. Por fim, foi imobilizado por vários outros passageiros. Assassinatos em série, segundo os critérios e as definições do FBI, são aqueles que envolvem mais de três vítimas e um período de arrefecimento entre os crimes – o que indica premeditação. Um assassino em série clássico foi Ted Bundy, que matou mais de 30 vezes em um período de seis anos, em pelo menos seis estados norte-americanos diferentes.

A premeditação, no entanto, não é a única diferença real entre o assassino em série e o assassino em massa. A percepção do público é que o assassino em massa é um indivíduo comum que, de modo súbito, tem um surto de loucura e começa a atirar. Mas, na verdade, a maioria desses crimes é planejada. Além disso, segundo o psiquiatra forense Park Elliot Dietz, "Nunca é uma pessoa normal que entra em surto. É sempre uma pessoa anormal, em situação de pressão. Em geral, o resultado trágico é lamentável porque o crime é muito previsível". Os assassinos em massa tendem a apresentar uma combinação letal de paranoia com depressão. Eles se sentem impotentes e desalentados e culpam outras pessoas pelo seu sofrimento.

As fantasias do assassino em massa costumam ser comuns e pouco elaboradas – por exemplo, vingança contra seus supostos perseguidores –, e suas armas, em geral, são rifles militares, usados a certa distância das vítimas. Os assassinos em série têm fantasias sombrias e matam bem de perto, em contato íntimo com a vítima, estrangulando-a ou esfaqueando-a.

Assassinos sexuais em série: predadores letais por prazer

Os assassinos sexuais em série começaram a ser conhecidos, embora não fossem chamados assim, em 1888, em Londres, quando Jack, o Estripador, matou pelo menos cinco prostitutas ao longo de 10 semanas sangrentas, cortando-lhes a garganta e abrindo seus corpos de alto a baixo. No final dos anos de 1920, em Dusseldorf, na Alemanha, Peter Kurten se satisfazia bebendo o sangue que jorrava dos ferimentos infligidos às suas vítimas. O "Vampiro de Dusseldorf", como ficou conhecido, foi condenado por nove assassinatos e morreu na forca, em Colônia, em 1931.

Mais recentemente, houve alguns notáveis assassinos sexuais em série em vários países – Dennis Nilsen matou 15 homens que frequentavam seu apartamento em Londres. Chikatilo matou pelo menos 52 vítimas em vários locais da

Rússia. Os Estados Unidos produzem mais assassinos sexuais em série que qualquer outro país: 75% deles, uma proporção assustadora. É provável que a falta de técnicas sofisticadas de investigação criminal em países menos desenvolvidos explique a menor incidência de assassinatos sexuais em série relatados. Não obstante, os Estados Unidos são líderes nessa categoria de assassinos, uma lamentável liderança.

Os assassinos sexuais em série são uma subcategoria distinta dos assassinos em série. Nem todos os assassinos em série são assassinos sexuais. Alguns matam por outras razões que não o sexo, como dinheiro, ciúmes, vingança, poder ou dominação. Por exemplo, Aileen Carol Wuornos, uma prostituta de 34 anos que agia em beira de estrada, ficou conhecida como a "dama da morte", por ter roubado e assassinado homens de meia-idade que paravam para lhe oferecer carona. Sua principal motivação era o roubo, embora o desejo de poder e dominação também possa ter desempenhado um papel importante. Ela se declarou culpada de sete assassinatos e foi condenada à morte. Em outubro de 2002, Aileen foi executada com uma injeção letal. Ela não era a versão feminina do verdadeiro assassino sexual em série predador do tipo Ted Bundy. No Manual de Classificação do FBI, é provável que ela fosse definida como uma assassina em série "comercial", ou seja, que matava para obter ganhos materiais, no caso, dinheiro. Na realidade, as mulheres não parecem ter fantasias sexuais sádicas e assassinas. Se as têm, ao menos não as concretizam por meio de assassinatos em série.

Não conheço nenhuma assassina sexual em série que atuasse sozinha, mas há mulheres que atuam em parceria com seus maridos em assassinatos sexuais desse tipo. Fred e Rosemary West, de Gloucestershire, na Inglaterra, torturaram, estupraram e mataram 12 jovens, inclusive sua filha de 16 anos. No Canadá, Paul Bernardo e Karla Homolka, marido e mulher, se uniram para estuprar e matar três meninas adolescentes – uma delas era a irmã de Karla. Era a esposa quem aliciava as meninas para serem estupradas por Paul, chegando a filmar o estupro de sua própria irmã. Aparentemente, essas mulheres têm um eu cooptado e fundido com o do marido, que é quem tem as terríveis fantasias sexuais assassinas. O desejo de fundir-se psicologicamente com outras pessoas é uma tendência normal do ser humano. O amor platônico é um bom exemplo disso. Levado a extremos, ele pode resultar, de um lado, na participação em atos criminosos e, do outro, na fusão extática com Deus vivenciada pelos santos.

Não houve relato de fantasias sexuais no caso de Dorothea Puenta, de 64 anos, uma senhoria condenada pelo assassinato de três de seus inquilinos idosos. Ela também era uma assassina do tipo "comercial", ao que parece, motivada pela cobiça. Dorothea foi condenada, no total, por nove assassinatos, por ter envenenado seus inquilinos para ficar com a renda da aposentadoria que recebiam do governo. Sete corpos foram desenterrados do quintal da casa vitoriana onde funcionava sua hospedaria. Ela foi sentenciada à prisão perpétua.

Menos de 5% dos assassinos em série são mulheres. Quando elas cometem múltiplos assassinatos, isso tende a ocorrer em um único episódio. Sylvia Seegrist entrou em um *shopping* na área de Filadélfia e começou a disparar um rifle, matando três pessoas e ferindo outras seis. Ela foi considerada insana do ponto de vista legal e internada em uma instituição de saúde mental. Envenenamento é o método de escolha das assassinas. Em geral, a agressão sádica está presente em menor grau nos assassinatos cometidos por mulheres, talvez pela aculturação da mulher contra a violência e pela ausência relativa do hormônio masculino que tem relação com a agressividade, a testosterona. As mulheres que têm impulsos assassinos em geral direcionam esses impulsos contra elas mesmas e cometem suicídio. Em todos os contextos, exceto no caso de psicoses agudas, os homens têm maior incidência de comportamento violento.

Os assassinos sexuais em série torturam suas vítimas por uma única razão: para obter um orgasmo máximo, que são incapazes de alcançar de qualquer outro modo. Ou seja, capturam, torturam e matam por prazer. Matar, em geral, faz parte da excitação sexual. Às vezes, no entanto, o assassinato visa à obtenção de um cadáver para a prática de necrofilia. Outras vezes, a vítima sucumbe à tortura ou é morta para não testemunhar.

É difícil compreender os assassinos em série porque seus atos parecem não ter qualquer relação com as razões humanas que motivam a maioria dos crimes comuns. Também têm pouco a ver com os motivos da maioria dos assassinatos, que são paixão, ciúmes e vingança, ou a obtenção de dinheiro e poder. Essa avaliação acerca da motivação se apoia na constatação de que as vítimas dos assassinos sexuais em série são, em geral, estranhas a eles. As vítimas são ou se tornam meros objetos ou "bonecos" que os assassinos usam para realizar suas fantasias sexuais sádicas e, muitas vezes, suas práticas de necrofilia. Os assassinos sexuais em série não desejam parceiras: desejam vítimas. A satisfação sexual vem, em última análise, com a total dominação e humilhação da presa indefesa.

Os assassinos sexuais em série têm como alvo as pessoas fracas, vulneráveis, confusas e ingênuas. Suas vítimas são pessoas que se encontram no lugar errado, na hora errada. As vítimas de um assassino sexual em série, em geral, têm muito pouca semelhança entre si, embora Ted Bundy costumasse escolher mulheres jovens, de longos cabelos escuros, repartidos ao meio.

Os assassinos sexuais em série costumam ser identificados – quando o são – pelas marcas que deixam no corpo de suas vítimas e por outros elementos da cena do crime. Foram essas pistas que permitiram que a Unidade de Ciência Comportamental do FBI deduzisse o perfil básico dos assassinos sexuais em série e prendesse alguns deles.

Esses assassinos foram estudados do ponto de vista psicológico. Eles costumam alcançar o pico de assassinatos pouco antes dos 30 anos, e sua idade varia entre os 20 e os 30 anos. Suas fantasias, no entanto, têm início 10 ou 15 anos antes do primeiro assassinato, em geral, no começo ou no meio da adolescência. Os assassinos sexuais em série não se tornam psicóticos e começam a matar da noite para o dia. Na verdade, poucos perdem a noção da realidade. Como grupo, exibem certas características marcantes. São solitários desde bem jovens e têm uma acentuada preferência por fantasias em vez da realidade. Suas fantasias, em geral, misturam violência e crueldade com sexualidade. Muitos, embora não todos, sofreram graves abusos físicos e sexuais na infância. Muitos deles, inclusive Bundy e Berkowitz, eram filhos ilegítimos ou adotivos, e vários eram filhos de prostitutas. Embora tenham uma raiva profunda e um ódio maligno, não há evidências da repetição incessante de um determinado trauma infantil em seus crimes. Alguns tiveram relações intensamente ambivalentes e sufocantes com suas mães, alimentadas tanto por abusos maternos quanto por atração sexual pela mãe.

As brincadeiras de crianças que se tornam assassinos sexuais em série são desprovidas de alegria e exibem padrões repetitivos e agressivamente hostis, com desrespeito por outras crianças. Elas causam incêndios, mentem, roubam, destroem a propriedade alheia e são cruéis com animais e com outras crianças. David Berkowitz causou milhares de incêndios. São crianças rebeldes, de difícil controle. Quando adultos, ao iniciarem sua carreira criminal, podem começar cometendo assaltos e evoluir para assalto à mão armada, incêndio criminoso, rapto, estupro e assassinato não sexual. Por fim, chegam ao fundo do poço, cometendo assassinatos sexuais acompanhados de sadismo e necrofilia. Alguns assassinos sexuais em série gostam de se fazer passar por policiais, sentem-se atraídos pelo trabalho da polícia e até se imiscuem na investigação de crimes cometidos por eles mesmos. John Gacy, Edmund Kemper, Ted Bundy, Kenneth Bianchi, David Berkowitz e Wayne B. Williams (condenado por assassinar pelo menos 28 pessoas em Atlanta) eram fãs da polícia ou personificavam policiais. Dennis Nilsen, que matava por solidão, buscando companhia, serviu um ano na força policial de Londres.

O trabalho policial fascina, de certa maneira, muitas pessoas, particularmente porque expõe o lado mais obscuro e aterrorizante da vida. No entanto, os assassinos sexuais em série têm seu próprio conjunto de motivações. Ao se fazer passar por um policial, obtêm acesso fácil às vítimas, porque estas baixam a guarda momentaneamente. O trabalho policial também se presta à realização de suas fantasias de poder, dominação e submissão. Alguns deles encaram sua relação com a polícia como um jogo de xadrez e derivam grande prazer de vencer os policiais em seu próprio campo. Para outros, o medo de ser desmascarado é um afrodisíaco que os leva a atraírem a atenção da polícia. Outros, ainda, podem querer acompanhar as investigações para saber sobre o progresso da polícia em relação aos assassinatos. A linha divisória entre o trabalho policial e o comportamento criminoso pode ser, às vezes, muito tênue.

Dennis L. Rader, o assassino BTK ("bind them, torture them and kill them" [amarre-os, torture-os e mate-os]), começou a matar em 1974 e só parou em 1991. Ele matou pelo menos 10 vítimas – homens, mulheres e crianças – cujas idades variavam desde uma mulher de 60 anos até uma criança de menos de 10 anos. Rader é o perfeito exemplo do assassino em série que se esconde em plena luz do dia. Ele trabalhava como fiscal de justiça, usando um crachá e portando arma, o que lhe dava poder para controlar as pessoas. Durante 34 anos, Rader e sua mulher frequentaram a igreja, da qual ele se tornou membro do conselho diretor. Foi voluntário na supervisão do grupo de escoteiros do filho e se formou na faculdade em direito criminal. Quando a mulher disse a Rader que tinha medo do assassino BTK, ele disse a ela que trancasse bem as portas e que não se preocupasse.

O médico e o monstro – escondido em plena luz do dia

Assim como ocorria com Dr. Jekyll e Mr. Hyde (o médico e o monstro), no famoso romance de ficção que retrata dois lados de uma mesma personalidade, a maioria dos assassinos sexuais em série pode parecer bastante comum, pessoas indistinguíveis das demais. Em paralelo a seu lado monstruoso, assassino, eles podem levar vidas normais, pelo menos na aparência exterior. Compartilham com todas as outras pessoas a condição humana. Precisam colocar combustível no carro, pagar suas contas, ganhar a vida e pagar impostos. Por isso, assumem o manto protetor da aparência de um cidadão comum – um manto que torna ainda mais difícil detectá-los a capturá-los.

Como os políticos, a maior parte dos assassinos em série tem atuação local. Uma importante exceção foi Ted Bundy, que viajou por vários estados durante sua epopeia assassina. Os assassinos em série costumam buscar suas presas em uma área determinada. Gary Ridgway, o assassino de Green River, buscava suas vítimas nos bairros de prostituição de Seattle e de Takoma e ao longo da rodovia do Pacífico Sul.

É muito mais fácil viver em uma comunidade e se esconder em plena luz do dia do que ser um forasteiro, que atrai atenção e corre o risco de ser identificado. Mudanças de local também exigem ajustes dos métodos já testados e comprovados de perseguição às vítimas, aumentando as chances de captura pelas autoridades.

O caso de John Wayne Gacy ilustra uma das aparências externas mais normais e prósperas em um assassino sexual em série que estuprou, sodomizou, torturou e estrangulou até a morte 33 mulheres jovens. Ele cometeu todos esses crimes enquanto mantinha um próspero negócio de construção civil, tendo sido casado duas vezes e sendo reconhecido com um benfeitor da comunidade. O auge dos assassinatos começou cerca de sete meses antes do segundo casamento e perdurou durante todo esse casamento e depois da separação. O gregário Gacy enterrou a maioria de suas vítimas no porão da casa em que vivia com a esposa e onde recebia os amigos. Esses sepultamentos, com o fato de Gacy usar sua casa para encobrir essas atividades terríveis, eram a metáfora perfeita de sua vida dupla.

Gacy participava de modo ativo de projetos da comunidade e pertencia a várias organizações cívicas. Ele foi agraciado com o título de membro de destaque dos J.C.'s da localidade em que vivia, no ano de 1967. Como membro do Jolly Jokers Club, Gacy criou o personagem Pogo, o Palhaço, e assim caracterizado visitava hospitais para alegrar crianças doentes. Como diretor da Parada do dia da Constituição Polonesa em 1978, foi fotografado junto à primeira-dama Rosalynn Carter. Certa vez, referindo-se aos seus trejeitos de palhaço – e talvez aludindo a outras das suas atividades –, ele disse: "Um palhaço pode matar sem ser punido".

Quando Gacy se encontrava sozinho com as vítimas em sua casa, ele as intoxicava com álcool e drogas e depois exibia para elas filmes pornográficos heterossexuais e homossexuais. Em seguida, ele as atraía para jogos sexuais com cordas e algemas e assim conseguia imobilizá-las. Começava, então, a estrangulá-las de forma lenta, até a morte, apertando e soltando a corda várias vezes, para prolongar a agonia da vítima e seu próprio prazer sexual.

No filme baseado na história de Gacy, intitulado *Assassino por Natureza* (*To Catch a Killer*, no original), o papel de Gacy foi interpretado pelo ator Brian Dennehy. Em uma entrevista para a televisão sobre o papel, Dennehy admitiu, com franqueza: "Aprendi algo sobre uma parte de mim".

Theodore Robert "Ted" Bundy, que matou 35 mulheres, possivelmente mais, tinha um disfarce quase perfeito. Sua mãe o considerava o filho ideal. Seus amigos políticos o consideravam um dos advogados de maior sucesso, que com certeza viria a ser candidato a governador ou a senador. Suas namoradas achavam que ele era o próprio príncipe encantado que toda mulher desejava, um amante carinhoso, atencioso, que enviava flores e escrevia poemas de amor. Por algum tempo, esteve noivo, com casamento marcado; em outra época, estava namorando firme. Mas matou 24 mulheres, todas estranhas. Suas namoradas não satisfaziam seus intensos impulsos predatórios. A maioria delas não conhecia esses impulsos, embora pelo menos uma tenha tomado conhecimento de seus desejos por práticas sexuais aberrantes.

Bundy e Gacy usavam seus disfarces para atrair as vítimas. Gacy atraía algumas jovens com promessas de emprego em sua firma de construção, e Bundy atraía as mulheres com sua conversa agradável e também fingindo estar machucado. Com o braço engessado, ele conseguia levá-las até o carro ou até um local isolado, onde as golpeava com uma barra de ferro curta, escondida no gesso. Com a mulher inconsciente ou semiconsciente, ele cometia atos sexuais violentos, inclusive penetração anal. Bundy mordia várias partes do corpo da mulher, às vezes arrancando um mamilo ou deixando marcas de dentes nas nádegas. Ele matava suas vítimas por estrangulamento, mutilava e decapitava seus corpos, e serrava as mãos. Deixava os corpos em locais desertos e voltava a eles vários dias depois para cometer atos de necrofilia, como ejacular na boca de uma cabeça sem corpo.

Maldade ou loucura?

Os assassinos sexuais em série são psicopatas sexuais sádicos. São homens, quase sempre brancos, de inteligência pelo menos mediana. Alguns demonstram inteligência superior à média.

Psicopatas. Sexuais. Sádicos. Cada um desses termos descritivos é importante. Os psicopatas têm personalidade aberrante e falhas de caráter. Isolam-se de outras pessoas. Seus relacionamentos só têm importância enquanto lhes trazem prazer; do contrário, descartam as pessoas como se fossem lixo. A consciência do psicopata é deformada ou ausente – eles não estão dispostos a refrear seus impulsos sexuais e antissociais agressivos.

Nos assassinos sexuais em série, os impulsos sexuais e agressivos se fundem desde a mais tenra idade. Entre os assassinos sexuais, os sádicos são aqueles que obtêm um intenso prazer sexual infligindo sofrimento à vítima viva. Alguns desses assassinos gravam os gritos aterrorizados das vítimas sob tortura e os ouvem novamente, mais tarde, para obter um prazer renovado. Kenneth Bianchi e seu primo, Ângelo Buono, conhecidos como um só – o Estrangulador da Colina –, estrangulavam mulheres durante o ato sexual, trazendo-as de volta à vida repetidas vezes, para aumentar seu próprio êxtase durante a orgia. Uma vez morta, a mulher já não interessava aos primos, que jogavam seu corpo nas colinas dos arredores de Los Angeles sem qualquer cerimônia. Como ambos mantinham uma vida sexual ativa e aparentemente satisfatória no período em que cometeram os assassinatos, está claro que o sexo não foi o único motivo para os crimes. O sadismo teve uma contribuição muito importante.

Assim como ocorre com outros assassinos em série, Bianchi era fascinado pelo trabalho policial e queria fazer parte da polícia de Los Angeles. Ele até se envolveu na investigação sobre o Estrangulador da Colina, pedindo que a polícia lhe mostrasse alguns dos lugares onde as mulheres haviam sido encontradas. São essas atitudes que nos permitem compreender que, ao contrário de alguns assassinos psicóticos, os assassinos sexuais em série sabem distinguir o certo e o errado. A ideia de que seus impulsos sexuais agressivos sejam irresistíveis não explica por completo seu comportamento; o que ocorre, em vez disso, é que eles escolhem não resistir a esses impulsos, em sua busca constante de orgias de prazer extremo. Mesmo os assassinos sexuais em série que se dizem compelidos a matar pela força incontrolável de seus impulsos aberrantes sabem o que estão fazendo e sabem que está errado. No entanto, escolhem, assim mesmo, agir de modo impulsivo para obter satisfação sexual. No ser humano, o fato de saber o que é certo não nos conduz, necessariamente, a fazer o que é certo. É preciso *querer* fazer a coisa certa. Muitas vezes nós não queremos alguma coisa porque ela é boa; ela é boa porque nós a queremos.

Os assassinos sexuais em série são sempre sádicos, às vezes são necrofílicos e frequentemente apresentam ambos os comportamentos. Todos alcançam a excitação sexual com o sofrimento e com o terror que produzem nas vítimas e com o poder total que exercem sobre elas, vivas ou mortas. Em termos psiquiátricos, esses assassinos são psicopatas que apresentam o que se chama de *parafilia*. As parafilias se caracterizam por desejos sexuais intensos, súbitos e recorrentes ou por fantasias que causam estímulo sexual, concretizadas ou não, e que envolvem objetos inanimados, sofrimento ou humilhação da própria pessoa, de crianças ou de outras pessoas que não consentiram com o ato sexual. O psicopata que não tenha uma parafilia sádica pode não chegar a matar, satisfazendo-se com a prática de vários atos simulados. E o sádico que não é um psicopata talvez limite seus desejos sexuais às fantasias ou realize seus impulsos sádicos com a ajuda de um parceiro masoquista consensual. Assim, também, o necrófilo que não é psicopata poderá se contentar em fazer sexo com cadáveres retirados de tumbas ou com os quais ele trabalhe, por exemplo, em um necrotério. O núcleo da perturbação mental dos assassinos sexuais em série requer uma combinação letal de psicopatia e sadismo ou necrofilia.

Edmund Emil Kemper III era um assassino necrófilo. Esse tipo de criminoso geralmente mata as vítimas de forma rápida para poder conseguir o objeto de seu desejo. A vítima é poupada de uma morte lenta e agonizante. Os desejos sexuais do assassino necrófilo começam com a morte da vítima e são estimulados pela visão do cadáver. Kemper queria conseguir um cadáver para seus propósitos e mais tarde, depois de ter sido preso, ele falou de forma clara sobre suas intenções: "Lamento parecer tão frio, mas o que eu necessitava era ter uma experiência específica com uma pessoa, e para possuí-la do modo como precisava, tinha de retirá-la do corpo". Era como se ele fosse um senhorio que quisesse se livrar de um inquilino indesejado. Kemper também disse:

> Tenho fantasias sobre assassinatos em massa – grupos inteiros de mulheres escolhidas por mim; eu as reuniria em um só lugar, mataria e depois faria amor de forma louca e apaixonada com seus cadáveres. Eu lhes tiraria a vida, a vida desses seres humanos, e depois possuiria tudo que antes era deles – tudo seria meu. Tudo.

Uma pequena parte dos assassinos em série, embora igualmente letais, são levados a cometer assassinato por psicoses (quebra do vínculo com a realidade), alucinações (ver ou ouvir coisas que não existem) e delírios (ideias fixas falsas). Estima-se que, para cada 10 assassinos psicopatas sexuais sádicos, exista um assassino em série psicótico. Richard Chase, o "Vampiro de Sacramento", matou seis pessoas e bebeu seu sangue para substituir o seu, porque tinha delírios de que seu sangue estava se transformando em pó. David Berkowitz, o "Filho de Sam", assassino de Nova York, dizia estar sendo atormentado por vozes uivantes e por fantasias loucas. Aos investigadores, disse que havia recebido ordens para matar de seu vizinho demoníaco, Sam Carr, um homem de 63 anos, proprietário de um serviço local de recepção de mensagens telefônicas. Berkowitz talvez tenha lançado mão desse argumento durante seu julgamento, sem ter de fato experimentado delírios no momento dos assassinatos, mas Richard Chase tinha um transtorno muito evidente.

Em geral, no caso dos assassinos em série psicóticos, não há uma clara motivação ou fantasias sexuais, ou estas desempenham um papel secundário. Esses indivíduos não são assassinos sexuais em série porque não são motivados por fantasias sexuais. Isso fica evidente nos estudos da cena do crime nesses casos. A cena do crime dos assassinos sexuais em série se caracteriza pela organização e pela presença de elementos rituais, já a cena do crime deixada por um assassino em série psicótico é evidentemente desorganizada e mostra sinais palpáveis de sua incapacidade de pensar de forma racional.

É possível que os assassinos impulsionados por fantasias sexuais sádicas matem sem tentar a penetração das vítimas ou sem realizar um ato sexual completo com elas. O termo "sexual" na definição desses assassinos se refere à presença das fantasias que os levam a matar, não à atividade sexual que pode ou não ocorrer, antes ou depois da morte da vítima. A maioria dos assassinos, no entanto, exibe um padrão de gravidade crescente. No começo, a morte da vítima já é suficiente para satisfazer alguns elementos cruciais das fantasias sexuais sádicas do criminoso. Mais tarde, ao longo de uma série de crimes, surgem elementos mais bizarros e sombrios nos assassinatos.

Depois de capturados, a maioria dos assassinos em série se diz inocente até o fim. John Wayne Gacy, por exemplo, manteve sua declaração de inocência apesar das provas irrefutáveis e maciças de que havia matado pelo menos 33 pessoas. Ele foi executado com uma injeção letal em 10 de maio de 1994, depois de passar mais de 14 anos no corredor da morte. Alguns assassinos em série tentam se livrar da culpa alegando insanidade. A insanidade é uma defesa legal que não corresponde exatamente à definição psiquiátrica de doença mental. Muitas vezes, não há um encaixe perfeito entre a terminologia e os conceitos legais e psiquiátricos. Nos tribunais, um réu criminal pode ser totalmente psicótico (ou seja, não estar conectado à realidade) e ainda assim não ser considerado qualificado para a tese de insanidade da defesa. O advogado de Jeffrey Dahmer descreveu seu cliente como uma "locomotiva assassina" descontrolada, um homem a caminho da loucura. A promotoria, no entanto, o descreveu como um assassino frio e calculista que planejava seus crimes e encobria as pistas de forma cuidadosa. Em geral, para se livrar de responsabilidade criminal perante a lei, o acusado precisa ter uma doença ou um transtorno mental que interfira, de modo substancial, em sua capacidade de distinguir o certo do errado ou de se conduzir segundo as normas legais. Nos Estados Unidos, essas normas variam de uma jurisdição para outra. Em alguns estados, a defesa por insanidade foi abolida.

A lei presume que os criminosos decidem cometer crimes de forma racional, de livre e espontânea vontade, e, portanto, merecem punição. Alguns criminosos, no entanto, são tão perturbados mentalmente em termos de ideias e de comportamento, que são considerados incapazes de agir de forma racional. Nessas circunstâncias, e sempre com atenção aos princípios fundamentais de justiça e moralidade, as sociedades civilizadas consideram injusto punir uma pessoa "louca". Além disso, a punição de alguém que não consegue avaliar de forma racional as consequências de seus atos distorce os dois principais objetivos da própria punição: o castigo e a dissuasão.

A neurociência confirma o que os psiquiatras sempre souberam: o livre arbítrio total não existe. O livre arbítrio é uma noção controversa, influenciada por fatores filosóficos, políticos, culturais, religiosos, sociais e psicológicos, bem como por aspectos médicos. Por exemplo, algumas escolhas indevidas são causadas por conexões neurais e circuitos cerebrais defeituosos. Esses defeitos neurais, por sua vez, podem se originar de traumas na infância, lesões cerebrais, uso abusivo de substâncias tóxicas, carências, defeitos genéticos ou outras causas. Quando o psiquiatra examina o indivíduo e as circunstâncias, ele pode descobrir que o livre arbítrio teve um papel muito secundário ou nenhum papel nas escolhas e nos atos desse indivíduo.

O caso Dahmer exibiu para o grande público o campo minado da sanidade ou insanidade legal e do diagnóstico, pela psiquiatria forense, da condição clínica de assassinos como ele. Psiquiatras forenses respeitados testemunharam de ambos os lados. Os especialistas a serviço da promotoria acharam que Dahmer não sofria de uma doença mental que o impedisse de distinguir o certo do errado e que era capaz de controlar seu comportamento. Os especialistas da defesa discordaram, dizendo que, em sua opinião, Dahmer tinha, de fato, uma grave doença mental. Segundo eles, a parafilia do réu beirava proporções psicóticas. Além disso, ele não conseguia controlar seus impulsos assassinos, mesmo quando queria fazê-lo.

É verdade que Dahmer havia lutado muito contra seus impulsos sexuais aberrantes nos sete anos entre seu primeiro e seu segundo assassinato. No entanto, como foi capaz de planejar os assassinatos e de descartar os corpos de modo sistemático, o júri se convenceu de que ele tinha capacidade para controlar seu comportamento. Todos os testemunhos corroboraram a tese de que, como a maioria dos assassinos em série, Dahmer sabia o que estava fazendo e sabia diferenciar o certo do errado. Por fim, o júri não aceitou a tese da defesa, de que ele sofria de uma doença mental de grau suficiente para torná-lo incapaz de controlar seus pensamentos e seu comportamento.

Os júris quase sempre ficam muito chocados com crimes violentos cometidos por assassinos em série e procuram punir os criminosos de forma severa, mesmo quando há provas irrefutáveis de que o réu sofre de uma grave doença mental. Por exemplo, para poder condenar o réu, o júri considera as provas de que os assassinatos foram planejados, mesmo quando se demonstra que, em razão de grave psicose, ele não sabia que o que estava fazendo era errado. O fato de os assassinatos serem planejados nos mínimos detalhes não significa, necessariamente, que o criminoso era capaz de avaliar o quanto seus atos eram errados. Nesses casos, os júris invariavelmente consideram o assassino como uma pessoa má, e não louca, embora o senso comum rotule o criminoso que exibe esse comportamento ofensivo como "louco", ou seja, como doente mental. Dahmer foi sentenciado a 15 penas consecutivas de prisão perpétua, cerca de 950 anos na cadeia sem possibilidade de liberdade condicional. Em 28 de novembro de 1994, ele foi espancado até a morte, por outro detento, no banheiro da penitenciária.

No caso de Dahmer, os especialistas concordam que, de uma forma ou de outra, ele nunca deveria sair de alguma instituição – fosse a penitenciária ou o manicômio judiciário. Esse consenso reflete o conceito, também de senso comum, de que esses assassinos nunca devem ser colocados de novo em liberdade. De fato, os assassinos psicopatas sexuais sádicos não são tratáveis por qualquer recurso médico ou psicoterapêutico atualmente disponível. A prova está em casos como o de Edmund Kemper. Aos 15 anos, Edmund, um adolescente enorme, matou seus avós, foi declarado insano e internado por prazo indefinido no Hospital Estadual Atascadero, na Califórnia. Cinco anos depois, seu comportamento exemplar e seu grau de percepção psicológica convenceram as autoridades de que estava pronto para voltar ao convívio da sociedade e ele foi então liberado, sob os cuidados da mãe. Três anos após ter sido libertado, assassinou outras oito pessoas, inclusive sua mãe, e depois se entregou à polícia de forma voluntária. Desde então, em várias entrevistas, afirmou que precisa ficar preso, de uma forma ou de outra, porque, do contrário, voltará a matar. Do mesmo modo, mais de um ano depois do julgamento e da condenação, Jeffrey Dahmer admitiu: "Ainda tenho aqueles velhos impulsos". Mesmo passados 17 anos desde que o Filho de Sam cometeu seus assassinatos, David Berkowitz ainda reafirmava em entrevistas sua crença – delirante ou fabricada – de que foram outras pessoas, de um culto satânico, e não ele, que mataram tantas pessoas nas ruas de Nova York.

Alguns assassinos psicóticos podem apresentar remissão de sua doença mental mediante tratamento médico e assim escapar dos demônios que os levaram a matar. No entanto, os assassinos sexuais em série psicopatas não podem escapar de suas próprias fantasias letais. Na prisão, entretanto, eles se mostram afáveis, ansiosos por agradar, prestativos – e sempre manipuladores.

Infâncias perdidas e fantasias diabólicas

A triste realidade é que assassinos sexuais em série são criados na infância, provavelmente antes dos 5 ou 6 anos de idade. Alguns especialistas dizem que eles nascem assassinos; outros afirmam que se tornam assassinos por volta da adolescência ou dos primeiros anos da vida adulta. Em qualquer caso, um ambiente conturbado só serve para acentuar as tendências assassinas herdadas geneticamente. Em um importante estudo do FBI, no qual foram entrevistados em profundidade 36 assassinos em série presos, foram constatados vários indícios do que se passa no desenvolvimento psicológico desses criminosos. Quase metade dos pais biológicos desses indivíduos abandonaram a família antes que eles tivessem completado 12 anos de idade. A ausência de uma figura paterna masculina sólida é um fator significativo no desenvolvimento desses assassinos. Entretanto, a presença do pai em casa não é garantia de normalidade. Para esses meninos, um pai cruel e insensível pode ser pior do que a ausência de um pai. A verdade é que a imensa maioria dos meninos que tiveram lares e infâncias conturbadas não se transforma em assassinos em série. Além disso, em um ambiente familiar em que há amor e atenção, é pouco provável que a criança prefira a fantasia à realidade.

Os assassinos sexuais em série preferem, de fato, embarcar em fantasias que têm relação, em graus variados, com suas famílias desestruturadas e sem afeto. A maioria deles sofreu graves abusos físicos e sexuais na infância. John Wayne Gacy vivia aterrorizado por um pai agressivo, alcoólatra e autoritário. Gacy estava sempre adoentado, era obeso, não tinha porte atlético, era sonhador e imaginativo. Ainda criança, sofreu abuso sexual de um vizinho e de um amigo da família. Seu pai o espancava com um cinto destinado expressamente a essa finalidade e cometia abusos emocionais permanentes contra ele. Nunca perdia uma oportunidade de expressar seu desapontamento com o filho, chamando-o de "burro" e "estúpido". Por volta dos 5 anos, Gacy começou a apresentar um tipo de epilepsia psicomotora (convulsões acompanhadas de múltiplos fenômenos sensoriais, musculares e psíquicos) e passou a ser tratado com fenitoína e fenobarbital. Na pré-adolescência, tornou-se cada vez mais dependente da euforia causada pelos medicamentos. O pai expressava desprezo pela doença do filho, achando que ele a estava simulando e acusando a esposa de ser superprotetora com o menino. Ele sempre dizia à mulher que John "ia virar maricas" e debochava do filho, referindo-se a ele como "mulherzinha". Anos mais tarde, ao matar suas 33 vítimas, Gacy se referia a elas como "maricas e vagabundos inúteis".

Ted Bundy era filho ilegítimo. A identidade de seu pai permaneceu um mistério. A situação da família era claramente anormal para a época, e seus avós maternos inventaram uma história para encobrir o nascimento ilegítimo de Ted. A avó sofria de depressão recorrente e, algumas vezes, precisava receber tratamento por eletrochoque. O avô de Ted era um perfeccionista inflexível, dado a abusos verbais frequentes e a abusos físicos ocasionais contra gatos, cães e a própria esposa. Mais tarde, Ted negou que o avô ou qualquer outra pessoa tivesse abusado dele física ou sexualmente na infância.

As tendências mórbidas de Ted Bundy se revelaram desde os 3 anos de idade. Na época, sua tia Júlia tinha 15 anos e, como ela mesma recordou mais tarde, acordou, em uma manhã, com Ted levantando os lençóis da cama e deslizando, de modo silencioso, uma faca de cozinha em sua direção. "Ele ficou lá, parado, com um sorriso forçado", conta ela. "Eu o expulsei do quarto, levei a faca de volta para a cozinha e contei à minha mãe o ocorrido. Lembro-me que, naquele momento, fui a única que achou que aquilo era estranho. Ninguém fez nada a respeito."

Na escola primária, a inteligência inata de Ted Bundy foi reconhecida, mas os relatórios sobre suas notas boas eram sempre acompanhados de observações dos professores sobre a necessidade de controlar seu temperamento violento. No colegial, ainda um excelente aluno, Ted participava ativamente de um grupo de escoteiros e continuava a frequentar a igreja com a família de forma regular. Uma colega da época lembra de Ted como um jovem atraente, bem vestido e muito bem educado. Entretanto, sob essa fachada de normalidade, ele fugia de casa à noite para espiar, pela janela, mulheres que se despiam. Isso fazia parte de suas práticas de masturbação compulsiva. Mais tarde, no fim do colegial, Bundy começou a roubar roupas caras e equipamentos de esqui nas lojas. Duas vezes foi pego pela polícia por suspeita de furto e roubo de carros, mas nada ficou provado. E assim, sob a capa do típico garoto norte-americano, continuava a se desenvolver um predador psicopata, com suas fantasias assassinas.

Assim como Bundy, a maioria dos assassinos sexuais em série evolui ao longo de uma sequência de atos antissociais até começar a matar. Essas pessoas não acordam um dia e, simplesmente, descobrem sua identidade monstruosa. Considerados estranhos desde a infância e na maioria das vezes isolados da sociedade, os futuros assassinos sexuais em série se voltam para dentro de si mesmos e incubam fantasias sexuais sádicas. Esse turbilhão diabólico de fantasias que se forma no interior de suas mentes lança sinais sintomáticos sob a forma de masturbação compulsiva, práticas de travestismo, voyeurismo, exibicionismo e outros atos aberrantes.

Na infância, muitos também desenvolvem a tríade de comportamentos caracterizada por enurese noturna (urinar na cama), atos incendiários e crueldade com animais. Richard Chase apresentava a tríade completa. David Berkowitz causou, segundo ele mesmo relatou à imprensa, 1.411 incêndios, além de torturar e matar pequenos animais. Uma de suas primeiras vítimas foi o periquito de sua mãe, que ele alimentou, furtivamente, com sabão em pó durante várias semanas até que o pássaro morreu.

Jeffrey Dahmer ficou famoso, em particular, por mutilar animais mortos. Ainda jovem, vagava pelos bosques próximos à sua casa e procurava animais mortos para cometer atos de violência contra as carcaças. Ele recolhia e colocava em frascos um grande número de animais e de partes de animais. Uma vez, ao encontrar um cachorro atropelado na estrada, Dahmer desmembrou o animal, cortou-lhe a cabeça e a espetou em uma estaca. Andrei Chikatilo e Kenneth Bianchi apresentavam enurese noturna crônica.

A crueldade de Edmund Kemper contra animais era enorme. Ele enterrou um filhote de gato vivo, depois cavou, retirou o animal, levou ao seu quarto e decapitou-o, espetando a cabeça em um fuso e fazendo orações para ela. Uma das suas orações favoritas – que também fazia na igreja – expressava seu desejo de que todos no mundo morressem, exceto ele. Por volta dos 13 anos de idade, Kemper matava gatos e outros animais da vizinhança. Quando um gato pareceu preferir sua irmã a ele, Kemper arrancou o topo da cabeça do animal com uma machadinha, expondo o cérebro. Em seguida, quando o gato começou a ter convulsões, ele o esfaqueou repetidas vezes até a morte. Depois queimou o corpo do animal e guardou algumas partes no seu armário. Também cortou as mãos e a cabeça da boneca da irmã.

Kemper repetiria esses atos mais tarde, na vida adulta, em seus assassinatos. Ele decapitou uma de suas vítimas e guardou a cabeça em uma caixa, no armário do apartamento da mãe, durante algum tempo, para depois enterrá-la sob uma pedra do calçamento junto à porta dos fundos da casa, que ficava abaixo da janela de seu quarto. Mais tarde, disse à polícia: "Eu conversava com ela, dizia coisas ternas, como as que você diria à sua namorada ou esposa". Uma das suas últimas vítimas foi sua mãe. Ele cortou sua cabeça e a mão direita, arrancou a laringe e jogou na lata de lixo. Colocou a cabeça sobre o parapeito da lareira, para jogar dardos nela. Na fantasia, assim como em outros aspectos da vida, a criança é o pai do homem.

Como já foi mencionado, há milhares e milhares de crianças que têm enurese noturna, provocam incêndios e são cruéis com animais e não se tornam assassinos sexuais em série. Um especialista disse que essas crianças têm maior probabilidade estatística de virem a ser vice-presidentes de grandes empresas que de se tornarem assassinos em série. Apesar disso, essa "tríade terrível" de comportamentos geralmente indica que a criança tem problemas. A enurese de causa psicológica implica, na maioria das vezes, a presença de um transtorno emocional, aliado a um mau controle dos impulsos. Torturar e matar animais demonstra um nível desprezível de sadismo e de crueldade. Os incêndios causados por crianças costumam ser um sintoma de hiperestimulação agressiva e sexual. O fogo, em geral, expressa a excitação hiperativa da criança e uma raiva profundamente arraigada. O reconhecimento e o tratamento das crianças que apresentam esses sintomas parece ser uma abordagem crítica para a prevenção de violência futura de todos os tipos.

Quanto ao abuso na infância, também presente na história da maioria dos assassinos em série, sua exata relação com os crimes permanece um mistério. Ele pode atuar desencadeando, mais tarde, impulsos assassinos em indivíduos predispostos à violência. Milhares de crianças sofrem abusos e poucas se tornam assassinas em série. Entretanto, o reconhecimento e o tratamento das crianças vítimas de abuso também podem ter grande importância na prevenção de futuros atos violentos.

Fantasias aberrantes, orgasmos letais

O amor sexual ideal, entre duas pessoas, ocorre quando elas exploram seu potencial de forma mútua, de modo íntimo e terno, em uma celebração prazerosa da relação afetiva do casal. Na vida real, entretanto, as relações sexuais podem passar a incluir elementos de poder, dominação, depreciação, raiva e até crueldade. Para alguns casais, esses elementos podem adicionar criatividade e entusiasmo à experiência sexual. Em todas as relações sexuais, fantasias conscientes e inconscientes entram em jogo. Para outros casais, contudo, esses elementos adicionais tornam o relacionamento infeliz.

Os homens que se tornam assassinos sexuais em série em geral têm disfunções sexuais. A maioria apresenta alguma forma de impotência durante um ato sexual "normal". Quer sejam heterossexuais ou homossexuais, os assassinos sexuais em série são incapazes de ter e manter relações sexuais consensuais e maduras com outros adultos. No entanto, conseguem atingir orgasmos muito fortes quando suas fantasias sexuais aberrantes são realizadas. Muitos dos seus atos sexuais são paródias sádicas e regressivas do intercurso sexual. Alguns, por exemplo, inserem objetos nas vítimas e se masturbam. Bundy estuprou uma estudante do segundo grau por via vaginal e retal com uma lata de aerossol. Os assassinos homossexuais dos quais se tem registro apresentam marcada preferência por atos de sadomasoquismo, tortura e servidão.

As fantasias dos assassinos sexuais em série associam atos sexuais e destrutivos. Essas poderosas fantasias refletem os temas de poder, dominação, exploração e vingança. A maioria das pessoas tem fantasias de aventuras sexuais. Nos assassinos em série, essas fantasias se fundem com ideias de degradação e de humilhação do outro. Nas fantasias sexuais da maioria das pessoas, o parceiro se diverte tanto quanto quem fantasia. Esse não é o caso dos assassinos sexuais: quanto mais eles se divertem durante a fantasia, mais risco letal o parceiro estará correndo. Uma fantasia comum nos indivíduos do sexo masculino é fazer sexo com uma linda modelo ou com uma estrela de cinema. No assassino sexual em série, a fantasia pode começar com uma linda modelo ou com uma estrela de cinema, mas depois evolui para ideias de subjugá-la e espancá-la durante o ato sexual. Quanto mais ela sofre, maior é o prazer do criminoso. O assassino Ted Bundy, bem articulado e violentamente pervertido, descreveu o momento do orgasmo eletrizante da seguinte maneira:

> Você sente o último sopro de vida deixando o corpo. Olha nos olhos deles. Estar nessa situação é como ser Deus! Então você os possui e eles serão parte de você, e o terreno onde foram mortos ou onde foram deixados se torna sagrado para você, que sempre será atraído de volta para lá.

Ao chegarem à puberdade e à adolescência, os assassinos sexuais passam a ter excitação sexual e suas fantasias aberrantes se aprofundam. As fantasias já presentes são sobrecarregadas pela descarga de hormônios sexuais e alimentadas ainda mais pela solidão que eles cultivam. As fantasias letais ganham força e, por fim, começam a comandar não apenas os sonhos de um possível assassinato, mas boa parte dos pensamentos conscientes também. Ed Kemper recorda: "Muito antes de começar a matar eu sabia que mataria, que tudo acabaria assim. As fantasias eram muito poderosas. Elas vinham acontecendo há muito tempo e eram muito vívidas".

Quando as fantasias do criminoso se tornam realidade e ele comete o primeiro assassinato impulsionado por elas, ele se sente ainda mais poderoso. O assassinato o faz sentir-se invencível, o que, por sua vez, alimenta as fantasias. Os elementos do assassinato passam a se integrar, então, em fantasias sexuais sádicas constantemente enriquecidas e cada vez mais elaboradas. Com o tempo, os assassinos sexuais em série aperfeiçoam suas técnicas homicidas, aprendendo com seus erros para se tornarem máquinas letais mais eficientes. Chikatilo, horrorizado com o assassinato de sua primeira vítima, jurou a si mesmo que aquilo nunca voltaria a ocorrer. No entanto, quando aconteceu novamente, ele aceitou sua identidade assassina e se regozijou, executando, de modo espontâneo, uma dança em celebração ao ato. Segundo Kemper, quando cortou a cabeça de uma de suas últimas vítimas, "Houve quase um clímax naquilo. Foi uma espécie de triunfo exaltado, como seria, para um caçador, cortar a cabeça de um cervo ou de um alce".

Por que alguém faria as coisas que Kemper fazia – guardar uma cabeça e realizar atos sexuais com ela, guardar como recordações cachos de cabelo, fragmentos de pele e objetos pessoais, manter fotografias polaroide de corpos e comer partes de suas vítimas? "Se eu as matasse", disse Kemper, referindo-se às suas vítimas, "elas não poderiam me rejeitar como homem. Era mais ou menos como fazer uma boneca a partir de um ser humano, realizar minhas fantasias com uma boneca, uma boneca humana viva". Segundo ele, quando destruía suas vítimas, fragmentando-as em partes pequenas, sentia "uma paixão avassaladora se apossar de mim". Repetindo o que dizia Bundy, contou que voltava ao túmulo de uma de suas vítimas para "ficar perto dela – eu a amava e a desejava". A compulsão de voltar ao local do assassinato e reviver esses momentos foi denominada, por um especialista, como "repassar as sensações". Na época em que Kemper cometia os assassinatos, tinha uma relação platônica com uma jovem de quem acabou ficando noivo e que, mais tarde, o descreveu como um perfeito cavalheiro. Hoje, na prisão, Kemper acha que não está sozinho. No julgamento, explicou com frieza: "Eu queria as garotas para mim, como bens. Elas tinham de ser minhas. Elas são minhas".

Jeffrey Dahmer discutiu suas fantasias com diversos psiquiatras que o examinaram antes do julgamento. Ele começou a se masturbar de forma compulsiva 2 ou 3 vezes por dia aos 14 anos de idade, em princípio com base em uma fantasia convencional, embora homossexual, de sexo com um homem bonito e musculoso. No final da adolescência, sua fantasia havia evoluído para uma cena em que deixava as vítimas inconscientes e expunha suas vísceras. Sua única satisfação e a sensação de estar vivo vinham desse desejo imperioso, exclusivista, de alcançar o prazer sexual a partir dessa nova fantasia.

Dahmer desejava um corpo masculino quente junto a ele, que pudesse controlar totalmente e que nunca o abandonaria. Ele precisava de um parceiro sempre disponível, dócil, que nada exigisse e que tudo aceitasse. Por isso, quando uma vítima potencial ia ao seu apartamento, Dahmer furtivamente o embebedava com *cuba libre*, na qual ele dissolvia um comprimido de sonífero. Se a vítima acordasse e tentasse sair, Dahmer a atacava e imobilizava. Em seguida, chegava bem perto para ouvir os ruídos do corpo da vítima. O que Dahmer realmente queria, como experiência sexual, era abraçar, tocar os genitais, masturbação mútua, ficar deitado junto à pessoa por longos períodos para poder ouvir os batimentos do coração do parceiro e sentir o seu calor humano.

É possível que ele tivesse encontrado adultos que consentissem em preencher essa parte de suas fantasias relativa a proximidade e sujeição, mas Dahmer tinha pouco encanto social e ainda menos confiança em si mesmo para que pudesse encontrar alguém para ser seu parceiro sexual. Então, para satisfazer suas necessidades, imobilizava e matava suas vítimas. Ele executou procedimentos primitivos de lobotomia frontal em duas dessas vítimas enquanto elas ainda estavam vivas, perfurando o crânio com uma pequena furadeira elétrica. Em seguida, com uma pequena bomba plástica, injetou ácido muriático diluído em uma delas e água fervente em outra, o que produziu convulsões e, após algumas horas, a morte da segunda vítima. Esses experimentos fracassados expressavam suas fantasias de nunca ficar sozinho e de sempre ter escravos sexuais complacentes, autômatos com quem pudesse realizar seus atos sexuais preferidos.

Dahmer não era um necrófilo verdadeiro. Preferia satisfazer seus desejos sexuais com um corpo vivo, mas como achava que ninguém iria querer cooperar, ele usava mortos. Assim, as vítimas não acordariam para atacá-lo nem fugiriam para contar tudo à polícia – tampouco exigiriam de Dahmer, em troca de seus favores sexuais, outros atos sexuais para satisfação delas próprias, em especial sexo anal, que Dahmer detestava. Embora cometesse atos monstruosos com os corpos das vítimas, Dahmer a princípio não era sádico. Sua meta não era extrair prazer da tortura das vítimas, mas sim criar escravos sexuais por meio de experimentos demoníacos que geravam "zumbis". Dahmer desafia as teorias de diagnóstico psiquiátrico, como demonstraram as divergências de opinião entre os especialistas em psiquiatria forense durante o seu julgamento.

Tendo matado suas vítimas, Dahmer achava que seria uma pena desperdiçá-las, por isso guardava várias partes dos corpos, embora não gostasse de cortá-los. Ele decapitou 11 de suas vítimas e guardou algumas cabeças na geladeira, além de genitais e outras partes corporais que usava para potencializar sua masturbação. Também criou um templo vampiresco, formado por crânios e esqueletos pintados, sobre uma mesa ladeada de urnas de incenso e iluminada por globos azuis.

Quando comia suas vítimas, Dahmer acreditava que elas lhe dariam força e vitalidade e que continuariam vivas através dele. Por isso, temperou o bíceps e o coração de uma das vítimas com amaciador de carne, fritou-os em óleo de cozinha e adicionou molho de churrasco. Mais tarde, disse que o bíceps tinha gosto de bife, mas que o coração era esponjoso e sem gosto. Enquanto jantava, Dahmer assistia a um filme pornográfico e bebia uma quantidade cada vez maior de álcool. Ao consumir partes do corpo das vítimas, ele estava realizando fantasias canibais primitivas de fusão com outros seres, talvez uma distorção aberrante do desejo universal de todo ser humano de se fundir com outro.

O assassinato mental e o assassinato sexual

No livro *Sexual Homicide: Patterns and Motives* (Homicídio sexual: padrões e motivos), Robert Ressler e sua equipe observam que "muitos [assassinos sexuais em série] enfatizam que praticam aquilo que todas as outras pessoas pensam em praticar". Bem, não exatamente. A maioria das pessoas vivencia pensamentos e sentimentos sádicos e cruéis de algum grau, em algum momento da vida, mas é bastante improvável que se prendam a fantasias sexuais sádicas de mesma intensidade e grau de elaboração das fantasias dos assassinos em série, e muito menos provável que venham a concretizá-las. Lionel Dahmer, ao falar sobre a primeira vítima de seu filho, que este nem se lembrava de ter matado, revelou friamente:

> Ele acordou, como eu acordara algumas vezes na minha juventude, com a terrível certeza de ter cometido um assassinato. A única diferença é que Jeff havia realmente feito isso, havia realmente feito aquilo que eu temia ter feito. Eu acordava em um estado de pânico que logo era apagado pela consciência. Jeffrey acordou para um pesadelo que não teve mais fim.

Para algumas pessoas, o fascínio pelos crimes hediondos dos assassinos sexuais em série trai seu medo de terem rondando, dentro de si, os mesmos demônios. No entanto, é muito pouco provável que pessoas "boas" que abrigam fantasias e impulsos sexuais sádicos, conscientes e inofensivos, venham a descambar para o assassinato em série. Na minha opinião, os assassinos sexuais em série se encontram no extremo do nosso lado humano obscuro. Eles realizam de modo consciente os impulsos antissociais que as pessoas "normais" mantêm trancados nos recessos mais escuros da mente. No entanto, pequenos fragmentos de fantasias sexuais sádicas podem escapar de quase todos nós, sob a forma de sonhos disfarçados, de sintomas ou de comportamentos esdrúxulos. Há muitos anos, Freud observou que a vida sexual das pessoas ditas normais com frequência incluía comportamentos mais comumente encontrados entre aqueles que apresentavam, segundo ele, perversões sexuais. Freud disse: "A conclusão que se apresenta para nós é que, de fato, existe algo inato por trás das perversões, mas esse algo é inato a *todos*, embora a predisposição possa variar em intensidade e ser acentuada por influência dos fatos reais da vida". Se considerarmos a complexidade e as vicissitudes do desenvolvimento psicossexual do indivíduo, com certeza poderemos compreender a observação feita por Freud de que todo homem (e toda mulher) tem direito a pelo menos uma perversão.

Embora muitas pessoas possam imaginar parte das fantasias dos assassinos em série – como a necessidade de controlar ou dominar o outro –, suas fantasias não são direcionadas para obter um orgasmo à custa da vida de outra pessoa. A maior parte das pessoas não consegue obter intenso prazer sexual ferindo outra pessoa. Nem são psicopatas, desprovidos por completo de consciência ou de empatia pelos demais. As fantasias sexuais sádicas dos assassinos em série começam onde terminam as fantasias conscientes da maioria das pessoas. A trajetória dos assassinos sexuais em série não é um passeio pelo jardim dos pensamentos e dos sentimentos cruéis do dia a dia, e sim uma jornada sem descanso por uma paisagem mental de pesadelo que os leva ao vale da morte.

Na tentativa de racionalizar os assassinatos que cometem, dizendo que outras pessoas têm desejos semelhantes, mas temem colocá-los em prática, os assassinos em série não deixam de ter uma certa razão e nos dizem algo, de forma involuntária, sobre a mente do ser humano. Há muitas esposas, maridos e filhos no mundo cujas mentes são estupradas e assassinadas sexualmente e que são violentados de outros modos sádicos por parceiros ou pais. Esses casos nunca chegam aos tribunais, às autoridades ou mesmo às manchetes de jornais. Mesmo quando o resultado final não é um assassinato, fisicamente falando, todo tipo de sadismo e de depreciação sexual é praticado de modo regular contra vítimas indefesas, que não consentem, mas não podem resistir. Em todo o mundo, todos os dias, maridos, mulheres e filhos são tratados com o mais puro desprezo, como se fossem meros objetos de prazer para alguém, e depois descartados, jogados fora. Embora muitas dessas vítimas não morram nas mãos de seus agressores, elas sofrem um assassinato mental, muitas vezes atrás de fachadas socialmente respeitáveis. Os indivíduos que cometem atos sádicos de abuso e exploração de outras pessoas – estupro mental – são perturbadoramente comuns, alguns são cidadãos exemplares, e existem em todas as classes sociais e ambientes. Alguns são nossos vizinhos e, em graus variados, alguns somos nós mesmos.

Além da fantasia: biologia, dependência e destino

Por trás de todo pensamento aberrante existe uma molécula aberrante, é o que dizem algumas pessoas. Mas o que leva o cérebro a agir dessa maneira? Será que os assassinos em série herdaram seus comportamentos hediondos? Existem fantasias sexuais poderosas e aberrantes alimentadas por impulsos sexuais e agressivos determinados pela genética? Será que os fatores genéticos presentes ao nascimento são suficientes para condenar o indivíduo a uma vida de perversão e crimes? O pai de Jeffrey Dahmer, Lionel Dahmer, escreveu em seu livro *A Father's Story* (O relato de um pai), em tom fatalista, que "Como cientista, questiono também se esse potencial para fazer tanto mal não está inserido, de modo profundo, no sangue que alguns de nós, pais e mães, sendo transmitido aos nossos filhos no momento do nascimento". E os traumatismos cranianos, ou a presença de doenças neurobiológicas declaradas ou latentes – teriam um papel significativo na geração da violência? Por exemplo, estudos preliminares observaram altos níveis dos elementos cádmio e chumbo no cabelo de alguns assassinos sexuais em série. Outras pesquisas revelam diferenças significativas na química cerebral de assassinos, comparada à de pacientes normais que servem como controles. E os danos mentais, por exemplo, causados pela falta de carinho paterno ou materno, por abusos físicos ou sexuais na infância? É bem possível que as experiências negativas causem um desarranjo da química cerebral. A história de Jeffrey Dahmer não revelou qualquer abuso físico ou sexual na infância, então será que ele foi vítima de genes aberrantes?

Como já foi mencionado, a maioria dos assassinos sexuais em série sofreu abusos na infância. Alguns especialistas forenses acreditam que vítimas de abusos extremos na infância acabem se identificando com seu agressor. Essa premissa é corroborada por relatos feitos por assassinos sexuais sádicos de que ficavam muito excitados sexualmente pelo medo que viam no semblante das vítimas. Alguns assassinos em série infligem terror, sofrimento e impotência a suas vítimas como meio de obter poder e domínio sobre suas próprias experiências aterrorizantes de abuso na infância.

Uma atitude muito comum entre os assassinos em série é o desprezo pelas vítimas. Bundy não sentia nenhuma compaixão por suas presas. Na verdade, ele parecia genuinamente surpreso com tanto barulho por causa da morte de algumas "meninas" ou com o profundo sofrimento que as famílias das jovens demonstravam por sua perda. "O que significa uma pessoa a menos na face da Terra?", ele dizia, dando de ombros, e se referia a suas várias vítimas em tom debochado, chamando-as de "carga" ou "mercadoria avariada".

Sabemos, com base em outras pesquisas, que crianças que sofreram abusos tendem a crescer nutrindo fortes sentimentos de autodepreciação. Tratadas com desprezo na infância, frequentemente têm uma imagem depreciativa de si e dos outros. Indivíduos que sofreram graves abusos costumam dizer que se sentem mortos do ponto de vista emocional. O abuso na infância pode levar a pessoa a uma repressão maciça de todos os sentimentos como forma de garantir sua sobrevivência. Esse achado é pertinente quando pensamos no modo como os assassinos em série interagem com suas vítimas. Eles se odeiam e veem os outros com o mesmo desprezo. Para o assassino sexual em série que usa sua vítima com o único propósito de obter um orgasmo, essa vítima não tem valor intrínseco como ser humano. Dennis Nilsen dizia, com uma frieza desumana, que o peso de uma cabeça decepada, quando erguida pelos cabelos, era bem maior do que se poderia imaginar. A permanente atitude de depreciação e humilhação de si mesmos que transferem para as vítimas talvez torne mais fácil para esses assassinos sexuais em série a realização de seus atos sádicos. Ao controlar, torturar e matar a outra pessoa, eles se aliviam, por breves momentos, de um profundo sentimento de desprezo por si próprios. Além disso, pode ser que apenas a exploração sexual sádica ao extremo traga os assassinos sexuais em série de volta de sua "morte" emocional à vida, permitindo, por algum tempo, que se sintam calmos e relaxados. Muitos deles realataram ter se sentido "normais" por algum tempo depois de cometer um assassinato.

O fato de muitos desses criminosos em série aumentarem suas práticas assassinas ao longo do tempo levou alguns a sugerirem um modelo de dependência para explicar certos traços comportamentais desses criminosos. Nos casos de Gacy, Kemper, Chikatilo e Bundy, o ritmo dos assassinatos não só aumentou com o tempo, mas aumentou de forma drástica quando se aproximou o final e eles estavam fora de controle. "Uma obsessão compulsiva por fazer as coisas que eu estava fazendo se apossava de mim e bloqueava qualquer repulsa que pudesse sentir", disse Dahmer a um dos psiquiatras. "Eu com certeza tinha de seguir essa compulsão. Era a única coisa que me trazia satisfação na vida." E Dennis Nilsen confessou, lamentando: "Eu queria parar, mas não podia. Não tinha nenhum outro estímulo ou motivo de felicidade".

Assim como na história de Dr. Jekyll e Mr. Hyde, o que acontece com esses assassinos é que Mr. Hyde assume o controle de modo gradual. Torna-se cada vez mais difícil trazer de volta o lado Dr. Jekyll, bom e gentil. Em muitos desses casos, a última e extrema fase é acompanhada do uso abusivo de drogas e álcool, da depressão e da depravação total. À medida que seus atos aberrantes e diabólicos se acentuam, os assassinos entram em uma espiral descendente vertiginosa em sua vida pessoal e nos cuidados com sua própria pessoa. O padrão geral é semelhante ao da deterioração total de um dependente de drogas.

Os assassinos sexuais em série também parecem seguir esse padrão no sentido de que se tornam viciados nas sensações que experimentam quando matam. Precisam de "doses" cada vez mais frequentes da sua "droga" – doses maiores de assassinato sexual sádico – para se manterem no estado excitado. Dahmer concordava que a sensação era "praticamente viciante: quase como uma injeção de energia". Kemper descrevia o fenômeno de modo semelhante: "A questão não era o sangue jorrando. O que eu queria era ver a morte. Era como comer, ou como um narcótico, algo que cada vez me impulsionava mais e mais e mais". Gary Ridgway, o assassino de Green River, descrevia uma experiência semelhante, dizendo que matar prostitutas proporcionava a ele a mesma experiência que um "viciado tinha com as drogas".

Acredito que a teoria biológica do comportamento dos assassinos em série seja sugerida por analogia com as pesquisas em animais relativas ao chamado efeito *kindling*, ou ignição por estímulos repetidos. O termo está associado a um fenômeno de "disparo", análogo à ignição, que a princípio ocorreria no cérebro, mediante a aplicação de estímulos repetitivos. Nessas pesquisas, verificou-se que a estimulação elétrica intermitente do cérebro altera a excitabilidade do tecido cerebral até o ponto em que a repetição do estímulo produz convulsões. Após um certo período, o cérebro torna-se cada vez mais sensível aos estímulos, e as convulsões acabam sendo disparadas espontaneamente. Em seres humanos, esse modelo foi aplicado para explicar a acentuação dos transtornos do humor com o tempo, em particular o transtorno maníaco-depressivo (bipolar). O que parece ocorrer é que, em pessoas vulneráveis, estímulos estressantes repetidos podem induzir uma depressão menor, inicial, que logo desaparece. Os estresses subsequentes produzem ciclos cada vez piores de depressão. Posteriormente, os estresses da vida produzem uma depressão franca, que demora mais para desaparecer. Com o tempo, os sintomas maníaco-depressivos surgem com frequência cada vez maior. Os ciclos de humor evoluem até o aparecimento espontâneo das fases de mania ou de depressão, sem a presença de fatores de estresse. Cada episódio subsequente se torna mais e mais refratário ao tratamento.

Os transtornos neurobiológicos são bastante comuns em criminosos que vão a julgamento. Um estudo selecionou 15 presidiários que estavam no corredor da morte para exame. Não foi usada, como critério de seleção, a presença de sinais de neuropatologia. Em todos eles, os pesquisadores encontraram evidências de trauma craniano grave e comprometimento neurológico. Outra pesquisa, no entanto, mostra que não há, necessariamente, uma conexão entre lesão cerebral e violência, e também não está comprovada qualquer conexão entre outros tipos de distúrbios cerebrais e violência. No entanto, alguns assassinos sexuais em série apresentavam esses distúrbios e lesões. John Gacy tinha uma forma de epilepsia psicomotora na infância. Arthur Shawcross, outro assassino em série, tinha, além do transtorno psiquiátrico, convulsões psicomotoras relacionadas a uma lesão no lobo temporal.

Minha própria especulação é que o conceito da ignição (*kindling*) pode ser aplicado aos assassinos sexuais em série, embora não possa, de modo comprovado, explicar a vida mental e o comportamento desses criminosos. O padrão de piora gradual, o alívio que alguns desses assassinos sentem depois de matar, o aumento de frequência dos ciclos e os sentimentos descontrolados sugerem que o modelo possa ser apropriado. Isso se confirma, particularmente, quando os crimes são entendidos como um aspecto da depressão recorrente ou do transtorno maníaco-depressivo. Talvez alguns assassinos em série tenham um tipo de transtorno do humor atípico ou aberrante e não reconhecido. Um psiquiatra forense que examinou Ted Bundy diagnosticou psicose maníaco-depressiva e atribuiu seus assassinatos a "raiva maníaca incontrolada".

Com certeza, essa é apenas uma teoria, e ninguém realmente sabe, de fato, que complexo de fatores leva uma pessoa a se tornar um assassino sexual em série. Existem dezenas de milhares, talvez centenas de milhares de crianças que sofrem abusos todos os anos, mas só existem de 50 a 200 assassinos em série entre nós. É possível classificá-los em psicopatas sádicos ou necrófilos. Isso pode ajudar a identificá-los e, às vezes, a capturá-los antes que matem mais pessoas, mas é preciso admitir que todas as explicações sobre a gênese do assassino em série são obviamente inadequadas. Psiquiatras e outros profissionais da saúde mental devem evitar as abordagens do tipo "não é a mente" ou "não é o cérebro", ao estudarem os assassinos em série e o lado mais obscuro do comportamento humano. A abordagem que exclui a mente descarta fatores psicológicos, enquanto a abordagem que exclui o cérebro rejeita os determinantes biológicos do comportamento humano. A mente e o corpo estão intimamente ligados em uma só unidade. Enquanto isso, talvez possamos tolerar melhor a nossa ignorância quanto aos assassinos sexuais em série relembrando a sabedoria em Jeremias 17:9: "Enganoso é o coração, mais que todas as coisas, e perverso; quem o conhecerá?".

Jeffrey Dahmer demonstrou que a mente humana é difícil de ser decifrada, plástica ao extremo e quase infinitamente moldável. A capacidade de fantasiar é inerente à experiência da vida humana. Na fantasia, podemos ser quem quisermos ser, ir a qualquer lugar, fazer qualquer coisa. Podemos viajar para a frente ou para trás no tempo. Podemos amar ou odiar quem quisermos. Qualquer desejo imaginável (ou inimaginável) pode ser satisfeito, e ninguém precisa ser sábio. Quando pensamos em Dahmer, lembramos, mais uma vez, que o órgão sexual mais importante é o cérebro. Por intermédio da fantasia, ele pode achar praticamente qualquer coisa excitante do ponto de vista sexual; Dahmer era excitado pelos sons internos do corpo de suas vítimas.

Algumas coisas podemos afirmar com certeza: assassinos sexuais em série não foram bem estudados do ponto de vista genético, médico ou psicológico. Quando suas ações forem finalmente bem explicadas, deverá ficar claro que seu comportamento depende de algum tipo de combinação entre natureza e criação. Não há instalações nem verbas para projetos de estudo aprofundados sobre os assassinos sexuais em série, por isso, o que nos resta é especular, com base em informações e nos melhores dados disponíveis. O Dr. Park Elliot Dietz acredita que os assassinos sexuais em série sejam produzidos pelos genes "certos" combinados com os pais errados. Ao lhe perguntarem o que achava que seria necessário para gerar outro Bundy, Gacy ou Kemper, o Dr. Dietz sugeriu:

> Comece com um pai criminoso e violento e uma mãe histérica e alcoólatra; torture o menino eroticamente o máximo possível; faça com que a mãe, nua, o espanque e durma com ele até os 12 anos de idade; amarre-o e dê-lhe surras de cinto de modo regular; faça com que a mãe o excite sexualmente e o castigue quando ele tiver uma ereção; faça com que ela tenha um comportamento promíscuo mas condene as prostitutas; deixe revistas sobre histórias policiais e pornografia pesada espalhadas pela casa para que o menino as encontre; e incentive-o a ver filmes pornográficos do mais baixo nível e cenas de violência contra mulheres glamorosas.

Se não fosse a sorte genética e familiar da loteria da vida, será que eu ou você poderíamos ter nos tornado assassinos em série? Como psiquiatra clínico, sempre me impressiono com pacientes que recebem da vida uma parcela enorme de sofrimentos, alguns quase insuportáveis. Não obstante, essas pessoas assumem total responsabilidade por seus atos e levam uma vida produtiva e cheia de significado. Um paciente com transtorno maníaco-depressivo grave, que se casou e tinha um negócio bem-sucedido, uma vez me disse: "Sabe, doutor, a questão não são as cartas que nós recebemos, mas como jogamos com elas". Tornar-se um assassino em série é, pelo menos até certo ponto, exercer uma escolha.

Ted Bundy, no final da vida, fez pronunciamentos apocalípticos contra a pornografia, dizendo que ela era responsável por seus excessos. Ele disse que os homens evoluem da pornografia leve para a pesada e depois para o sadismo, pornografia violenta, o estupro e o assassinato em série. O Dr. Dietz não concorda com essa visão simplista, embora popular, que configura a "teoria do efeito dominó" da dependência de pornografia como causa de assassinatos em série. A causa é bem mais profunda, e está no período da infância anterior ao dia em que o menino viu pela primeira vez uma revista ou vídeo pornográfico. Segundo o Dr. Dietz,

A parafilia quase nunca se origina após a adolescência, e a psicopatia nunca. Nenhum bombardeio de imagens, por mais aberrantes, pode transformar um homem normal em um parafílico ou criminoso. O salto da fantasia para a ação tem muito a ver com o caráter e as vicissitudes da vida, e pouco ou nada a ver com os objetos de desejo.

Talvez Heráclito tivesse razão quando disse que o caráter é o destino. O caráter do assassino sexual em série é enraizado de maneira tão firme que molda o seu destino. Nós que vivemos com alguns desses assassinos em nosso meio, só podemos esperar que nossos destinos nunca se cruzem com os deles. No entanto, não podemos escapar ao nosso destino humano. Há um pouco de sádico, de psicopata, de assassino em todos nós. A diferença básica é que o destino engendrado pelo caráter dos homens maus é fazer, de forma consciente, o que os homens bons estão destinados a apenas sonhar, inconscientemente.

12

Caráter e Destino
Como se Fazem Mulheres e Homens Bons

O caráter de um homem é seu destino.

Heráclito

Recentemente, um de meus colegas, um pensador moderno, me fez a seguinte pergunta: Por que as pessoas boas não agem seguindo seus sonhos e suas fantasias destrutivas? Como de hábito, esse colega inverteu o tema do meu livro e me desafiou a examinar a questão sob uma ótica oposta. A pergunta é provocativa, mas acho que exagera na pressuposição de que não agimos segundo nossos impulsos mais obscuros. Na verdade, as pessoas boas conseguem manter seus sonhos e seus impulsos mais nefastos sob um razoável controle, embora não sob um controle perfeito. Como já disse neste livro, não existem santos entre nós.

Com base na minha experiência de psiquiatra, descobri que, durante nossa vida, experimentamos fantasias complexas e poderosas sobre nós mesmos e sobre o mundo. Nossa escolha de parceiros, o trabalho que fazemos, os amigos que procuramos ter ao nosso lado, as posses que adquirimos, o modo como nos vestimos, os carros que dirigimos, tudo isso reflete fantasias conscientes e inconscientes que temos a nosso respeito. Um de meus pacientes destruía, durante acessos de raiva, seus bens que não considerava perfeitos. Ele não podia suportar qualquer mancha em sua autoimagem como um ser perfeito.

O motivo pelo qual os homens bons sonham o que os homens maus fazem é regido por fatores genéticos, biológicos e ambientais que forjam nosso caráter muito cedo na vida e que determinam nosso destino. Apenas começamos a avaliar a importância dos determinantes genéticos do comportamento. O relato feito por Lionel Dahmer acerca de seus próprios sonhos assassinos nos dá uma pista assustadora de que a genética desempenhou um papel significativo nas mortes causadas por seu filho, Jeffrey. Embora tenhamos aprendido muito, nosso entendimento sobre o comportamento humano ainda é limitado. Boa parte continua envolta em mistério. Uma das metas deste livro é estimular um interesse mais profundo por nossos bons e maus comportamentos.

Como foi mencionado nos capítulos anteriores, os assassinos sexuais em série são impulsionados, de modo incessante e compulsivo, por intensas fantasias sexuais sádicas. Suas vítimas nada mais são do que um meio para que atinjam um orgasmo eletrizante. Ao contrário, as fantasias dominantes de pessoas boas são positivas em relação à vida e, em geral, empáticas a outras pessoas, mesmo que seus tributários e caminhos colaterais sejam obscuros. Gary Ridgway, Jeffrey Dahmer, Ted Bundy e outros assassinos sexuais em série tiraram a vida de pessoas para seus próprios fins psicopatologicamente egoístas. Albert Schweitzer e Madre Teresa dedicaram suas vidas a melhorar a vida de muitas outras pessoas – mas mesmo Madre Teresa, como podemos constatar em seu diário e em suas cartas – era atormentada por dúvidas e por pensamentos negativos.

Quase todas as pessoas consideradas "boas" passam pela vida experimentando um amplo espectro de atitudes, entre os extremos do bem e do mal. Todos nós, se não fossemos socializados, agiríamos como os maus, ou seja, de modo antissocial. As crianças com características animalescas, que cresceram na selva, privadas de qualquer calor humano ou cuidado, se comportam mais como animais do que como seres humanos. A premissa de que a natureza do homem é má faz parte da doutrina de muitas religiões e se reflete, por exemplo, no conceito do pecado original. Sentado sobre o monte de estrume, Jó disse: "Mas a humanidade nasceu para causar problemas, tão certo quanto as fagulhas voam para cima".

Como psiquiatra, passei mais de 45 anos ouvindo pacientes, mas não fui capaz, até hoje, de responder à pergunta: "O que as pessoas realmente querem?". Além dos clichês – dinheiro, sexo, poder, amar e ser amado –, percebi que as pessoas são bastante complexas e imprevisíveis, tanto para mim quanto para elas mesmas. O que as pessoas querem de fato? Encontrei os desejos mais inimagináveis em certos pacientes, e meus pacientes revelaram necessidades e conflitos que eles mesmos nem imaginavam.

Com base nessas constatações, poderíamos concluir que o mau comportamento é parte essencial da nossa natureza. No entanto, a capacidade de sonhar com atos maus e *não* agir segundo esses sonhos é uma capacidade mental que pode ser desenvolvida, ainda que precise ser adquirida. As conquistas da civilização, alcançadas de forma árdua ao longo dos séculos, podem ser destruídas em um instante, relativamente falando, por um ato "mau", como vimos acontecer com Hitler. Destruir pode ser algo mais comum à nossa natureza básica do que as "boas" ações – um fato reconhecido por todas as sociedades desenvolvidas, que sempre se preocupam em votar leis e manter policiais efetivos para garantir a ordem.

Um dos benefícios da perspectiva médica e psicológica no exame da questão sobre homens maus fazerem o que homens bons apenas sonham é que essa perspectiva, embora seja estreita em alguns aspectos, evita a armadilha de definirmos as pessoas somente como boas ou más; em vez disso, ela se refere às condições mentais como sadias ou doentes do ponto de vista psicológico. Entretanto, mesmo deixando a análise do bem e do mal para a filosofia e para a religião, o psiquiatra ainda tem de admitir que o conceito de saúde mental, em si, é ilusório. Vários profissionais que atuam na área da saúde mental definem esse conceito segundo sua bagagem educacional e sua preferência por uma ou por outra teoria. Não obstante, existe bastante consenso entre os profissionais quanto aos aspectos gerais do que seja uma boa saúde mental. Segundo minha perspectiva de psiquiatra, o motivo pelo qual os homens bons sonham mas não traduzem seus impulsos antissociais em ações, como o fazem os homens maus, é consequência, em grande parte, da saúde psicológica.

Uma boa saúde mental está ligada de maneira inextricável ao caráter. Defino *caráter* como uma estrutura de personalidade altamente individualizada que expressa valores e crenças profundamente arraigados na pessoa acerca dela mesma, dos outros e do mundo. Envolve os padrões típicos permanentes que regem a conduta da pessoa. Sabemos qual é o caráter de alguém ao observarmos seu modo habitual de pensar, sentir e falar.

Desvios sérios de caráter sempre geram problemas psicológicos. A saúde mental comprometida pode afetar de modo adverso o desenvolvimento do caráter. Um caráter perfeito, assim como uma saúde mental perfeita, é ficção. Uma ideia mais realista é a de um caráter "suficientemente bom". Nosso caráter está sempre à mostra, em especial nas pequenas coisas que fazemos ou que deixamos de fazer.

Saúde mental – o que é isso?

Pessoas superficiais acreditam em sorte.
Ralph Waldo Emerson

Em que consiste a saúde mental das pessoas teoricamente boas? A psiquiatria vem deduzindo, ao longo dos anos, algumas respostas a essa pergunta. Para começar, falando do ponto de vista psicológico, as pessoas saudáveis gostam de si mesmas e se aceitam. Elas não dependem excessivamente da aprovação dos outros, nem se sentem atingidas de forma grave pelas críticas alheias. O almirante James Stockdale, oficial de mais alta patente a ser feito prisioneiro durante a guerra do Vietnã, comentou que muitos dos prisioneiros norte-americanos que sobreviveram não necessitavam ou não buscavam a aprovação daqueles que os capturaram. Além disso, uma autopercepção sólida e integrada costuma coexistir com lembranças do passado razoavelmente prazerosas e relativamente contínuas. Nas pessoas sadias do ponto de vista psicológico, a pergunta "Quem eu sou?" surge apenas em raras ocasiões. O eu não é nem megalômano nem autodepreciativo. Uma pessoa sadia não precisa diminuir outras pessoas para manter sua autoestima. Ela reconhece e aceita seus fracassos e busca ajuda de outras pessoas quando necessita. A pessoa sadia do ponto de vista psicológico sabe que não precisa ser perfeita para alcançar a autoaceitação.

Pessoas sadias internalizam figuras paternas que as amam e que delas cuidam, que lhes dão sustentação em momentos de crise e apoio perante o fracasso. Essas pessoas rejeitam, de forma intrínseca, o suicídio como solução para as vicissitudes da vida. Nos exemplos citados neste livro, muitas crianças que sofreram abusos físicos e sexuais internalizaram figuras paternas hostis e sádicas, e repetem o ciclo de abuso com seus próprios filhos. Tanto em adultos quanto em crianças vítimas de abusos, as lembranças do passado são dolorosas e muitas vezes entrecortadas.

Outra medida da saúde psicológica é a presença de valores e de padrões que, ao longo de toda a vida, servem como uma espécie de leme moral. A consciência do indivíduo sadio é firme, mas justa e adaptativa, e não dura e punitiva; ele não tem atitudes de retidão inflexível ou cruel, e sim um senso claro, mas razoavelmente flexível, do que é certo ou errado. Diante do sofrimento humano, a pessoa sadia não insiste em cumprir formalidades sem importância. Ela aceita a culpa quando a ocasião é apropriada, sem entrar em pânico ou apresentar uma depressão paralisante. A consciência da pessoa sadia atua em harmonia com outros aspectos da personalidade; não é uma consciência cheia de lacunas que permite uma ação decorrente de um comportamento destrutivo, incompatível com o sistema de valores consciente da pessoa.

O leitor pode avaliar a verdadeira natureza de sua própria consciência respondendo à seguinte pergunta: Se você tivesse às suas ordens um gênio que pudesse satisfazer todos os seus desejos sem consequências pessoais, o que pediria? Seus desejos iriam beneficiar ou ferir outras pessoas? Você teria desejos antissociais? O objetivo da pergunta é ajudar a descobrir até que ponto somos guiados por princípios internos de certo e errado que funcionam de modo relativamente independente das limitações externas; ou até que ponto precisamos de um policial sempre atrás de nós. A verdadeira medida da integridade de uma pessoa é colocada à prova pelas coisas que faria ou deixaria de fazer se não houvesse qualquer possibilidade de ser apanhada ou punida. Nos extremos, o círculo se fecha quando percebemos que tanto os homens bons quanto os maus são indiferentes às limitações externas.

O sistema de valores do indivíduo sadio prioriza alcançar proficiência em um determinado trabalho, buscando cumprir metas realistas. Pessoas sadias estão dispostas a trabalhar duro para alcançar o sucesso, aprender com o fracasso e seguir em frente. Elas não seguem padrões perfeccionistas imobilizantes que são uma garantia de fracasso. A perfeição é inimiga do bem. Trabalhei com pacientes que se sentiam carentes e desamparados do ponto de vista psicológico, porque perseguiam metas impossíveis de serem alcançadas, ignorando as maravilhosas dádivas que tinham à sua frente. Muitos dos indivíduos perturbados descritos neste livro tinham visões de mundo utópicas, deturpadas, que exigiam uma busca permanente de dinheiro, posses, poder, sexo e amor.

A pessoa sadia valoriza a cooperação e a colaboração com outras pessoas, tem prazer em competir, mas não à custa da humilhação do concorrente nem sentindo satisfação quando algo de mal acontece a ele. Nas palavras de Schopenhauer, "o pior traço da natureza humana é a *Schadenfreude* [prazer com a desgraça alheia], porque se aproxima muito da crueldade". Embora a maioria de nós tenha breves surtos desses sentimentos uma vez ou outra, nas pessoas saudáveis esses instantes desaparecem de forma rápida. Uma pessoa mentalmente sadia encara a vida não como uma questão de matar ou morrer, mas como um desafio positivo. Ao contrário, o psicopata não tem uma estrutura moral e age sempre de modo a maximizar o seu prazer. Para ele, causar dano aos outros não tem qualquer consequência.

As pessoas saudáveis e as não saudáveis podem ser diferenciadas por seus relacionamentos. As pessoas sadias do ponto de vista psicológico gostam de se relacionar com outras pessoas. Elas depositam a confiança apropriada nos outros e agem, por sua vez, de um modo que também desperte confiança. Têm empatia e aceitam que os demais manifestem conflitos e problemas semelhantes aos seus próprios. A marca registrada do seu comportamento é o apoio e a confiança que transmitem aos amigos e conhecidos. Elas dominam eventuais sentimentos de inveja ou de ciúme em nome da importância de manter um bom relacionamento. Não querem dominar ninguém. Ao contrário, a maioria dos estupradores e todos os assassinos em série são indivíduos viciados em poder. Eles usam as pessoas como objetos para alcançar seus fins egoístas; o assassino sexual em série, por exemplo, mata com o único propósito de ter um orgasmo. A pessoa sadia tem estima pelas demais pessoas como elas são e entende que todos precisamos suportar as vicissitudes da condição humana; não busca vantagens pessoais. Na verdade, embora as pessoas saudáveis busquem defender seus próprios interesses, elas o fazem com empatia quanto às consequências de suas ações sobre os outros.

A pessoa sadia do ponto de vista psicológico mantém bons limites pessoais, sabendo que sua liberdade termina onde começa a do outro. O perseguidor erotômano perdeu todo o senso de limites e se funde com o objeto de seus delírios eróticos. Um comportamento de total introspecção e desrespeito aos outros é um sinal de psicopatia e, na minha opinião, está na origem daquilo que muitos chamam "o mal". Um egocentrismo patológico equivale, mais ou menos, ao pecado que os cristãos denominam "soberba", um dos chamados sete pecados capitais e um dos piores males do mundo. Como visto no capítulo sobre má conduta sexual no ambiente profissional, algumas pessoas que ocupam posições de poder e confiança se prevalecem dessa posição para explorar outras pessoas, para sua própria satisfação. Uma pessoa sadia não faz isso, pois sente remorso ou culpa se outros são lesados, de modo desnecessário, por seus atos, e quando isso ocorre fazem todo o esforço para reparar o dano. A capacidade de sentir remorso, tristeza, arrependimento e culpa em doses adequadas se baseia na tolerância e no reconhecimento de nossas próprias falhas. Uma pessoa sadia não transfere a culpa para os outros, como vemos ocorrer com alguns assassinos que atuam no próprio local de trabalho. A pessoa de bom caráter faz amplo uso, para manter seus relacionamentos, de duas expressões cruciais: "Desculpe-me" e "Obrigado". É impressionante ver como certas pessoas têm dificuldade para pedir desculpas e para expressar gratidão.

As pessoas sadias do ponto de vista psicológico são capazes de aceitar o lado obscuro de sua condição humana – seus conflitos, seus desejos inconfessáveis, até mesmo seus impulsos antisssociais – sem experimentar um estresse emocional indevido. Uma das qualidades essenciais do ser humano é sua capacidade de fantasiar. Os animais não têm essa capacidade. As pessoas boas são capazes de conter impulsos antissociais com fantasias, exercendo a opção de agir ou de continuar apenas sonhando. As pessoas más, assim com as crianças pequenas, vivem o presente e agem segundo cada momento. A pessoa madura pode ter certos prazeres infantis, mas no momento apropriado e na dose certa.

Um forte indicador de saúde emocional é a capacidade de suportar a ansiedade que deriva do conflito externo ou interno, sem se desestruturar ou se engajar em atitudes drásticas. Durante uma crise, somos sustentados por nossas relações familiares baseadas no amor e que foram internalizadas. As pessoas que sofreram ódio e rejeição por parte daqueles que supostamente deveriam amá-las, ao se encontrarem em crise, percebem que esses relacionamentos violentos emergem para novamente agredir seu coração e sua mente. Elas se sentem tão abandonadas no presente quanto o eram no passado. Alguns dos assassinos em massa descritos no capítulo sobre a violência no ambiente de trabalho foram incapazes de conter e de controlar seus sentimentos de ódio ou de vingança sem descambar para uma depressão paranoica letal. A habilidade de adiar a satisfação pessoal e tolerar a frustração, quando necessário, é uma etapa crítica do desenvolvimento da pessoa psicologicamente sadia. As personalidades primitivas, não socializadas, não conseguem vencer essa etapa fundamental de adiamento de uma ação. Um sinal inequívoco de disfunção psicológica é a incapacidade de adiar a satisfação sem apresentar atitudes de raiva, ansiedade ou depressão. Quando as frustrações aparecem, a pessoa não totalmente sadia usa outras pessoas como "bodes expiatórios". Uma habilidade crítica para a saúde mental é a capacidade de pensar antes de agir e de modular os impulsos da mesma maneira como ajustamos o volume da televisão.

A capacidade de sublimação – ou seja, de transformar e redirecionar impulsos básicos derivados da sexualidade e da agressão para metas mais elevadas – fala muito sobre a nossa saúde mental. A capacidade de competir, de ultrapassar as dificuldades e de ser um vencedor extrai energia da agressividade reorientada. A energia sexual canalizada pode encontrar expressão na música, na arte e na criatividade literária.

A pessoa sadia do ponto de vista psicológico é capaz de amar, ou seja, de valorizar outra pessoa e cuidar dela mais que de si mesma. O amor gera a independência e o crescimento das outras pessoas. A capacidade de amar outra pessoa nada tem a ver com a versão hollywoodiana de amor. Os amantes cujos olhares trocados ao luar brilham na tela apenas transmitem a ilusão de seres que apreciam a perfeição mútua. Todos nós somos imperfeitos. Amar alguém exige que, primeiro, sejamos capazes de nos aceitar, com nossas fraquezas e defeitos. O verdadeiro compromisso com outra pessoa exige que, antes de tudo, saibamos nos valorizar de forma autêntica. Os perfeccionistas não conseguem chegar a esse ponto e acabam, quase sempre, odiando a si mesmos. Quando reconhecemos nosso lado obscuro, estamos dando o primeiro passo, transcendental, para a descoberta do milagre do amor.

No capítulo sobre os perseguidores, descrevi indivíduos que aterrorizaram ex-parceiros por sentirem raiva, desejo de vingança e por serem incapazes de se desligar, emocionalmente, destes. Na pessoa sadia, os sentimentos de ciúme, raiva, ódio e rejeição são temperados por uma preocupação com a pessoa amada que se sobrepõe a tudo isso. Os relacionamentos mais difíceis são aqueles que mantemos com as pessoas que amamos, e não com as pessoas que odiamos. Podemos odiar Hitler ou um Ted Bundy, mas isso não é o mesmo que odiar alguém ao mesmo tempo em que amamos essa pessoa. Exceto quando os sentimentos de ódio são dominantes, o amor, em geral, suaviza o conflito, trazendo-o a um nível tolerável. A capacidade de preservar nossos relacionamentos apesar desses sentimentos contraditórios é a marca registrada da saúde psicológica.

O sexo, para uma pessoa sadia, não é um mero espasmo de alívio fisiológico nem uma forma alternativa de masturbação. Se a sexualidade faz parte do relacionamento de pessoas sadias, ela é uma forma de crescimento pessoal, por meio de um processo de conhecimento mútuo amoroso, físico e mental. Quando alguém busca um parceiro, em geral, a preocupação não é tanto encontrar a pessoa certa, mas ser a pessoa certa.

As pessoas sadias têm muitas facetas satisfatórias em sua vida. Trabalham para se sustentar, mas o trabalho não é sua única fonte de satisfação. O trabalho é uma fonte de crescimento emocional criativo e de higiene mental, e não um processo primário de obtenção ou manutenção da autoestima. Tratei pacientes que estavam passando por sérias crises pessoais durante as quais uma vivência profissional positiva foi fundamental para apoiá-los na fase mais difícil. As metas profissionais são parte do tecido mais amplo da vida, que inclui a sustentação de relacionamentos, o divertimento, os *hobbies* e os interesses espirituais. As pessoas sadias conseguem se surpreender, se alegrar e se encantar com as coisas do mundo, e se realizam ao longo de uma vida na qual não há lugar para ressentimentos ou para amargura.

Um compromisso firme com nossos relacionamentos e com o trabalho ou com as metas profissionais enriquece a pessoa mentalmente sadia. O dinheiro, embora seja importante, é um pálido elemento em comparação com esses outros compromissos – é um meio para se alcançar um fim, mas não um fim em si mesmo. O dinheiro tem valor extrínseco, ou seja, vale o que podemos comprar com ele. Os problemas surgem quando se busca o dinheiro por seu valor intrínseco, por exemplo, como importante fonte de autoestima. A alegria vem com as "pequenas" coisas da vida: um pôr do sol, os aromas da primavera, uma sensação de encantamento com o mundo, um momento passado com um amigo, a primeira claridade da manhã. A capacidade de rir e chorar, de dispor de seus sentimentos, é um sinal claro de saúde mental. Um de meus pacientes deprimidos definiu isso muito bem, ao expressar sua angústia: "Eu queria apenas *ser*!". Emily Dickinson escreveu que "Viver é tão espetacular que nos deixa pouco tempo para qualquer outra coisa".

São as pequenas coisas...

O homem que não tem consciência nas pequenas coisas será um salafrário nas coisas grandiosas.
Arthur Schopenhauer

Muitas vezes, as pessoas jogam fora suas carreiras, conquistadas com esforço, sua família e sua vida por algo muito pequeno, sem grande valor. Pessoas em cargos de grande confiança e de poder com frequência traem a sagrada confiança nelas depositada por um pecadilho ou alguns trocados, e sabendo que, se forem pegas, a desonra e a desgraça se abaterão sobre elas. Esse é um problema que aflige toda a humanidade, não apenas as pessoas proeminentes.

Por que cruzamos a linha? Ou, perguntando melhor, por que isso não ocorre com todos nós muito mais do que de fato acontece? Na maioria das pessoas, os comportamentos antissociais são inibidos pela presença da autoridade policial na esquina. No entanto, embora as pessoas saibam que grandes desvios serão descobertos, elas acham que pequenos deslizes passarão despercebidos. O psiquiatra sabe que é mais fácil discernir o caráter da pessoa por essas "pequenas coisas", que refletem graves desvios de caráter tanto quanto as grandes transgressões. O caráter é aquilo que expressamos quando achamos que ninguém está olhando.

No entanto, ninguém pode escapar às consequências do caráter. Emerson dizia que "Todas as infrações contra o amor e a justiça em nossas relações sociais são punidas rapidamente". Como psiquiatra, eu digo que a "punição" é instantânea, mesmo que a pessoa não tenha consciência dela, porque, no momento da infração, traços destrutivos do caráter são reforçados e empurram a pessoa, ainda mais, para um destino conturbado. Assim, alguns de nós, ao reagir às flechadas e punhaladas que recebemos diariamente na vida, consideram que a vingança contra alguém que nos magoou é supérflua, porque a punição do agressor é instantânea, é uma consequência inevitável do seu caráter e de seu destino. Em outros casos, podemos ter de chamar a polícia, entrar com uma ação judicial ou ir à guerra. Essa gradação foi resumida em versos de autoria anônima:

Cultive um pensamento, e colha uma ação;
Cultive uma ação, e colha um hábito;
Cultive um hábito, e colha um caráter;
Cultive um caráter, e colha um destino.

Caráter, percepção da realidade e aceitação de limites

A percepção da realidade da pessoa sadia do ponto de vista psicológico é razoavelmente clara. Em geral, seus conflitos e suas necessidades pessoais não interferem com a percepção precisa do mundo. O princípio de realidade está imbricado, de forma harmoniosa, com o princípio do prazer. Via de regra, a pessoa sadia confronta as ameaças de perigos internos e externos e só adota uma atitude de negação quando isso se torna necessário para sua sobrevivência, como, por exemplo, em uma situação de crise aguda ou de emergência. A raiva tem um lugar realista no leque de sentimentos da pessoa e se expressa de modo apropriado, adaptativo. No entanto, ninguém deixa totalmente para trás seus sentimentos infantis de egocentrismo, intolerância irada à frustração, ou a necessidade premente de satisfação imediata de todos os seus desejos. Parte do lado cômico da vida e muito do seu lado trágico surgem quando os desejos infantis se chocam com a realidade.

Com base em minha perspectiva de psiquiatra, sei que indivíduos capazes de aceitar que seus problemas emocionais extrapolam sua capacidade de lidar com eles, e que buscam ajuda profissional, podem alcançar um nível significativo de maturidade e saúde mental. Os Dahmers, Bundys e Kempers nunca tentam obter ajuda. Seus atos e suas fantasias aberrantes lhes dão muito prazer. Tanto Dahmer quanto Kemper foram encaminhados pela justiça para tratamento em razão de delitos anteriores, mas obviamente não houve qualquer benefício, já que eles evoluíram e cometeram muitos assassinatos com base em suas fantasias horripilantes.

Um dos sinais de sucesso dos pais na tarefa de criar seus filhos é o fato de saberem reconhecer suas limitações e buscarem ajuda de outras pessoas quando necessário. A capacidade de contar com os outros não deve ser confundida com um estado de dependência patológica. Por sua vez, uma independência radical é uma forma de dependência igualmente intratável e limitante do ponto de vista emocional.

As psicoterapias cujo objetivo é desenvolver nossa capacidade de olhar para dentro do nosso lado obscuro não servem para qualquer pessoa. Analisar nossos atos antes de nos apressarmos em julgá-los e criticá-los é um bom caminho, mas para muitas pessoas é uma escolha difícil. Por exemplo, já tratei pacientes que prefeririam suportar sua autocrítica severa, por mais dolorosa que fosse, a encarar seus temíveis demônios internos. A terapia costuma fracassar nesses casos. Uma consciência incômoda pode ser um excelente escudo protetor contra a autodescoberta.

A psicoterapia analítica é apenas uma das diversas terapias disponíveis. Hoje, há mais de 450 tipos diferentes de tratamento psicoterapêutico à disposição das pessoas. A psicoterapia já teve sua eficácia cientificamente comprovada.

A finalidade da psicoterapia analítica é identificar conflitos e desenvolver novas maneiras de lidar com os problemas e de resolvê-los. Quando tem sucesso, ela liberta o indivíduo de reações automáticas e reflexas aos estresses da vida. Uma das doutrinas fundamentais da terapia analítica diz que, em geral, quanto mais realista for a percepção que a pessoa tem de si mesma e do mundo, mais harmônica será sua adaptação à vida. Quando alguém vivencia uma importante autopercepção, esse alguém nunca mais será o mesmo. Entretanto, muito depende de como a pessoa usa essa percepção, ou se chega a utilizá-la. Um de meus pacientes fez uma analogia, comparando o processo de psicoterapia a um verme que entra em um casulo e, no devido tempo, emerge como uma linda borboleta que voa, livre, para longe. Outro paciente, um rabugento intratável, usou a mesma metáfora para afirmar que seu processo de transformação pela terapia foi de um verme em uma feia mariposa com atração pelo fogo. Indivíduos que respondem de modo favorável à psicoterapia analítica conseguem substituir respostas reflexas por escolhas. Além disso, alterações positivas da estrutura do caráter, em geral, aumentam as chances de a pessoa dirigir o seu próprio destino.

A lista de atributos da pessoa hipoteticamente sadia poderia continuar de modo indefinido, mas, para resumir, essa lista poderia terminar com o comentário sucinto de William Sloane Coffin, ex-capelão da Universidade de Yale: "Eu não sou perfeito, você não é perfeito, e isso é perfeito". A saúde mental perfeita é ficção, além de ser indesejável e sobre-humana. A saúde mental e a doença são parte de um contínuo e se mantêm em um equilíbrio dinâmico e delicado; a perfeição é um atributo fora da escala. Quase tudo depende do contexto. Um ruído que mal atrai nossa atenção pela manhã, após uma boa noite de sono, pode, no mesmo dia, à noite, quando estamos cansados, nos parecer assustador.

Nascidos para causar problemas

Como se pode facilmente depreender, são necessários muito trabalho, esforço contínuo, amor e dedicação para criar pessoas boas. A socialização e o caráter parecem se desenvolver melhor no âmago de uma família intacta que dispense cuidados *suficientemente bons* à pessoa, de preferência na qual os dois pais estejam presentes. Em muitas situações, uma boa criação pode suplantar ou inibir tendências antissociais herdadas. Em outros casos, a melhor atenção possível dos pais e a situação familiar não são suficientes para controlar um comportamento destrutivo inato, em particular se as circunstâncias envolverem o uso abusivo de drogas e álcool. Portanto, mesmo em condições ideais, a criação perfeita é uma tarefa impossível. Não existem pais perfeitos, assim como não existem filhos perfeitos.

Muitos dos atributos das pessoas mentalmente sadias descritos desempenham um papel na formação de um caráter sólido. Ninguém pode ir além de seu próprio caráter. Sob muitos aspectos, nosso caráter define nosso futuro. Nesse sentido, caráter é o mesmo que destino: determina com quem nos casamos, se nos casamos, nossos relacionamentos, que tipo de trabalho fazemos, como vivemos, quem somos, se somos bons ou maus. É óbvio que não temos nenhum controle sobre muitas coisas que acontecem na vida. No entanto, a nossa resposta a elas – adaptativa ou disfuncional – está relacionada de modo direto ao nosso caráter. Os assassinos, estupradores e psicopatas citados neste livro representam o estágio final da má formação do caráter. A resposta para a prevenção do comportamento antissocial não reside em contratar mais policiais ou construir mais presídios. Essas soluções são direcionadas apenas para o problema final, que, naturalmente, também é importante. Entretanto, a efetiva prevenção só será possível quando a sociedade se empenhar em prover e em proteger os elementos que favorecem o desenvolvimento e a continuidade de famílias estáveis e que cuidam de seus filhos.

Também está claro que as pessoas más descritas neste livro fracassaram por completo no que diz respeito a caráter, consciência, controle de impulsos, teste de realidade e relacionamentos interpessoais. Comparadas às pessoas com um perfil de caráter "normal", são marcadas por deficiências mentais e emocionais incapacitantes. Quando um psiquiatra tem a oportunidade de examiná-las, seus graves conflitos psicológicos e problemas de desenvolvimento se mostram nos menores e mais terríveis detalhes. Elas dificilmente seriam assunto para um filme, mesmo dos mais degradantes.

A razão pela qual os homens maus fazem o que os homens bons apenas sonham fazer é explicada, até certo ponto, quando temos a oportunidade de examinar, sob a ótica psiquiátrica, as pessoas antissociais. No entanto, a resposta da charada do bem e do mal vai além do exame psiquiátrico. Mesmo quando o psiquiatra consegue identificar claros conflitos e deficiências psicológicas que levaram a um ato destrutivo, as origens dessas disfunções muitas vezes permanecem obscuras. A necessidade de se alcançar a certeza quando esta é impossível gera, de modo não realista, uma dependência infundada das teorias psicológicas. Todos nós nascemos com um lado obscuro. Os homens bons, por motivos pouco conhecidos, são capazes de conter esse lado obscuro. Os homens maus dão vida a ele.

Empatia

> Nas voltas do tempo, meu coração aprendeu a sorrir com a boa sorte dos outros e a desfalecer com seus infortúnios.
> *Homero*

Uma das diferenças entre pessoas boas e más pode estar na empatia. Esse é um traço essencial do caráter que nos permite entender nosso semelhante e sentir compaixão por ele. Tem algo a ver com uma estrutura anatômica encontrada em cérebros de macacos e seres humanos denominada "neurônios-espelho". Trata-se de um grupo de células localizadas no córtex motor cerebral, onde é iniciado e controlado o movimento. O circuito de neurônios-espelho é o que permite que nos coloquemos na pele dos outros e assim possamos sentir o que sofrem. Quanto mais empatia uma pessoa manifesta, mais acentuada é a resposta de seus neurônios-espelho. Embora a ciência tenha descoberto essa base neurológica para a empatia, ela só pode ser entendida como um alicerce sobre o qual as experiências pessoais de amor e de carinho se acumulam. Experiências de vida adversas podem interferir ou impedir o funcionamento dos neurônios-espelho. Os psicopatas, por exemplo, não sentem empatia. Presume-se que a resposta de seus neurônios-espelho seja muito fraca ou inexistente.

A falta de empatia pode ser uma importante razão pela qual esses indivíduos são intratáveis. Nos capítulos deste livro, analisamos todos os tipos de "homens maus", de assassinos em série até chefes de Estado, e vimos como uma dramática falta de empatia move as engrenagens do mal.

Para que o psicoterapeuta e outros profissionais da saúde tenham sucesso, eles precisam ter empatia. Porém, o excesso de empatia pode fazer com que esses profissionais se coloquem demasiadamente na pele de outras pessoas, acabando por compartilhar o destino do paciente. Para serem realmente eficazes, os profissionais da saúde também precisam ser capazes de "sair" da pele dos outros.

A empatia nos permite sentir o sofrimento alheio, mas também suas alegrias. Assim, pode combater a inveja, um traço de caráter pernicioso que pode destruir relacionamentos e tornar nossa vida muito infeliz.

Será que somos programados para ter problemas?

O que causa nosso comportamento destrutivo? Seria a genética, nossa herança familiar, nossas experiências terríveis, as falhas da química cerebral, ou tudo isso junto? Será que, ao longo do processo de evolução, nosso cérebro foi programado para, de modo inevitável, causar problemas? Será que as disfunções do comportamento podem ser atribuídas a fatores que escapam ao nosso controle? E quanto da nossa saúde mental é pura sorte? Por exemplo, o que o futuro reserva para crianças nascidas dependentes de cocaína, de mães adolescentes e solteiras? Que oportunidades elas terão para aprender como canalizar ou controlar seus impulsos antissociais?

O que sabemos é que o cérebro de cada indivíduo – o *"hardware"* do seu *"computador"* – é geneticamente distinto de todos os demais. O genoma humano (o conjunto completo do nosso DNA) contém 3,1 bilhões de pares de bases de DNA. São muitas as oportunidades de ocorrerem aberrações genéticas. J.D. Watson, um dos descobridores da estrutura em dupla-hélice do DNA, comentou: "Costumávamos pensar que nosso destino estava escrito nas estrelas. Agora sabemos que, em grande parte, nosso destino está em nossos genes". Para aumentar o grau de complexidade, fatores ambientais e outros também podem influenciar a expressão dos genes. Assim como acontece no computador, a capacidade do cérebro de processar de forma correta as informações e de realizar de maneira adequada várias tarefas psicológicas complexas depende de seus circuitos. Estima-se que o cérebro humano possua cerca de 30 bilhões de neurônios, com 100 trilhões de conexões entre eles. Nesse *"hardware"*, estão instalados alguns importantes tipos de *"software"*, como, por exemplo, as experiências pessoais do indivíduo com seus pais ou responsáveis e com o mundo em geral. As possíveis combinações do *"hardware"* exclusivo de cada pessoa com as permutações desses *"softwares"* são infinitas. Sabemos disso porque mesmo gêmeos idênticos, com um *"hardware"* cerebral idêntico e os mesmos pais, têm diferentes experiências, ou *"softwares"*. Eles parecem idênticos na superfície, mas seu caráter não é o mesmo. Resumindo, um mal funcionamento de qualquer um ou de ambos os componentes – *hardware* ou *software* – resulta em limitações psicológicas e problemas. Com toda essa complexidade neurológica e genética, é incrível que a maioria de nós consiga manter uma boa integridade.

A combinação de um bom *hardware* com um bom *software* é o que permite que os homens bons tenham fantasias. Entretanto, não há computadores perfeitos, e não existe um *software* perfeito. Na verdade, mesmo sem considerar as limitações inerentes a todo ser humano, há tantas chances de algo sair errado que nem se pode contemplar a possibilidade de uma pessoa hipoteticamente "normal" ter todos os atributos descritos neste capítulo. Nosso lado obscuro é uma parte fundamental de nossa personalidade – do nosso *hardware* cerebral. Com muita frequência, é o *software* das nossas experiências pessoais com nossos pais, nossa família e o mundo que molda o nosso caráter e o nosso destino. Muitas das pessoas descritas neste livro estavam destinadas a ter problemas por apresentarem aberrações tanto em seu *hardware* cerebral quanto em seu *software* de experiências. Muitos de nós escapamos a esse destino trágico porque temos um *hardware* muito bom ou um *software* bom o suficiente, mas não necessariamente ambos. Para aqueles que têm problemas, a psiquiatria moderna desenvolveu diversos tratamentos eficazes, que podem ajudar de modo substancial no controle de impulsos e de ideias antissociais e destrutivas.

Por sorte, a maioria dos seres humanos consegue vencer, de forma razoável, as limitações inerentes à sua condição. Acho notável, realmente, que existam tantas pessoas boas neste mundo, mesmo que essa bondade tenha limitações. Embora todos nós tenhamos nascido para ter problemas, como disse Jó, nem todos estamos condenados a uma vida de infelicidade. As boas pessoas são capazes de sonhar e de conter os impulsos que as pessoas más executam. Domar os nossos demônios e reconhecer a nossa condição humana, com seu lado obscuro, pode ser enriquecedor. Os que desenvolvem habilidades psicológicas podem colocar esses demônios a seu serviço, assim como a humanidade aprendeu a domar e a usar o fogo, embora as fagulhas inevitavelmente voem para cima. Está na essência da condição humana essa luta contra os nossos demônios mais escondidos, esse esforço constante de nosso espírito para dominá-los, na busca da plena realização de nosso destino.

Referências

Capítulo 1: Iluminando o Lado mais Obscuro do Comportamento Humano

Brute force can never subdue the basic human desire for freedom. The Washington Post, October 21, 2007, Bl

Dreifus G: The Dalai Lama. The New York Times Magazine, November 28, 1993, pp 52-55

Drukteinis AM: Serial murder: the heart of darkness. Psychiatric Annals 22:532-538, 1992

Freud S: Civilization and Its Discontents. New York, WW Norton, 1962 Golding W: Lord of the Flies. New York, Perigee, 1954

Herman JL: Trauma and Recovery. New York, Basic Books, 1992

Lorenz K: On Aggression. New York, Harcourt, Brace & World, 1967

Pope KS, Keith-Spiegel P, Tabachnick BG: Sexual attraction to clients. Am Psychol 41:147-158, 1986

Staub E: The Roots of Evil: The Origins of Genocide and Other Group Violence. New York, Gambridge University Press, 1989

True Crime: Compulsion to Kill. Alexandria, VA, Time-Life Books, 1993

U.S. Department ofjustice: U.S. Annual Crime Statistics, 2005.
http:// www.ojp.usdoj.gov/bjs. Acessado em 31 de janeiro de 2008

Capítulo 2: Nós e as Máquinas Humanas de Matar

Dahmer L: A Father's Story. New York, William Morrow, 1994

Goldberg C: The Evil We Do. Amherst, NY, Prometheus, 2000

Koehn D: The Nature of Evil. New York, Palgrave Macmillan, 2005

Ressler RK, Shachtman T: Whoever Fights Monsters, New York, St. Martin's, 1992

Simon RI: Should forensic psychiatrists testify about evil? J Am Acad Psychiatry Law 31:413-416, 2003

Singular S: Unholy Messenger. The Life and Crimes of the BTK Serial Killer. New York, Scribner, 2006

Wenzl R, Potter T, Hurst L, et al: Bind, Torture, Kill: The Inside Story of the Serial Killer Next Door. New York, HarperCollins, 2007

A writers lust for life — and death. The Washington Post, November 13, 2007, G1

Capítulo 3: Psicopatas

American Psychiatric Association: Diagnostic and Statistical Manual: Mental Disorders. Washington, DC, American Psychiatric Association, 1952

American Psychiatric Association: Diagnostic and Statistical Manual of Mental Disorders, 2nd Edition. Washington, DG, American Psychiatric Association, 1968

American Psychiatric Association: Diagnostic and Statistical Manual of Mental Disorders, 4th Edition. Washington, DC, American Psychiatric Association, 1994

American Psychiatric Association: Diagnostic and Statistical Manual of Mental Disorders, 4th Edition, Text Revision. Washington, DC, American Psychiatric Association, 2000

Andrew C, Gordievsky O: KGB: The Inside Story of Its Foreign Operations From Lenin to Gorbachev. New York, HarperCollins, 1990

Black D W, Baumgard CH, Bell SE: The long-term outcome of antisocial personality disorder compared with depression, schizophrenia, and surgical conditions. Bull Am Acad Psychiatry Law 23:43-52, 1995

Cleckley H: The Mask of Sanity, 5th Edition. Augusta, GA, Emily S. Cleckley, 1988

Dinitz S: The Antisocial Personality in Forensic Psychiatry and Psychology. Edited by Curran WJ, McGarry AL, Shah SA. Philadelphia, PA, FA Davis, 1986, pp 391-408

Earley P: Family of Spies: Inside the John Walker Spy Ring. New York, Bantam, 1988

Freud S: Some character-types met within psychoanalytic work (1916), in The Standard Edition of the Complete Psychological Works of Sigmund Freud, Vol 14. Translated and edited by Strachey J. London, Hogarth Press, 1968, pp 311-333; ver pp 332-333

Hare RE: Without Conscience: The Disturbing World of the Psychopaths Among Us. New York, Pocket Books, 1993

Heilbroner D: Death Benefit: A Lawyer Uncovers a Twenty-Year Pattern of Seduction, Arson, and Murder. New York, Crown, 1993

Kernberg OF: Aggression in Personality Disorders and Perversions. New Haven, CT, Yale University Press, 1992, pp 67-84

Lewis DO: Adult antisocial behavior and criminality, in Comprehensive Textbook of Psychiatry, 5th Edition. Edited by Kaplan HI, Sadock BJ. Baltimore, MD, Williams & Wilkins, 1989, pp 1400-1405

McGrath P, Horrock NM, Shannon E, et al: A family of spies. Newsweek, June 10, 1985, pp 32-33

Milgram S: Behavioral study of obedience. J Abnorm Sc Psychol 67:371-378, 1963

Olsen J: The Misbegotten Son: A Serial Killer and His Victims: The True Story of Arthur J. Shawcross. New York, Delacorte, 1993

Perry JG, Vaillant GE: Personality disorders, in Comprehensive Textbook of Psychiatry, 5th Edition. Edited by Kaplan HI, Sadock BJ. Baltimore, MD, Williams & Wükins, 1989, pp 1373-1377

Person ES: Manipulativeness in entrepreneurs and psychopaths, in Unmasking the Psychopath: Antisocial Personality and Related Syndromes. Edited by Reid WH, Dorr D, Walker JI, et al. New York, WW Norton, 1986, pp 256-273

Reid WH: Antisocial personality in forensic psychiatry, in Principles and Practice of Forensic Psychiatry. Edited by Rosner R. New York, Chapman & Hall, 1994, pp 427-431

Reid WH, Dorr D, Walker J, et al (eds): Unmasking the Psychopath: Antisocial Personality and Related Syndromes. New York, WW Norton, 1986

Sanchez J: Social crises and psychopathy: toward a sociology of the psychopath, in Unmasking the Psychopath: Antisocial Personality and Related Syndromes. Edited by Reid WH, Dorr D, Walker J, et al. New York, WW Norton, 1986, pp 78-97

Shannon E, Blackman A: The Spy Next Door: The Extraordinary Secret Life of Robert Philip Hanssen, the Most Damaging FBI Agent in U.S. History. New York, Little, Brown, 2002

Skodol AE, Gunderson JG: Personality disorders, in American Psychiatric Publishing Textbook of Psychiatry, 5th Edition. Edited by Hales RE, Yudofsky SC, Gabbard GO. Washington, DC, American Psychiatric Publishing, 2008, pp 821-860

Wise D: Nightmover: How Aldrich Ames Sold the CIA to the KGB for $4.6 Million. New York, HarperCollins, 1995

Capítulo 4: Por que Eles Estupram?

American Psychiatric Association: Diagnostic and Statistical Manual of Mental Disorders, 4th Edition, Text Revision. Washington, DC, American Psychiatric Association, 2000, pp 573-574

Dietz PE: Social factors in rapist behavior, in Clinical Aspects of the Rapist. Edited by Rada RT. New York, Grune & Stratton, 1977, pp 59-115

Dietz PE, Hazelwood RR, Warren J: The sexually sadistic criminal and his offenses. Bull Am Acad Psychiatry Law 18:163-178, 1990

Douglas JE, Burgess AW, Burgess AG, et al: Crime Classification Manual: A Standard System for Investigating and Classifying Violent Crimes. New York, Macmillan, 1992

Graverholz E, Koralewski MA: Sexual Coercion: A Sourcebook on Its Nature, Causes and Prevention. Lexington, MA, D C Heath, 1991

Hazelwood RR: Practical Aspects of Rape. Boca Raton, FL, CRC Press, 1993

Hazelwood RR, Warren J: The serial rapist: his characteristics and victims. FBI Law Enforcement Bulletin, January-February 1989, pp 3-16

Klama J: Aggression: The Myth of the Beast Within. New York, Wiley, 1988

Koss MP, Harvey MR: The Rape Victim: Clinical and Community Interventions, 2nd Edition. Newbury Park, CA, Sage, 1991

Nadelson CC, Notman MT, Hilberman E: The rape experience, in Modern Legal Medicine, Psychiatry and Forensic Science. Edited by Curran WJ, McGarry AL, Petty CS. Philadelphia, PA, FA Davis, 1980, pp 509-531

New York City Alliance Against Sexual Assault. http://www.nyc-againstrape.org. Acessado em 28 de agosto de 2007

Prentky R, Cohen M, Seghorn T: Development of a rational taxonomy for the classification of rapists: the Massachusetts Treatment Center System. Bull Am Acad Psychiatry Law 13:39-70, 1985

Pressley SA: Rapist asked to use condom gets 40 years. The Washington Post, May 15, 1993, A3

Rape, Abuse and Incest National Network. http://www.rainn.org. Acessado em 28 de agosto de 2007

Rose DS: Worse than death: psychodynamics of rape victims and the need for psychotherapy. Am J Psychiatry 143:817-824, 1986

Rosenberg R, Knight RA, Prentky RA, et al: Validating components of a taxonomic system for rapists: a path analytic approach. Bull Am Acad Psychiatry Law 16:169-185, 1988

Seghorn TK, Cohen ML: The psychology of the rape assailant, in Modern Legal Medicine, Psychiatry and Forensic Science. Edited by Curran WJ, McGarry AL, Petty CS. Philadelphia, PA, FA Davis, 1980, pp 533-551

Shields WM, Shields LM: Forcible rape: an evolutionary perspective. Ethology and Sociobiology 4:115-136, 1983

Simon RI: Posttraumatic Stress Disorder in Litigation: Guidelines for Forensic Assessment, 2nd Edition. Washington DC, American Psychiatric Publishing, 2003

Sullivan K, Sevilla G: Serial rapists: varied profiles, similar patterns. The Washington Post, August 22, 1993, Al, A20

Sullivan T: Unequal Verdicts: The Park Jogger Trials. New York, Simon & Schuster, 1992

Thornhill R, Palmer CT: Why men rape. The Sciences, January/ February 2000, pp 30-36

Van der Kolk BA: Physical and sexual abuse of adults, in Comprehensive Textbook of Psychiatry, 8th Edition. Edited by Sadock BJ, Sadock VA. Baltimore, MD, Williams & Wilkins, 2005, pp 2393-2398

Capítulo 5: Perseguidores

American Psychiatric Association: Diagnostic and Statistical Manual of Mental Disorders, 4th Edition, Text Revision. Washington, DC, American Psychiatric Publishing, 2000

Centers for Disease Control and Prevention: Injury Center. http:// www.cdc.gov/injury. Acessado em 2 de fevereiro de 2008

Chance S: If not our business, then whose? Psychiatric Times, Decem-ber 1993, p 41

Dietz PE: Defenses against dangerous people when arrest and commitment fail, in American Psychiatric Press Review of Clinical Psychiatry and the Law, Vol 1. Edited by Simon RI. Washington, DC, American Psychiatric Press, 1990, pp 205-219

Dietz PE, Matthews DB, Van Duyne C, et al: Threatening and otherwise inappropriate letters to Hollywood celebrities. J Forensic Sci 36:185-209, 1991

Douglas JE, Burgess AW, Burgess AG, et al: Crime Classification Manual. New York, Lexington Books, 1992

Ellis D, Blackman J, Sellinger M, et al: Nowhere to hide. People, May 17, 1993, pp 63-66, 68, 71-72

Jones J: Let Me Take You Down: Inside the Mind of Mark David Chapman, The Man Who Shot John Lennon. New York, Villard, 1992
Lardner G: Federal task force suggests states make stalking a felony offense. The Washington Post, September 12, 1993, Al9
Lesson F: Inside the mind of a star stalker. Crimebeat, April 1992, pp 20-25, 57
Lystad M: Violence in the Home. New York, Brunner/Mazel, 1986
Meloy JR: Violent Attachments. Northvale, NJ, Jason Aronson, 1992
Meloy JR: Demographic and clinical comparison of obsessional followers and offenders with mental disorders. Am J Psychiatry 152:258-263, 1995
Revelations on John Lennon's assassination. Larry King Live, transcript #721, December 17, 1992
Segal J: Erotomania revisited: from Kraepelin to DSM-III-R. Am J Psychiatry 146:1261-1266, 1989
Stalking Resource Center: Stalking fact sheet. http://www.ncvc.org/src. Acessado em 2 de fevereiro de 2008
Wolfe L: Double Life: The Shattering Affair Between Chief Judge Sol Wachtler and Socialite Joy Silverman. New York, Pocket Books, 1994

Capítulo 6: A Violência no Ambiente de Trabalho

American Psychiatric Association Task Force Report on Clinician Safety. Washington, DC, American Psychiatric Association, 1992
Baron SA: Violence in the Workplace. Ventura, CA, Pathfinder, 1993
Bureau of Labor Statistics, U.S. Department of Labor: Survey of Workplace Violence Prevendon 2005. October 27, 2006. http:// www.bls.gov/iif/osh_wpvs.htm. Acessado em 4 de feveereiro de 2008
Centers for Disease Control and Prevention: National Institute for Occupational Safety and Health Topics: Occupational violence. http://www.cdc.gov/niosh/topics/violence. Acessado em 4 de fevereiro de 2008
Douglas JE, Burgess AW, Burgess AG, et al: Crime Classification Manual. New York, Lexington Books, 1992, pp 111-115
Ex-doctor charged with hospital murders. July 18, 2000. http://archives.cnn.com/2000/LAW/07/18/doctor.killings. Acessado em 12 de fevereiro de 2008
Fox JA, Levin J: Overkill: Mass Murder and Serial Killing Exposed. New York, Plenum, 1994
Gold LH: Sexual Harassment: Psychiatric Assessment in Employment Litigation. Washington, DG, American Psychiatric Publish-ing, 2004

Malmquist CP: School violence, in Textbook of Violence Assessment and Management. Edited by Simon RI, Tardiff K. Washington, DC, American Psychiatric Publishing, 2008, pp 537-554

Samenow E: Inside the Criminal Mind. Crown, 2004

Schouten R: Workplace violence and the clinician, in Textbook of Violence Assessment and Management. Edited by Simon RI, Tardiff K. Washington, DC, American Psychiatric Publishing, 2008, pp 501-520

Simon RI: The myth of "imminent" violence in psychiatry and the law. University of Cincinnati Law Review 79:631-644, 2006

Simon RI, Tardiff K (eds): Textbook of Violence Assessment and Management. Washington, DC, American Psychiatric Publishing, 2008

Sperry L: Psychiatric Consultation in the Workplace. Washington, DC, American Psychiatric Press, 1993

Spotswood S: Prominent NIMH psychiatrist slain. http://www.usmedicine.com. Acessado em 19 de setembro de 2007

Tardiff K: Clinical risk assessment of violence, in Textbook of Violence Assessment and Management. Edited by Simon RI, Tardiff K. Washington, DC, American Psychiatric Publishing, 2008, pp 3-18

True Crime: Mass Murderers. Alexandria, VA, Time-Life Books, 1992

Worker Health Chartbook 2004. http://www.cdc.gov/niosh/docs/chartbook. Acessado em 19 de setembro de 2007

Capítulo 7: A Múltipla Personalidade e o Crime

American Psychiatric Association: Diagnostic and Statistical Manual of Mental Disorders, 3rd Edition, Revised. Washington, DC, American Psychiatric Association, 1987

American Psychiatric Association: Diagnostic and Statistical Manual of Mental Disorders, 4th Edition, Text Revision. Washington, DC, American Psychiatric Association, 2000

Brown SJ: Unusual rape case draws attention to culpability in multiple personality disorder. Clinical Psychiatry News, January 1995, pp 4, 13

Coons PM: iatrogenesis and malingering of multiple personality disorder in the forensic evaluation of homicide defendants. Psychiatr Clin North Am 14:757-768, 1991

Daro D, McCurdy K: Current Trends in Child Abuse Reporting and Fatalities: The Results of the 1991 Annual Fifty State Survey. Chicago IL, National Committee for Prevention of Child Abuse, 1992

Dinwiddie SH, North CS, Yutzy SH: Multiple personality disorder: scientific and medicolegal issues. Bull Am Acad Psychiatry Law 21:69-79, 1993

Fox JA, Levin J: Overkill: Mass Murder and Serial Killing Exposed. New York, Plenum, 1994

Halleck SL: Dissociative phenomena and the question of responsibility. Int J Clin Exp Hypn 38:298-314, 1990

Herman JL: Trauma and Recovery. New York, Basic Books, 1992

Hypnotic misrecall. Sci Am 252:73, June 1985

Kluft RP: The simulation and dissimulation of Multiple Personality Disorder. Am J Clin Hypn 30:104-118, 1987

Kluft RP (ed): Incest-Related Syndromes of Adult Psychopathology Washington, DC, American Psychiatric Press, 1990

Levitt S, Sider D, Wescot G: Portrait of a killer: even after confessing to the shocking drowning of her two small sons, Susan Smith remains an enigma. People, November 21, 1994, pp 54-59

Lewis DO, Bard JS: Multiple personality and forensic issues in multiple personality disorder. Psychiatr Clin North Am 14:741-756, 1991

Maldonado JR, Spiegel D: Dissociative disorders, in The American Psychiatric Publishing Textbook of Clinical Psychiatry, 4th Edition. Edited by Hales RE, Yudofsky SC. Washington DC, American Psychiatric Publishing, 2003, pp 721-729

McHugh PR: Psychiatric misadventures. American Scholar 61:497-510, 1992

Orne MT, Dinges DF, Orne EC: On the differential diagnosis of multiple personality in the forensic context. Int J Clin Exp Hypn 32:118-169, 1984

Perr IN: Crime and multiple personality disorder: a case history and discussion. Bull Am Acad Psychiatry Law 19:203-214, 1991

Putnam FW: Diagnosis and Treatment of Multiple Personality Disorder. New York, Guiford, 1989

Shechmeister BR, French AP: The multiple personality syndrome and criminal defense. Bull Am Acad Psychiatry Law 11:17-25, 1983

Shengold L: Soul Murder: The Effects of Childhood Abuse and Deprivation. New York, Fawcett Columbine, 1991

Spiegel D (ed): Dissociation: Culture, Mind, and Body. Washington, DC, American Psychiatric Press, 1994

Steinberg M, Bancroft J, Buchanan J: Multiple personality disorder in criminal law. Bull Am Acad Psychiatry Law 21:345-356, 1993

True Crime: Compulsion to Kill. Alexandria, VA, Time-Life Books, 1993

U.S. Department of Health and Human Services, Children's Bureau: Child Maltreatment 2005. http://www.childwelfare.gov/systemwide/statistics/can.cfm. Acessado em 16 de setembro de 2007

Watkins JG: The Bianchi (L.A. Hillside Strangler) case: sociopath or multiple personality? Int J Clin Exp Hypn 32:67-101, 1984

Weissberg M: The First Sin of Ross Michael Carlson. New York, Delacorte, 1992

Widom CS: The Cycle of Violence. Washington, DC, National Institute of Justice, Research in Brief, October 1992

Capítulo 8: O Cúmulo da Traição

American Psychiatric Association: The Principies of Medical Ethics With Annotations Especially Applicable to Psychiatry. Washington, DC, American Psychiatric Association, 1993

Bates CM, Brodsky AM: Sex in the Therapy Hour. New York, Guilford, 1989

Brabant E, Falzeder E, Giampieri-Deutsch P (eds): The Correspondence of Sigmund Freud and Sandor Ferenczi. Boston, MA, The Belknap Press/Harvard University Press, 2001

Chafetz GS, Chafetz ME: Obsession: The Bizarre Relationship Between a Prominent Harvard Psychiatrist and Her Suicidal Patient. New York, Crown, 1994

College of Physicians and Surgeons of Ontario: The Final Report of the Task Force on Sexual Abuse of Patients: An Independent Task Force Commissioned by the College of Physicians and Surgeons of Ontario. Toronto, ON, Canada, November 25, 1991

Epstein RS: Keeping Boundaries: Maintaining Safety and Integrity in the Psychotherapeutic Process. Washington, DC, American Psychiatric Press, 1994

Epstein RS, Simon RI: The Exploitation Index: an early warning indicator of boundary violations in psychotherapy. Bull Menninger Clin 54:450-465, 1990

Epstein RS, Simon RI, Kay GG: Assessing boundary violations in psychotherapy: survey results with the Exploitation Index. Bull Menninger Clin 56:1-17, 1992

Firestone MJ, Simon RI: Intimacy vs. advocacy: attorney-client sex. Tort and Insurance Law Journal 27:679-692, 1992

Freud S: Observations on transference-love (1915), in the Standard Edition of the Complete Psychological Works of Sigmund Freud, Vol 12. Translated and edited by Strachey J. London, Hogarth Press, 1958, pp 159-171; pp 160-161, 166

Gabbard GO: Sexual Exploitation in Professional Relationships. Washington, DC, American Psychiatric Press, 1989

Gartrell N, Herman J, Olarte S, et al: Psychiatrist-patient sexual contact-results of a national survey, I: prevalence. Am J Psychiatry 143:1126-1131, 1986

Graverholz E, Koralewski MA: Sexual Coercion: A Sourcebook on Its Nature, Causes and Prevention. Lexington, MA, DC Heath, 1991

Gutheil TG: Borderline personality disorders, boundary violations, and patient-therapist sex: medicolegal pitfalls. Am J Psychiatry 146:597-602, 1989

Gutheil TG: Patients involved in sexual misconduct with therapists: is a victim profile possible? Psychiatric Annals 21:661-667, 1991

Gutheil TG: Between the chair and the door: boundary issues in the therapeutic "transition zone." Harv Rev Psychiatry 2:269-277, 1994

Gutheil TG, Gabbard GO: Obstacles to the dynamic understanding of therapist-patient sexual relations. Am J Psychother 256:515-525, 1992

Gutheil TG, Gabbard GO: The concept of boundaries in clinical practice: theoretical and risk management dimensions. Am J Psychiatry 150:188-196, 1993

Gutheil TG, Simon RI: Non-sexual boundary crossings and boundary violations, the ethical dimension. Psychiatr Clin North Am 25:585-592, 2002

Maltsberger JT: A career plundered. Suicide Life Threat Behav 23:285-291, 1993

McNamara E: Breakdown: Sex, Suicide and the Harvard Psychiatrist. New York, Pocket Books, 1994

Noël B: You Must Be Dreaming. New York, Poseidon Press, 1992

Peterson MR: At Personal Risk: Boundary Violations in Professional-Client Relationships. New York, WW Norton, 1992

Pope KS: Sexual Involvement With Therapists: Patient Assessment, Subsequent Therapy, Forensics. Washington, DC, American Psychological Association, 1994

Pope KS, Keith-Spiegel P, Tabachnick BG: Sexual attraction to clients. Am Psychol 41:147-158, 1986

Schoener GR, Milgrom JH, Gonsiork JC, et al: Psychotherapists' Sexual Involvement With Clients: Intervention and Prevention. Minneapolis, MN, Walk-In Counseling Center, 1989

Shengold L: Soul Murder: The Effects of Childhood Abuse and Deprivation. New York, Fawcett Columbine, 1991

Simon RI: The psychiatrist as a fiduciary: avoiding the double agent role. Psychiatric Annals 17:622-626, 1987

Simon RI: Sexual exploitation of patients: how it begins before it happens. Psychiatric Annals 19:104-112, 1989

Simon RI: Psychological injury caused by boundary violation precursors to therapist-patient sex. Psychiatric Annals 21:614-619, 1991

Simon RI: Transference in therapist-patient sex: the illusion of patient improvement and consent: I. Psychiatric Annals 24:509-515, 1994

Simon RI: Transference in therapist-patient sex: the illusion of patient improvement and consent: II. Psychiatric Annals 24:561-565, 1994

Simon RI: Treatment boundaries in psychiatric practice, in Principles and Practice of Forensic Psychiatry, 2nd Edition. Edited by Rosner R. London, Arnold, 2003, pp 156-164

Simon RI, Sadoff RL: Psychiatric Malpractice: Cases and Comments for Clinicians. Washington, DC, American Psychiatric Press, 1992

Simon, RI, Williams I: Maintaining treatment boundaries in small communities and rural areas. Psychiatr Serv 50:1440-1446, 1999

Stone AA: Law, Psychiatry, and Morality: Essays and Analysis. Washington, DG, American Psychiatric Press, 1985

VinsonJS: Use of complaint procedures in cases of therapist-patient sexual contact. Professional Psychology: Research and Practice 18:159-164, 1987

Walker E, Young PD: A Killing Cure. New York, Henry Holt, 1986

Wisconsin Task Force on Sexual Misconduct: Making Therapy Work for You. Madison, WI, Wisconsin Task Force on Sexual Misconduct, 1986

Capítulo 9: Só se Morre Uma Vez – Mas Era Isso o que Você Queria?

Botello TE, Weinberger LE, Gross BH: Psychological autopsy, in Principles and Practice of Forensic Psychiatry, 2nd Edition. Edited by Rosner R. London, Arnold, 2003, pp 89-94

Litman R: Psychological autopsies, mental illness and intention in suicide, in The Suicide Case: Investigation and Trial of Insurance Claims. Edited by NolanJ. Chicago, IL, Tort and Insurance Practice Section, American Bar Association, 1988, pp 69-82

Maris RW, Berman AL, MaltsbergerJT, et al: Assessment and Prediction of Suicide. New York, Guilford, 1992

Mooar B: Tests contradict U.S. story of man's suicide. The Washington Post, July 12, 1994, B1, B8

Simon RI: Silent suicide in the elderly. Bull Am Acad Psychiatry Law 17:83-95, 1989

Simon RI: You only die once-but did you intend it? Psychiatric assessment of suicide intent in insurance litigation. Tort and Insurance Law Journal 25:650-662, 1990

Simon RI: Clinicai risk management of suicidal patients: assessing the unpredictable, in American Psychiatric Press Review of Clinical Psychiatry and the Law, Vol 3. Edited by Simon RI. Washington, DC, American Psychiatric Press, 1992, pp 3-66

Simon RI: Murder Masquerading as Suicide: Postmortem assessment of suicide risk factors at the time of death. Journal of Forensic Sciences 43:1119-1123, 1998

Simon RI: Murder, suicide, accident, or natural death, in Retrospective Assessment of Mental States in Litigation. Edited by Simon RI, Shuman DW. Washington DC, American Psychiatric Publishing, 2002

Simon RI: American Psychiatric Association practice guideline for the assessment and treatment of patients with suicidal behaviors. Am J Psychiatry 160 (11, suppl), 2003

Simon RI: Assessing and Managing Suicide Risk. Washington, DC, American Psychiatric Publishing, 2004

Simon RI: Naked suicide. J Am Acad Psychiatry Law (in press)

Simon RI, Hales RE (eds): American Psychiatric Publishing Textbook of Suicide Assessment and Management. Washington, DC, American Psychiatric Publishing, 2006

Spoto D: Marilyn Monroe: The Biography. New York, Harper Collins, 1993

Thornhill R, Palmer CT: Why men rape. The Sciences, January/February 2000, pp 30-36

Capítulo 10: A Loucura Messiânica

American Psychiatric Association: Diagnostic and Statistical Manual of Mental Disorders, 4th Edition. Washington, DC, American Psychiatric Association, 1994

Bugliosi V, Gentry C: Helter Skelter. New York, Bantam, 1978

Cult Hotline and Clinic. http://www.cultclinic.org. Acessado em 13 de setembro de 2007

Duffy JF: Stone criticizes FBI in cult assault report. Psychiatric Times, February 1994, pp 1,41

Galanter M: Cults: Faith, Healing and Coercion. New York, Oxford University Press, 1989

Galanter M (ed): Cults and New Religious Movements: A Report of the American Psychiatric Association from the Committee on Psychiatry and Religion. Washington, DC, American Psychiatric Press, 1989

Goldstein WN: Clarification of projective identification. Am J Psychiatry 148:153-161, 1991

Goodstein L: "Free will" was the price of belonging to cult. Washington Post, March. 30, 1997, Al, A15

Hoffman B: The logic of suicide terrorism. http://www.theatlantic.com/doc/200306/hoffman. Acessado em 13 de setembro de 2007

James W: The Varieties of Religious Experience. New York, Modern Library, 1929

Kahaner L: Cults That Kill. New York, Warner, 1988

Kernberg OF: Aggression in Personality Disorders and Perversions. New Haven, CT, Yale University Press, 1992, pp 159-174

Kildoff M, Javers R: The Suicide Cult. New York, Bantam, 1978

Lanning KV: Satanic, Occult, Ritualistic Crime: A Law Enforcement Perspective. Quantico, VA, National Center for the Analysis of Violent Crime, 1989

MarvastiJA: Physicians as killers? http://www.clinical_psychiatrynews.com. Acessado em 13 de setembro de 2007

Mass suicides in recent years. http://www.cnn.com. Acessado em 9 de setembro de 2007

Melton JG: Encyclopedic Handbook of Cults in America, Revised and Updated Edition. New York, Garland, 1992

Messianic madness of nuclear Osama. http://www.wnd.com. Acessado em 13 de setembro de 2007

Timmerman KR: Iran's nuclear zealot. http://www.kentimmerman.com. Acessado em 12 de fevereiro de 2008

Volkan VD: Suicide bombers. http://www.healthsystem.virginia.edu. Acessado em 13 de setembro de 2007

Wright L: The Looming Tower. New York, Vantage, 2006

Capítulo 11: Assassinos Sexuais em Série

Apsche JA: Probing the Mind of a Serial Killer. Morrisville, PA, International Information Associates, 1993

Cheney M: The Coed Killer. New York, Walker, 1976

Conradi P: The Red Ripper. New York, Dell, 1992

Dahmer L: A Father's Story. New York, William Morrow, 1994

Darrach B, Norris J: An American tragedy. Life, August 1984, p 58

Dietz PE: Mass, serial and sensational homicides. Bull N Y Acad Med 62:477-490, 1986

Douglas JE, Burgess AW, Burgess AG, et al: Crime Classification Manual. New York, Lexington Books, 1992

Drukteinis AM: Serial murder: the heart of darkness. Psychiatric Annals 22:532-537, 1992

Elliott F: Violence: a product of biosocial interactions. Bull Am Acad Psychiatry Law 16:131-143, 1988

Felthous AR, Kellert SR: Violence against animals and people: is aggression against living creatures generalized? Bull Am Acad Psychiatry Law 14:55-69, 1986

Fox JA, Levin J: Overkill: Mass Murder and Serial Killing Exposed. New York, Plenum, 1994

Freud S: Three essays on the theory of sexuality (1905), in The Standard Edition of the Complete Psychological Works of Sigmund Freud, Vol 7. Translated and edited by Strachey J. London, Hogarth Press, 1968, pp 135-243; p 171

Gilmore M: Shot in the Heart. New York, Doubleday, 1994

Jones V, Collier P: True Crime: Serial Killers and Mass Murderers. Forestville, CA, Eclipse, 1993

Kennedy D: On a Killing Day: The Bizarre Story of Convicted Murderer Aileen "Lee" Wuornos. Chicago, IL, Bonus, 1992

Kernberg OF: Aggression in Personality Disorders and Perversions. New Haven, CT, Yale University, 1992

Levin J, Fox JA: Mass Murder: America's Growing Menace. New York, Plenum, 1985

Lewis DO, Pincus JH, Feldman M, et al: Psychiatric, neurological, and psychoeducational characteristics of 15 death row inmates in the United States. Am J Psychiatry 143:838-845, 1986

Markman R, Boslo D: Alone with the Devil: Famous Cases of a Courtroom Psychiatrist. New York, Bantam, 1989

Masters B: Killing for Company: The Story of a Man Addicted to Murder. New York, Random House, 1993

Mednick SA: Congenital determinants of violence. Bull Am Acad Psychiatry Law 16:101-109, 1988

Meloy JR: Violent Attachments. New York, Jason Aronson, 1992

Michaud SG, Aynesworth H: The Only Living Witness. New York, Signet, 1989

Murder-Crime in the United States 2004. U.S. Department of Justice, Federal Bureau of Investigation. http://www.fbi.gov. Acessado em 21 de setembro de 2007

Murder-Crime in the United States 2006. U.S. Department of Justice, Federal Bureau of Investigation. http://www.fbi.gov. Acessado em 21 de setembro de 2007

Nelson P: Defending the Devil: My Story as Ted Bundy's Last Lawyer. New York, Morrow, 1994

Newton M: Hunting Humans: The Encyclopedia of Serial Killers, Vol 1. New York, Avon, 1992

Newton M: Hunting Humans: The Encyclopedia of Serial Killers, Vol 2. New York, Avon, 1993

Norris J: Serial Killers. New York, Anchor, 1989

Olsen J: The Misbegotten Son: A Serial Killer and His Victims — The True Story of Arthur J. Shawcross. New York, Delacorte, 1993

Post RM, Weiss SRB, Rubinow DR: Recurrent affective disorders: lessons from limbic kindling. Current Topics in Neuroendocrinology 8:91-115, 1988

Prentky RA, Burgess AW, Rokous F, et al: The presumptive role of fantasy in serial sexual homicide. Am J Psychiatry 146:887-891, 1989

Ressler RK, Shachtman T: Whoever Fights Monsters. New York, St. Martin's Press, 1992

Ressler RK, Burgess AW, Douglas JE: Sexual Homicide: Patterns and Motives. Lexington, MA, DC Heath, 1988

Rule A: The Stranger Beside Me: Ted Bundy. New York, Signet, 1989

Schreiber RF: The Shoemaker: The Anatomy of a Psychotic. New York, Signet, 1989

Schwartz AE: The Man Who Could Not Kill Enough: The Secret Murders of Milwaukee's Jeffrey Dahmer. Secaucus, NJ, Carol Publishing Group, 1992

Simon RI: Type A, AB, B murderers: their relationship to the victims and to the criminal justice system. Bull Am Acad Psychiatry Law 5:344-362, 1977

Sullivan T: Killer Clown: The John Wayne Gacy Murders. New York, Pinnacle, 1983

Swanson JW, Holzer CE, Ganju UK, et al: Violence and psychiatric disorder in the community: evidence from the Epidemiologic Catchment Area surveys. Hosp Community Psychiatry 41:761-770, 1990

True Crime: Compulsion to Kill. Alexandria, VA, Time-Life Books, 1993

True Crime: Mass Murderers. Alexandria, VA, Time-Life Books, 1993
Uniform Crime Reports, 1976-89: Crime in the United Sates. Washington, DC, U.S. Government Printing Office, 1989
Yarvis RM: Homicide: Causative Factors and Roots. Lexington, MA, DC Heath, 1991

Capítulo 12: Caráter e Destino

Brown D: How science is rewriting the book on genes. The Washington Post, November 12, 2007, A8
The mind's mirror. Monitor on Psychology 36:48, 2005. http://www.apa.org. Acessado em 24 de setembro de 2007

Índice

Os números de páginas em **negrito** se referem a tabelas ou quadros.

Abuso conjugal, 50, 97-98
Abusos na infância
  alegações de, 167-169
  assassinato da alma, 163-164
  assassinos sexuais em série, 283-286
  consequências de, 82-83, 85-86, 90, 159-166, 283-286, 291-292, 302
  identificação com agressores, 162-163
  líderes de seitas assassinas e, 247-248, 250-251, 254-255
Acer, David J., 128-129
Advogados, transgressão sexual de, 188-190
Afastados, trabalhores, violência no ambiente de trabalho por, 136-137
Agressividade
  canalizada, 34-35, 304-305
  como traço humano, 21-22, 27-28
  controlada, e fantasias sexuais, 83-84
  e estupro, 78, 81-85, 87-88, 90-91
  mecanismo de *feedback* para inibir, 141-142
  sexual, e testosterona, 191-192, 196-197, 272-273
Álcool, papel na violência no ambiente de trabalho, 137-138
Alma, assassinato da, no abuso infantil, 163-164
Almas mortas (Gogol), 62-63
Al-Zawahiri, Ayman (al-Qaeda), 258-261
Ameaças e contra-ameaças, na violência no ambiente de trabalho, 148-149

American Medical Association (AMA), Conselho de Assuntos Científicos, 178-179
American Psychiatric Association, 53-54, 166-169, 181-184
  Relatório do Grupo de Trabalho sobre Segurança do Médico, 124-125
Ames, Aldrich, 59-60
Animais, tortura de, 90-91, 103-104, 285
Antiaborto, extremistas, 126-127
  terrorismo por, 126-127
Antidepressivos, medicamentos, papel na violência no ambiente de trabalho, 139-140
Antissocial, comportamento, 33-35, 48-53, 56-57, 68-69, 310
Antissocial, transtorno da personalidade, 53-54, 59-61, 66-67. *Ver também* Psicopatas, quadros precursores de, 72
Applewhite, Marshall Herff (Portal do Paraíso), 233, 241-244
Arendt, Hannah, xii, 28-29
Asahara, Shoko (Aum Shinrikyo), 262-264
Assassinato, 20-21, 29-30, 37-46, 267-271
  de terapeutas, 126-127
  em massa, 62-63, 118-119
  em série, 118, 269-270
  mascarado como suicídio, 216-219
  por homossexuais, 286-287
  suicídio como, 231-232
  surtos de, 118

Assassinos em série, 37-40, 44-45, 118, 269-270
Assassinos sexuais em série, 40-41, 66-67, 265-297
  causas do comportamento, 290-297
  e abusos na infância, 283-286
  e livre arbítrio, 280-282
  fascinação por, 289-291
  papel da fantasia nos, 286-290
Assédio sexual, 117
ATF, Agência Federal de Combate ao Álcool, Tabaco e Armas de Fogo, 233-235, 246-247, 254-255, 263-264
Auden, W.H., 163-164
Autoerótica, asfixia, 229-230

Bakker, Jim, 187-188
Banalização do mal, xii, 28-29
Bardo, Robert John, 101-102, 106-107
Bates, Carolyn, 193-194
Baumrock, Kenneth, 129-130
Bean-Bayog, Margaret, 183-186, 194-195
Berendzen, Richard, 161-162
Berkowitz, David ("Filho de Sam"), 269-270, 273-274, 278-279, 282, 285
Bernardin, Joseph, 187-188
Bernardo, Paul, 271-272
Bianchi, Kenneth ("Estrangulador da Colina"), 175-178, 273-274, 276-278, 285
Bin Laden, Osama (al-Qaeda), 233, 235-236, 257-264
Brodsky, Alnnette M., 193-194
Bryant, Martin, 118
Bundy, Theodore Robert, "Ted", 38-39, 41-42, 109-110, 270-271, 272-277, 284-287, 291-293, 296, 300, 306, 308
Buono, Angelo ("Estrangulador da Colina"), 175-178, 277-278

Calden, Paul, 130-131

Caráter
  consequências do, 307
  definição do, 301
  e a percepção da realidade, 308-309
  e destino, 299-313
  papel da criação no, 309-310
  papel da empatia no, 311
  papel da hereditariedade no, 311-313
Carlson, Ross Michael, 173-175
Catier, Michael, 95-96, 102-104, 110-111
Celebridades, perseguidores de, 99-103
Centros de Controle e Prevenção de Doenças (CDC), 122
Cerebral, patologia, papel na violência, 134-135
Chapman, Mark David, 105-107
Chase, Richard ("Vampiro de Sacramento"), 278-279, 285
Chikatilo, Andrei Romanovich, 265-268, 270-271, 285, 287-288, 292-293
Cho, Seung-Hui (assassino de Virginia Tech), 118, 124, 141-142
Ciência Comportamental, Unidade de Suporte Investigativo de (do FBI), 142-144, 255-256, 273-274
Cisão, 104-106, 252-253
Cleckley, Hervey, 47, 52-55
Come Here: A Man Overcomes the Tragic Altermarth of Chidhood Sexual Abuse (Berendzen), 161-162
Competência, 221-222
Comportamental, perfil, sinais de violência no ambiente de trabalho, 131-138, **132-133**
Comportamento aberrante, 23-24
Confabulação, 155-160
Confiança, violação da, 205-207
Confissões do impostor Felix Krull, As (T. Mann), xii
Conrad, Joseph, 20-21
Contratransferência, 194-195

Coração das trevas (Conrad), 20-21
Crack-Up, The (Fitzgerald), 161-162
Credenciais de terapeutas, como checar, 208-209
Criação, papel no caráter, 309-310
Crimes, Manual de Classificação de (FBI), 76-77, 96, 271-272

Dahmer, Jeffrey, 26-28, 45-46, 279-282, 285, 287-293, 295, 300, 308
Das Unbehagen in der Kultur (Freud), 20-21
Death Benefit (Heilbroner), 68-70
Departamento de Justiça, estatísticas do, 117, 120
Depressão
   e estimulação repetitiva, 294
   e risco suicida, 213
   secundária a transtorno da personalidade antissocial, 56-57
   secundária a transtorno da personalidade *borderline*, 104-105
Destino, caráter e, 299-313
Dickinson, Emily, 304-305
Diretrizes para prevenção de violência no ambiente de trabalho, 146-148, 150
   para terapeutas, 201-202
Dissociação, 164-165, 175-176
Doença mental. *Ver* diagnósticos específicos
Dostoievski, Feodor, 241-242
Dr. Jekyll e Mr. Hyde, como modelo do mal disfarçado, 37-40, 75, 170, 274-277, 292-293
Drogas, papel na violência no ambiente de trabalho, 137-138

Earley, Pete, 48-49
Egocentrismo, 29-33, 42-44
   excessivo, 55-58
   patológico, 304
Eichmann, Adolf, 28-29, 40-41
Emerson, Ralph Waldo, 301, 307

Empatia
   incapacidade de sentir, 40-41, 52-53, 55-56
   papel no caráter, 311
Encyclopedic Handbook of Cults in America (Melton), 236-237, 240-241
Equal Employment Opportunity Comission (EEOC), 117
Erotômanos
   perseguidores, 106-109, 134-135
   violência no ambiente de trabalho por, 134-135
Espionagem, 50-52, 59-60
Esquizofrenia, xii, 67-68
   perseguição na, 108-110
Estado *versus* Grimsley, *171-172*
Estado *versus* Milligan, *171-172*
Estatuto de limitações, a processos por danos, 207
Estímulos repetitivos (*kindling*), 294
Estudantes, violência no ambiente de trabalho por, 123-125
Estupradores em série, 76-77
Estupro, 20-21, 73-94
   coletivo, 78-81
   compensatório, 84-87
   conjugal, 78-79
   de homens, 78-79
   definição, 75-80
   em série, 76-77
   exploratório, 86-88
   medo de, 91-94
   papel da fantasia em, 80-87
   por conhecidos, 78-79
   por raiva desviada, 90-91
   presumido legalmente, 78-80
   risco de, 79-80
   sádico, 87-91
   técnicas de prevenção de, 93-94
   tipologia do, 81-82
Exibicionistas, 23-25

Family of Spies (Earley), 48-49
Fantasia
  papel da, na violência, 123
  papel da, no estupro, 80-87
  papel da, nos assassinos sexuais em série, 286-290
Farley, Richard, 134-135
Felin, M. Sindy, 44-45
Ferguson, Colin, 269-270
Ferri, Gian Luigi, 115-116, 119, 129-130, 135-136, 138-139
First Sin of Ross Michael Carlson, The (Weissberg), 174-175
Fitzgerald, F. Scott, 161-162
Fome de estímulos, 57-58
Forrester, Jim H., 130-131
Foster, Vincent W., Jr., morte de, 211-213
Freud, Sigmund, xi, 20-21, 25-26, 143-144, 289-291
Fromm, Erich, 238-239
Fuga e liberdade (Fromm), 238-239

Gacy, John Wayne, 38-42, 273-277, 279-280, 283, 292-294, 296
Genocídio, 19-20, 28-29, 42-44
Gogol, Maxim, 62-63
Golding, William, 20-21
Griffin, Michael F., 126-127
Guevara, Che, 259-260
Gutheil, Thomas G., xi-xiii, 21-22

Habash, George, 259-261
Hadden, Tanya, 190-191
Hanssen, Robert Philip, 47-48, 59-60
Harris, Eric (assassino da Columbine High School), 118, 124, 141-142
Harris, Joseph, 121
Harvey, Donald (Anjo da Morte), 127-129
Haynes, Jonathan Preston, 124-125

Heilbroner, David, 68-70
Hennard, George, 129-131, 141-142
Heraclitus, 297, 299
Hereditariedade, papel no caráter, 311-313
Hilburn, Mark, 121
Hill, Paul, 126-127
Hinckley, John, Jr., 108-109
Hipnose, na investigação do transtorno de múltipla personalidade, 177-180
Hipócrates, 181-182, 192-193, 196-197, 259-260
Hitler, Adolf, 28-29, 249-250, 252-253, 301, 306
Homens, estupro de, 78-79
Homolka, Karla, 271-272
Homossexuais, assassinato por, 286-287
Hospitais, violência no ambiente de trabalho em, 126-129
Hostilidade, 21-22
Hotline e atendimento contra seitas, 236-238, 261-262
Hubbard, Henry, 74-78, 82-83
Huberty, James, 133-134
Hunter, Alfred, 121

Identificação com o agressor, nos casos de abuso na infância, 162-163
Incesto, 20-21
Inside the Criminal Mind (Samenow), 142-143
Intenção, na investigação de suicídio, 218-221
Investigação de casos de suicídio, na psiquiatria forense, 211-232
Irmãos Karamazov (Dostoievski), 241-242

Jack, o Estripador, 270-271
Jackson, Arthur, 111-112
James, William, 240-241
Jason, Larry, 121

Jones, James Warren "Jim" (Templo do Povo, em Jonestown, Guiana), 233-236, 242-250, 252-256, 258-259

Kemper, Edmund Edward, iii, 40-41, 109-110, 273-274, 278-279, 282, 285-287, 292-294, 296, 308
Khomeini, Aiatolá Ruhollah, 259-260
Kirkland contra o Estado, *171-172*
Klebold, Dylan (assassino da Columbine High School), 118, 124, 141-142
Koresh, David (Ramo Davidiano, Waco, Texas), 233-235, 242-256, 258-259, 262-263
Kurten, Peter, 270-271

Lefave, Debra, 189-190
Lepine, Marc, 124, 135-136
Letourneau, Mary Kay, 189-190
Levine, Gail, 131-132
Líderes de seitas assassinas, 251
Limites profissionais
  diretrizes de, 200-202
  violações de, 196-201
Limpeza étnica, xii, 19-20, 41-42, 62-63
Livre arbítrio, assassinos sexuais em série e, 280-282
Locais públicos, violência no ambiente de trabalho em, 129-132
Lott, George, 129-130
Lozano *versus* Bean-Bayog, *183-186*
LSD, implicação em suicídios. 216-217, 224
Lu, Gang, 123, 141-142

Mal, 25-32
  banalização do, xii, 28-29
  definição de, 39-40
  diferença entre pensamento e ação, 44-45
  origens do, 55-56
Mann, Edward Thomas, 131-134

Mann, Thomas, xii
Manson, Charles (*Helter Skelter*), 240-243, 249-250, 252-253
Manual diagnóstico e estatístico de transtornos mentais (DSM), 53-54
Mask of Sanity, The (Cleckley), 52-53
Masserman, Jules, 181-184, 192-193
Maxwell, Robert, morte de, 215-217, 220-221
McGinnis, Virginia, 68-70
McIlvane, Thomas, 122, 136-137
McVeigh, Timothy (atentado a bomba contra o Murrah Federal Building em Oklahoma City), 263-264
Mecanismos psicológicos de defesa, 165-166
Medidas preventivas
  contra estupradores, 93-94
  contra perseguidores, 110-113
Melton, J. Gordon, 236-237, 240-241
Membros de seitas assassinas, 238-241
Merson, Kimberly, 189-191
Milligan, William, 171-172
Misbegotten Son: A Serial Killer and His Victims, The (Olsen), 66-67
Monroe, Marilyn, morte de, 213-215, 220-221
Mortes por misericórdia, 127-129
Motivação, análise da, em investigações de suicídio, 226-230
MOVE, seita, 245-246
Murrah Federal Building, terrorismo contra o, 117, 262-264

Narcisismo, xi, 54-55
National Institute of Mental Health (NIMH), 78, 268-269
National Institute of Occupacional Safety and Health, 117
National Women's Study, 78, 79-80
Necrofilia, 40-41, 67-68, 278-279

Negociação com seitas assassinas, 253-257
Neurônios-espelho, e empatia, 311
Nietzsche, Friedrich, 218-219
Nilsen, Dennis, 270-271, 273-274, 292-293
Noël, Barbara, 181-184, 192-193

O senhor das moscas (Golding), 20-21
Obscuro, lado (da humanidade), 17-35, 209, 312-313
   reconhecimento do, 304-305
   universalidade do, 45-46
Olsen, Jack, 66-68
Olson, Frank R., morte de, 216-217
Organização Mundial da Saúde, 218-219

Pacientes
   violência no ambiente de trabalho por, 124-127
   vulnerabilidade dos, 203-207
Padres, transgressão sexual de, 186-189
Parafilias, 277-278, 296-297
Para além do Bem e do Mal (Nietzsche), 218-219
Perry, Michael, 109-110
Perseguidores, 67-68, 95-113
   de celebridades, 99-103
   dependentes, 102-104
   e violência contra o parceiro íntimo, 97-99
   erotômanos, 106-109, 134-135
   esquizofrênicos, 108-110
   imaturos românticos, 102-103
   medidas preventivas, 110-113
   on-line, 110-111
   personalidade *borderline* (limítrofe) e, 103-104, 106-07
   proteção contra, 112-113
   sensíveis a rejeição, 102-104
   tipologia dos, 99-111
Peterson, Mark, 165-166, 153-155

Pichuskin, Alexander (assassino do "tabuleiro de xadrez"), 38-39
Planejamento, análise do, nas investigações de suicídio, 229-231
Poder, motivação pelo, 27-28, 79-80, 98, 185-189, 194-195
Porter, James, 186-188
Possessão por maus espíritos, 27-28
Pough, James Edward, 130-131, 136-137
Predadores, terapeutas, 202
1 de Setembro de 1939 (Auden), 163-164
Professores, transgressão sexual por, 189-191
Profissionais
   psicopatas, 62-66
   violência no ambiente de trabalho por, 128-130
Profissões de apoio, transgressão sexual nas, 181-209
Proteção, contra perseguidores, 112-113
Psicopatas, xii, 47-72, 276-282. *Ver também* Antissocial, transtorno da personalidade
   criminosos, 65-68
   entre profissionais, 62-66
   entre terapeutas, 63-66
   na sociedade, 59-63
   tratamento dos, 69-72, 125-127
Psicopatia, risco de, 60-61
Psicoterapia de *insight*, 309
Psiquiatria forense, 24-25, 197-198
   e seitas assassinas, 256-258
   na investigação de casos de suicídio, 211-232
Puenta, Dorothea, 271-272

Rader, Dennis (assassino "BTK"), 37-39, 274-275
Raiva, desviada, estupro por, 90-91
Ramirez, Richard (o "Perseguidor Noturno"), 109-110

Ray, Margaret, 100, 106-108
Ressler, Robert, 289-290
Ridgway, Gary Leon (assassino de "Green River"), 17, 269-270, 274-276, 294, 300
Riscos dos terapeutas, 116-121
Rodrigues versus o Havaí, *171-173*
Românticos imaturos, perseguidores, 102-103

Sadismo, 21-22, 67-68, 71-72
  no estupro, 87-91
  sexual, 27-28, 54-55, 83-84, 276-282
Salcido, Ramon, 137-138
Salvi, John C., 126-127
Samenow, Stanton E., 142-143
Sanchez, Robert, 187-188
Saqueadores, 22-23
Saúde mental, definição de, 301-306
Schadenfreude, 303
Schopenhauer, Arthur, 303, 307
Seegrist, Sylvia, 272-273
Seitas
  avaliação do risco de violência nas, 257-258
  definição, 235-239
  do juízo final, 233-234
Seitas assassinas, 233-264
  aliciamento para, 240-243
  atuais, 262-264
  instalações (locais) das, 242-244
  líderes das, características, 251
  membros de, 238-241
  negociando com, 253-257
  oposição a, 261-263
  origens das, 243-246
  práticas das, 240-243
  psiquiatria forense e, 256-258
  regras das, 243-244
Serviço Secreto dos Estados Unidos, 124-125

Setembro, 11 de, ataques de, 39-40, 117, 233
Sex in the Therapy Hour (Bates e Brodsky), 193-194
Sexo, como fator, 60-61, 107-108, 131-132, 195-197
Sexual Homicide: Patterns and Motives, (Ressler), 289-290
Shawcross, Arthur J., 66-68, 294
Sherrill, Patrick Henry, 121, 140-141
Simon, Robert I., xi
Smetek, John Thomas, 108-109
Smith, Susan, 160-161
Society for Human Resource Management, 120
Sociopatas, 53-54
Soto, Teddy, 100
Spiegel, sinal de, no transtorno de múltipla personalidade, 174-175
Stalin, Joseph, 28-29, 43-44, 249-250
Steinberg, Joel, 160-161
Sublimação, 304-305
Sugestionável, 178-179
Suicidas, nudez dos, 220-221
Suicídio. *Ver também* Investigação de suicídio.
  fatores de risco de, 213, 219-220, 224, 225-227
  intenção no, 216-221
  motivação, 226-230
  nudez e, 220-221
  planejamento, 229-231
  psicológica, 220-227
  racionais, 222-223
Suicídio, investigação de, 211-232, 225-227
  assassinatos disfarçados e, 216-219
  execução, 230-232
  intenção, 218-221
Swaggart, Jimmy, 187-188
Swango, Donald, 126-128

Taylor, John Merlin, 121, 137-138, 145-147
Teague, Elizabeth A., 131-132
Terapeutas, 21-26, 31-35
 ameaçados, 116-121
 com distúrbios sexuais, 202
 com estresse situacional, 202
 com transtornos, 202
 comprometidos, 202
 diretrizes para, 201-202
 e terrenos perigosos, 196-201
 incompetentes, 202
 mortos por pacientes, 124-127
 mulheres, transgressão sexual das, 195-197
 predadores, 202
 psicopatas, 63-66
 transgressão sexual de, 181-187, 190-209
 treinamento de, 40-41
 verificação de credenciais de, 208-209
Terrorismo, xiii, 131-132
 contra o Murrah Federal Building, 117, 262-264
 nos ataques de 29-30 de setembro, 39-40, 117, 233
 por extremistas antiaborto, 126-127
 psicológico, 110-111
Tiroteios em escolas, 123-125
Tortura
 cometida por pessoas "normais", 22-23
 de animais, 90-91, 103-104, 285
 pelo Estado, 29-30
Touching Snow (Felin), 44-45
Trabalhadores dos correios, violência no ambiente de trabalho por, 121-123
Transferência, 192-194
Transgressão sexual
 nas profissões de apoio, 181-209
 por advogados, 188-190
 por professores, 189-191
 por religiosos, 186-189
 por terapeutas, 181-187, 190-194, 196-209
 por terapeutas mulheres, 195-197
Transtorno de estresse pós-traumático (TEPT), 91-93, 119-120
Transtorno de múltipla personalidade (TMP), 153-180
 características do, 155-160
 causas de, 159-166
 controvérsia sobre o diagnóstico, 166-170
 e a justiça, 170-174
 risco de cometer violência em casos de, 158-159
 simulado, 173-178
 sinal de Spiegel no, 174-175
 uso da hipnose na investigação de, 177-180
Transtorno dissociativo de identidade, 167. *Ver também* Transtorno de múltipla personalidade (TMP)
Tratamento de psicopatas, 69-72, 125-127

Uniform Crime Reports (FBI), 75, 268-269
Unruh, Howard, 118

Varieties of Religious Experience, The (James), 240-241
Verbalização da violência, 123
Violência, 27-28, 30-32, 80-81
 avaliação do risco de, 150
 causas de, 140-144
 em suicidas potenciais, 225-227
 nas seitas, 257-258
 no ambiente de trabalho, 115-149, 151
 papel da fantasia na, 123
 patologia cerebral e, 134-135
 verbalização da, 123
Violência entre parceiros íntimos, perseguidores e, 97-99

Violência no ambiente de trabalho, 115-149, 151
　ameaças e contra-ameaças de, 148-149
　causas de, 140-146
　diretrizes para prevenção, 146-148
　em hospitais, 126-129
　em locais públicos, 129-132
　nos tribunais, 129-130
　papel das drogas e do álcool na, 137-138
　papel dos medicamentos antidepressivos na, 139-140
　perfil comportamental, 131-138
　por empregados afastados, 136-137
　por erotômanos, 134-135
　por estudantes, 123-125
　por funcionários com desvios de comportamento, 135-136
　por funcionários com transtornos, 133-135
　por funcionários descontrolados, 136-137
　por funcionários desesperados, 137-138
　por funcionários determinados, 134-136
　por funcionários distantes, 135-137
　por funcionários dos correios, 121-123
　por funcionários insatisfeitos, 133-134
　por funcionários perigosos, 136-137, 147-149
　por pacientes, 124-127
　por profissionais, 128-130
　risco de, 120-121, 134-135, 141-142, 146-149, 150

Wachtler, Sol, 99
Walker, John Anthony, Jr., 48-52, 57-60
Weissberg, Michael, 174-175
Wesbecker, Joseph, 137-140
West, Fred e Rosemary, 271-272
Whitiak, Jean-Michelle, 79-80
Whitman, Charles (Assassino da Torre, do Texas), 118, 134-135
Williams, Wayne B., 273-274
Wuornos, Aileen Carol ("Dama da Morte"), 270-271

You Must Be Dreaming (Noël), 182-183